（第2版）

肌肉链与扳机点

——手法镇痛的新理念及其应用

[比]Philipp Richter
[德]Eric Hebgen　　　著

赵学军　傅志俭　宋文阁　主译

Trigger Points and Muscle Chains Second Edition

山东科学技术出版社

·济南·

图书在版编目(CIP)数据

肌肉链与扳机点:手法镇痛的新理念及其应用:
第 2 版/[比]菲利普·里克特(Philipp Richter),[德]
埃里克·赫布根(Eric Hebgen)著;赵学军,傅志俭,宋
文阁主译. —2 版.—济南:山东科学技术出版社,
2020.3(2025.2 重印)
  ISBN 978-7-5723-0134-6

  Ⅰ.①肌… Ⅱ.①菲… ②埃… ③赵…
④傅… ⑤宋… Ⅲ.①骨疾病-治疗 ②疼痛-诊疗
  Ⅳ.①R680.5 ②R441.1

  中国版本图书馆 CIP 数据核字(2020)第 026358 号

肌肉链与扳机点
——手法镇痛的新理念及其应用(第 2 版)
JIROULIAN YU BANJIDIAN
SHOUFAZHENTONGDEXINLINIAN JI QIYINGYONG (DI 2 BAN)

责任编辑:韩 琳
装帧设计:魏 然

主管单位:山东出版传媒股份有限公司
出 版 者:山东科学技术出版社
    地址:济南市市中区舜耕路 517 号
    邮编:250003 电话:(0531)82098088
    网址:www.lkj.com.cn
    电子邮件:sdkj@sdcbcm.com
发 行 者:山东科学技术出版社
    地址:济南市市中区舜耕路 517 号
    邮编:250003 电话:(0531)82098067
印 刷 者:山东彩峰印刷股份有限公司
    地址:山东省潍坊市潍城区玉清西街 7887 号
    邮编:261031 电话:(0536)8311811

规格:16 开(210 mm×285 mm)
印张:15.5 印数:8 001~9 000
版次:2020 年 3 月第 1 版 印次:2025 年 2 月第 3 次印刷
定价:86.00 元

献给安雅和海克——
如果没有他们的耐心与支持，
本书将不会问世。
感谢你们！

Philipp Richter, DO
Institute of Applied Osteopathy
Burg Reuland, Belgium

Eric Hebgen DO, MRO
Founder of the Vinxel Institute of
Osteopathy
Königswinter, Germany

主译 赵学军　傅志俭　宋文阁

译者 （按姓氏笔画排序）

王胜涛　王珺楠　王敬萱　刘　建　许维澄

孙　涛　杨聪娴　李　慧　邱　凤　陈　阳

林小雯　赵序利　阎　芳　谢珺田　魏广福

第 2 版序

本书德文版首版于 2006 年出版,一经出版就在学术界引起强烈反响,而且在国际上取得的巨大成功令人惊讶,这说明了编写本书的重要性和必要性。本书的英文版首版于 2008 年出版。

现在,我们迎来了全新的英文版第 2 版,其基于德文版第 4 版,共包含两处重要修改与补充。

我们充分扩展了姿势这一章节。作为运动系统尤其是脊柱功能性问题的潜在原因,姿势问题常常被人们忽视。A. T. Still 认为运动系统问题,特别是涉及脊柱的问题,是所有身体不适的原因。我们相信对该章节的扩充可以体现出这一观点的重要性。

我们在扳机点这一部分增加了拉伸运动的内容。拉伸运动代表扳机点的治疗方法,并且为患者提供极好的参与治疗的机会。患者可以像“做家庭作业”一样做简单的拉伸运动。拉伸运动很重要的一点是易于学习,这增加了患者的依从性,并且由于见效快,也帮助患者认识到积极参与治疗的必要性。

在本版中,我们规范了解剖描述和术语,并进一步改进了书的结构。十分感谢 Stephanie von Pfeil 博士对编辑全书文本所做的工作。

Eric Hebgen

Philipp Richter

首版序

我撰写本书的念头由来已久。无论临床工作、参阅专业文献、参加研讨会还是与同事及其他学科专家们交流时,都在提示我们运动系统的重要性。

临床实践表明相同的运动系统损伤模式趋于反复出现。经过数年细致地观察、研究和全面地文献分析显示我们的观察结果符合实际。

不仅是整骨医师,矫形治疗医师及手法治疗医师也会谈及运动模式,并对这些运动模式的形成给出不同的解释。F. L. Mitchell Jr 和 Ph. Greenman 在论及肌肉能量技术时提到了一种通用的模式。他们都认同某种通用模式的存在,因为一旦运动系统出现功能障碍,身体的其他部分常以相同的方式与之相适应,比如步行和呼吸的变化。所有组织共同的胚胎起源、结缔组织之间的连接和液压气动系统般的机体都支持这一理论。内分泌系统也是整体行为学良好的例证。

整骨医师所极力推崇的功能整体性原则以及胚胎学、生理学、神经病理学原理都可用于解释某些模式的起源。我们认为神经系统和肌筋膜结构在此过程中分别作为组织者与效应器官均起重要作用。

我们比较了不同肌群模型、整骨治疗模型以求其共性。结果我们发现所有这些模型虽研究角度不一,但均具有相同的前提。

由于机体是由相辅相成的屈肌群及伸肌群两部分组成。本书中,我们基于头部整骨疗法中的屈曲与伸展两种运动模式提出了肌群模型。

Littlejohn 的"脊柱力学"模型和美国整骨医师 Gordon Zink 的"Zink 模型"确实曾启发我们将脊柱分成若干个运动单元。令人惊奇的是,我们发现这样划分的运动单元与脏器和肌肉的神经支配单元密切相关。

需提醒读者注意的是:我们基于上述两类肌群建立的模型仍然是不完整的、理论上的模型。但由于机体仅能辨识运动模式本身而并非单一肌肉,这一点也就无关紧要了。

我们在本书第二部分中介绍了一系列治疗肌筋膜病变的方法,并就临床上极具价值的扳机点疗法做了详尽的描述。我们有意仅讲述其在整骨疗法力学中的应用,因为力学在姿式维持中起重要作用且可作为诊断之用。

我们选用了一种力学模型来解释生理性颅部功能障碍,尽管内脏功能障碍也遵循同一模式,但本书未对此深入探讨。机体的结构性紊乱可通过直接的筋膜反射,特别是通过内脏躯体反射而表现为姿式异常。遵循功能整体性定律,器官适应其运动系统,同样道理,姿式的失衡将影响器官的位置与功能。

同其他许多模型一样,我们的肌群模型仅仅是一种工作模型,难以堪称完善。但在临床上我们发现运用此模型可使患者的诊断和治疗变得更为合理、有效,并特别适用于慢性病例及疗效不佳的患者。

Philipp Richter
Eric Hebgen

中文版前言

由比利时的 Philipp Richter 教授和德国的 Eric Hebgen 教授编写的《肌肉链与扳机点——手法镇痛的新理念及其应用》一书,站在西医的角度,将人体作为一个整体,描述了肌筋膜系统、骨骼系统、神经系统、内脏系统之间的联系,以及它们与疼痛和功能障碍之间的关系和治疗方法。该书的问世,仿佛在治疗肌肉骨骼系统慢性疼痛的医生面前打开了一扇窗户,一股清新无比的新鲜空气扑面而来,使大家能够从另一个角度重新审视、思考肌骨疼痛的相关问题,从而使我们的诊断和治疗水平上了一个新台阶。

该书的首版于 2011 年由山东科学技术出版社引进出版,在国内疼痛界、针刀界、筋膜学界等领域引起了强烈反响,大家一致认为该书内容翔实、编排合理、条目清晰、图文并茂,是一部不可多得的医学佳作。

该书第 2 版在首版的基础上,充分扩展了"姿势"这一章,强调了姿势的重要性;"扳机点"这一章增加了拉伸运动的内容,使患者的依从性大大提高;插图增加至 363 幅且异常精美,真正做到了图文并茂。相信该书第 2 版中文版的问世,必将为提高国内肌骨疼痛的诊断和治疗水平做出贡献。

鉴于译者的中英文水平及专业的局限性,全书虽经多人反复校对,但书中偏颇、疏漏甚至错误之处恐难完全避免,恳请广大读者批评指正。

赵学军　傅志俭　宋文阁
山东省立医院
2019 年 12 月

目　录

第一部分

肌 肉 链

Muscle Chains

1 概　论

1.1　肌肉链在人体中的重要性

运动系统尤其是肌肉链,构成了本书的核心。肌筋膜结构对人体的所有功能都产生影响:肌肉紧张反映一定的情感状态,所有生理功能都必须有肌肉的活动,甚至循环、呼吸和消化皆依赖于运动系统功能的完好无损。

应用手法治疗的医师,无论是理疗医师、整脊师、整骨医师还是罗尔芬(Rolfing)法治疗师,对运动系统的检查和治疗方式各不相同,且各有不同的理由。理疗师和 Rolfing 法治疗师主要依据患者对病变区域的主诉(疼痛、紧张等)进行运动系统的治疗,而整脊师,尤其是整骨医师,则把肌筋膜系统看作是机体的组成部分,并认为它是其他系统功能不全或病变的原因与结果。然而,另外有些专业人员,即手足医师或体位治疗师,也注意到即使是体重的微小变化或足的偏移也会给整个机体带来不良影响。

所有的人体机能都依赖于功能良好的肌筋膜结构。神经系统发挥着协调和控制作用。为避免使大脑皮层负担过重,许多活动受皮层下反射和行为模式的调节。科学已经证明了内脏躯体反射和躯体内脏反射现象,并特别强调了肌肉失衡,尤其是椎旁肌失衡的重要性[79,112]。

人类有机体按照整体动作模式和体位模式发挥自身的功能,即所有的人体活动总是人体各系统相互作用的结果。整骨医师和按摩师在诊断和治疗中充分利用了这一特点。

整个机体的节段性神经支配和符合各种模式的自适应机制都可以显示出是机体的哪些结构受到了影响。运动损伤和运动系统的疼痛通常是肌筋膜链某些部分功能异常的结果。了解有关肌筋膜的这种关系有助于诊断并可能进行针对性的治疗。整骨疗法的思维方式为疾病形成的机制及其治疗提供了有趣的解释。

1.2　Still 博士的整骨疗法

在 Andrew Taylor Still 博士质疑当时常用医疗方法的历史时期,他提出了自己独特的治疗理念,将其称之为整骨疗法。他清楚地认识到该术语在当时的医学界所拥有的非凡意义。Still 博士希望医学发展的方向重新回到自身的本源,即以人为中心,突出自然规律的作用,而"整骨疗法"就是最准确的术语,充分表达了疾病(痛苦)源自有机体功能不全的观念。Still 博士认为运动系统尤其是脊柱发挥着核心作用。他认识到,所有的疾病和功能紊乱都伴有脊柱运动受限。骨病(osteopathy)一词源自希腊单词

"骨"(osteon)和"疾病"(pathos)[140]。

临床经验使 Still 认识到对症疗法并不能实现疾病的痊愈,只有专门针对病因的治疗才能成功。他相信,疾病始于循环的紊乱,其原因可在结缔组织里发现[140]。因此,从该处入手才能进行正确诊断和治疗。肌筋膜组织具有特殊重要性[82,140],它的功能体现在以下几个方面。

- 连接功能(结缔组织)
- 连接静脉、淋巴管、动脉和神经的通道
- 器官和骨骼的支撑组织(基质)

• 保护性结构

Still 认为,神经系统及其周围液体——脑脊液(CSF)或许比结缔组织具有更重要的意义。作为控制中心和调节器官,神经系统负责身体各系统之间所有适应机制的运行。它启动和协调整个机体的功能,并负责所有适应和代偿机制。

Still 认为脑脊液或许是整个有机体最重要的已知要素。脑脊液的构成类似于血液和淋巴液,它与下列体液连通:经脉络丛与血液相连,经间质内的周围神经与淋巴液相连。除了对中枢神经系统提供保护和营养功能外,Still 尤其是他的学生 William Garner Sutherland 认为脑脊液有另一个特殊的重要作用[54,140,142,143]:它将"生命之气息"(breath of life)带入机体的所有细胞内。

在 Still 探索医学真谛的过程中,他受到了来自两种相反方法及其施行者的影响:精神治疗师(spiritual healers)与正骨师(bone setters)。精神治疗师是一些信奉宗教的人,他们"倾听"机体组织的变化并通过自己的手把能量聚集在病变区,然后任由"生命之气息"发挥治疗作用。另一方面,正骨师通过推拿术也获得了同样巨大的成功。

在其整骨疗法中,Still 成功地将上述两种方法结合起来。精确的解剖学知识和敏锐的触觉,再结合对机体自愈力的坚定信念和助人的意愿,使他成为一名杰出的治疗师。Still 的解剖与生理学知识使他可以精确地辨认人体组织结构,而他的触觉使他能够感受组织的弹性,从而对不同的患者采用最适宜的技术。

作为整骨医师,Still 将精神治疗与正骨融为一体。他把人体器官比作机器,把整骨医师比作修理机器的机修工[140]。

Still 整骨疗法的一个显著特点是将生物动力学与生物力学进行整合。如今,他的一些追随者似乎正在把这二者分开。某些整骨医师就是纯粹的"机修工",在解剖学与生理学知识的基础上,将或多或少轻柔的手法操作技术应用于整个人体。他们代表了整骨疗法生物力学的发展方向。

相比之下,生物动力学的运用者对生物力学强调较少,而把重点放在自己的触觉和人体的自愈力上。同样的道理适用于精神治疗师,他们也试图激活组织的自愈力。唯一不同的是他们从诊断和治疗2个方面评价人体的活动节律[8,9,72]。

Viola Frymann 的论述(2000 年继续教育)与上述内容有关。她指出,基本呼吸机制(PRM)明确反映健康的人体组织。一旦发生功能不全的情况,基本呼吸机制就会出现异常。这就是说,基本呼吸机制可用于诊断和治疗。生物动力学治疗师充分利用了这一现象,利用自己的手在机体组织里建立起一个支点[8,72,135]。经过一段时间后,当基本呼吸机制呈现新的不同的节律时,表明机体组织正在恢复其原有功能。

与生物动力学疗法不同,经典的颅部整骨疗法是检查运动和运动受限的机体组织,目的是使机体结构的治疗回到自由运动状态并加以维持。结果,基本呼吸机制可以在没有外力作用的条件下自由保持正常的功能,最终实现治疗效果。

Sutherland 依靠触觉检测并描述的蝶骨枕底软骨联合(SBS)的移动,对应了头部在三维空间平面中的移动,包括矢状面(上下应力)和水平面(侧方应力)。针对运动系统所采用的实用技术遵循同样的原则,治疗者在所有平面(分层)中寻找所谓的平衡点并使组织处于放松的体位直至紧张状态自动消失。我们可以看出,适用于颅部整骨疗法的原则同样适用于人体的其他部位。

人们对最终使组织消除紧张的机制持不同的观点。生物力学治疗师认为这是来自组织受体的反射效应,而生物动力学治疗师相信这是基本呼吸机制的影响。

Still 在其治疗中将所谓的直接技术和间接技术结合起来。直接技术是指对受损节段组织施行矫正治疗,而间接技术是指沿机能不全方向移动该受损节段。

在研究 Still 治疗方法时,Richard Van Buskirt[23] 询问那些曾在孩童或青年时期接受过整骨疗法治疗的老年患者是否能够重现所接受的治疗技术,其中有些人仍然能够描述那些治疗技术。Van Buskirt 颇为震惊的是这些技术与 Still 本人所提出的技术大不相同。

有一段录像短片保留至今,从中可以看到 Still 正在进行肋骨治疗。该录像结合患者的叙述及 Still 本人有限的文字展示了如下过程:在进行了全面的诊断后,治疗者将受损部位进行固定,直至收缩的肌肉消除紧张状态,然后在受损关节上持续施以轻压,直至受损部位回复到矫正位置。

1.3 科学证据

如前所述,按照 Still 的观点,神经系统起到核心作用,它是连接内脏、体壁和颅脑系统的桥梁。通过 Korr、Sato、Patterson 和其他人的研究,中枢神经系统,尤其是脊髓,对功能不全和病变成因的重要性已经得到科学的证明[79,81,112]。

这些科学家通过实验解释了这种重要性,该解释符合 Still 和其他手法治疗者关于脊柱对形成和维持病理状态的认识并证实了脊髓的中枢调节作用。Korr[79]利用实验方法对习以为常的现象给出了科学的解释。他将运动系统特指为"生命的基本机器"并认为其他系统(消化系统、内分泌系统和心血管系统)据此发挥各自的作用。

自主神经系统(ANS)与上述结论密切相关。自主神经系统的两部分不产生拮抗效应,而是形成互补关系。简言之,副交感神经系统(PNS)有助于机体的再生,并且能进行长期持续的调节。而交感神经系统(SNS)使机体系统的功能可以适应于即时需求。例如,在体力活动时,交感神经系统通过减少消化道的血流以有利于肌肉组织,实现增加肌肉血供的目的,同时也提高呼吸频率与脉搏等。交感神经使机体对即时需求实现了自主调节。

Korr 对临床医师观察到的许多现象提供了神经生理学解释。他创造了新的术语:"易化节段"和"神经冲动的放大镜"。易化节段是指脊髓的某一节段,在该处的所有神经元因反复刺激或由于慢性刺激引起的节段功能不全降低了刺激阈值。结果,阈下刺激足以使易化节段引发一种与刺激不相称的反应。经牵引后的急性斜颈就是例子之一。

"神经冲动的放大镜"一词特指下列现象:当脊髓某一节段受到慢性激惹时,就会对正常时只作用于远端节段的刺激过度敏感。此时我们说受激惹的节段"吸引刺激"。

Korr 的研究团队利用实验提供了其他有趣的事实,即:

- 增加交感神经紧张度(局部或全身)可以降低受累节段的刺激阈值并使那些受该节段影响的肌肉增加紧张度
- 脊柱关节活动受限增加了该节段的交感神经紧张度并降低了刺激阈值
- 各种压力增加肌肉紧张度,尤其是在"易化节段"处
- 体位不平衡影响椎旁肌肉和受易化节段影响的肌肉的紧张度
- 降低椎旁肌肉的紧张度可以降低这些节段的交感紧张度

根据以上研究结果可以发现 2 个明显的事实:

- 运动系统是导致并维持人体功能不全的关键因素之一
- 脊髓具有重要的功能,在病理状态的发生过程中起到"实施者"和"组织者"的作用

因此,Korr 把运动系统称为"生命的基本机器"并非夸大其词。

无论是呼吸(胸部呼吸和细胞呼吸)、循环(作为静脉淋巴泵的隔膜和肌肉)、消化(作为可移动的器官),还是情感表达,肌筋膜结构在人体所有重要功能中均发挥着关键的作用。运动系统使人能够活动、与他人沟通和摄取食物等等。

80% 以上的传入神经源自运动系统这一事实进一步说明了运动系统的重要性[79,112,158]。肌梭的高度敏感性(1 g 拉力或 1 μm 拉伸就可以触发肌梭反应[79])使运动系统成为非常敏感的器官。这有助于实现迅速反应,但也更容易产生机能不全,其不良后果为异常收缩、姿势不良和协调失衡。

Irvin[155] 和 Kuchera WA 和 Kuchera ML[82] 指出,骶骨基底部出现1~1.5 mm 的倾斜就足以改变椎旁肌肉组织的紧张度。Korr 描述了这种状况对交感神经系统以及整个机体的影响。然而,脊髓作为运行和组织中心并不仅仅受外周刺激的影响。

人的情感状态也是导致人体功能不全和病变发生的重要因素。在这种情况下,边缘系统起着决定性作用[158]。作为机体的存储器,它根据人们过去的经历识别出各种刺激和印象究竟是积极的还是消极的。愉悦刺激产生正反馈,有害刺激产生负反馈。

神经内分泌系统通过下丘脑—垂体—肾上腺(HPA)轴调节荷尔蒙平衡以及自主神经系统。易

化节段特别容易受到积极或消极情感刺激的强烈影响(比如周末偏头痛或应激性溃疡)。经过一段时间的连续刺激后,低刺激阈值节段就处于"慢性激惹"状态[112]。为了从治疗上改变这种状态,必须在中枢神经系统水平治疗该完全损伤模式以消除病变的蔓延。在这种意义上,Korr将脊髓称为"疾病过程的组织者"[79]。

从胚胎就决定的脊髓的分节特性导致某些肌肉、器官、血管、皮区、骨骼和关节的节段性。对这些结构的任何刺激都会影响到与该节段有关的其他结构的功能。

由于相邻节段由中间神经元连接,这种易化状态通常适用于多个节段。器官和肌肉的多节段性

质也支持这一事实。我们认为,把某个器官或某种功能与脊髓的单一节段联系在一起的观点是错误的,其原因是大脑不能"识别"单块肌肉,它只能"识别"运动模式。从这种意义上说,先天性模式和后天获得性模式同样重要。

关于消化系统,必须注意的是,尽管该系统借助肠道神经系统具有很大的自主性,但它仍然附属于整体的功能。内分泌系统和自主神经系统在这里也承担调节作用。

这时,如同在运动系统里出现的一样,也可能呈现各种先天性与获得性行为模式。这些模式应该与那些体位和运动系统的模式相关并形成某种特定的类型[151]。

1.4　移动性和稳定性

由肌肉和骨骼组成的运动系统通常要同时完成2种相反的功能:一方面要提供稳定性,另一方面要保证移动性。

小脑和前庭系统具备这2种功能。它们均通过主要分布于肌筋膜结构的受体接收信息。

上述功能由肌肉实现:适宜的基础肌紧张度、迅捷的反应能力以及协调良好的肌张力可以确保精细且协调的运动和细腻且适宜的调节,进而以最有效的方式实现平衡。

大自然以其智慧已经为解决这个难题提供了一个简单的办法。离心力(器官的扩张力)受控于肌肉组织的爆聚力(肌肉的固有张力)。肌肉的超敏感性与神经系统的精确协调结合在一起,使得运动系统达到最佳、最有效的稳定性。

为了进行协调的运动,肌肉需要稳定的支撑、协调运动的中心器官(神经系统)以及确保营养供给的结构(新陈代谢)。神经系统负责这些活动的

调节,它按需兴奋激动剂和增强剂并抑制拮抗剂以进行精确、协调的运动。

大多数运动的发生是无意识的,是一系列脊髓反射作用的结果。这是人类进行预期活动所必要的。人的大脑需要自主决策。

脊髓是所有躯体活动的运行中心,脊髓功能障碍会造成灾难性后果。运动系统的传入神经直达脊髓,而脊髓发出传出神经控制肌肉。脊髓控制着运动和姿势的模式。

在20世纪50年代,Sherrington描述了一系列反射活动解释这些模式[21,160]。肌肉本身由各具不同特性的肌肉纤维组成。白(快缩)肌纤维的优点是实现快速收缩,而红(慢缩)肌纤维有助于长期持续地保持肌张力,二者具有不同的病理倾向。白肌纤维易于衰弱和萎缩,而红肌纤维易于挛缩和缩短,在治疗时必须考虑这些特性[40,41,86,87]。

1.5　人体是一个整体

我们在本章一开始已经指出,人体始终作为一个整体发挥作用。我们在这里并不打算回顾整骨疗法的全部基础理论,只讨论那些对理解后面各章内容极有必要的基本概念。

无论是在生理状态还是病理状态,我们的人体总是作为一个整体发挥作用。每个生理过程都需要整个机体的参与。例如,呼吸需要涉及所有肌肉,并非只有呼吸肌,消化系统也要依照一定的模

式进行运动,而循环也离不开各种肌肉的支持和帮助。这些活动要遵循特定的程序。在吸气相,包括头在内的整个运动系统遵循某一运动模式,Sutherland 称之为"屈曲—外旋—外展"[101,102,142,143]。呼气相遵循相反的模式:"伸展—内旋—内收"。

人的行走遵循同样的模式。人的步态是一系列以固定的重复运动模式从大脚趾尖到鼻根的协调运动。我们也可以在病理状态下看到这个整体性行为。

人类胚胎的发展变化是整体性行为的最佳证明。卵子受精后分裂成 2 个具有相同基因编码的细胞。该分裂过程持续进行直至细胞结群并形成器官、肌肉、骨骼和神经系统等。

人体细胞的这种同源性也表明,面对任何给定情形时人体全部细胞将会共同做出反应。神经系统作为控制和协调中心在该过程中发挥特殊作用。

Sutherland 通过膜系统和液体的波动解释了人体整体性的概念[101,102,142,143]。他用"交互张力膜"这一名词来描述拉伸膜系统的某一基质将影响其他所有基质。交互张力膜由硬脊膜和硬脑膜组成。

Sutherland 描述了硬脑膜的以下附着点:

- 鸡冠前
- 床突
- 左、右颞骨岩部
- 枕骨隆突后
- 枕骨大孔
- 第二颈椎
- 骶骨

一个实际的例子是,改变骶骨的位置将自动改变枕寰枢(OAA)复合体以及颅骨的位置。

硬脑膜系统充满神经组织和液体(脑脊液)并且经神经鞘延续到同样充满液体的各层间隙。换句话说,硬脑膜系统的改变影响硬膜囊内液体的压力。这种压力变化分散于间隙液中进而影响全身。

按照 Sutherland 的观点,基本呼吸机制由屈曲相和伸展相组成,在整个硬脑膜系统和细胞组织中产生压力变化。这些变化保持着特有的节律,其方向和幅度具有组织特异性。运动方向与胸部呼吸相关:颅骨屈曲对应着吸气,颅骨伸展对应着呼气。

筋膜解剖提供了整体性的进一步证据。在胚胎学上,所有结缔组织都源自中胚层。大体上,各层均形成了一层膜来分隔机体、包裹器官和组织并组成人体皮肤。人体的 3 个筋膜层相互连接。这种连续性意味着某一位置张力或压力的改变都会通过全身组织而体现出来。筋膜的这种相互性对姿势、运动和机械应力的生理反应具有极为重要的意义[111]。

筋膜的连续性、液体的连续性和它们共同的起源是人体整体性的标志,尤其因为所有细胞都含有相同的 DNA。

无论是在生理状态还是病理状态,人体总是作为一个整体发挥作用。任何器官的功能障碍都会影响到同节段的肌肉和关节。肌筋膜组织的连续性引起整个有机体和颅脑(经硬脊膜系统)的张力和压力比的变化。姿势、颅脑和器官以一种特定模式调整。人体会尽可能长时间地努力保持整个机体功能不受干扰。

1.6 结构与功能的相互关系

所有的整骨医师都意识到结构与功能之间的相互关系。结构依赖于功能,功能影响结构。

对此我们可以借助关节很容易地进行解释。为了避免出现关节僵硬,必须让其保持运动性。如果关节的运动减少了,关节液的生成就会减少。关节软骨若缺乏重量载荷的刺激,其营养就会减少。关节囊和软骨将变得更加脆弱。这将导致关节运动性降低进而容易引起关节疾病和关节僵硬。无论什么原因,关节功能障碍都会导致关节疾病。

结构适应功能的现象在运动系统中尤为明显。肌肉组织功能紊乱将导致其结构发生改变,该现象发生得非常快[2,46],但幸运的是这种改变至少部分是可逆转的。功能紊乱 30 天就会导致结构发生改变[41,82]。

同时,结构也能使功能发生改变。例如,关节的某些改变将会使步态改变并使其他结构的正常功能失调。所有儿科的整骨医师都知道结构对功能的影响程度。Still 阐明了对新生儿施行整骨治疗的重要性[140]。Sutherland[142,143]、Magoun[101,102]、Frymann[57]和Arbuckle[4]则更为详细地阐述了这一问题。

产前或围生期并发症引起的新生儿颅底结构的改变是颅神经(Ⅹ、Ⅺ、Ⅻ)功能障碍和脊柱形态紊乱(脊柱侧凸、脊柱后凸)的病因。Magoun利用颅骶联系和膜紧张引起的生长受损解释了这一问题[101],Korr验证了他的理论[79]。

Still早在50年前就提出了同样的观点,当时

他指出循环失调是疾病之源[140]。Still所谓的循环既包括静脉淋巴循环和动脉循环,也包括神经冲动的循环。结构改变服从于力学定律,其中重要的因素是:

- 重力
- 外力
- 关节表面的形态和功能状态
- 肌肉牵引的影响[107]

1.7　脊柱和运动系统的生物力学

迄今为止,对脊柱生物力学分析最为详细的是Littlejohn[53,95~98,126]和Fryette[56](以不同的角度)。Littlejohn把脊柱看成是一个整体并试图从力学角度对常见的人体功能不全进行解释。Fryette对运动以及发生功能不全时单个椎骨的行为进行了描述。Littlejohn对整个脊柱(整体)的行为给出了力学解释。

脊柱和运动系统的行为一般服从于力学定律。脊柱由前凸、后凸组成,其运动由韧带、肌肉和关节面所决定。脊柱和关节以它们的模式对应变(张力或压力)做出反应,而这会导致运动系统的其他部分与之相适应。

脊柱包括2个后凸(胸椎和骶椎)和2个前凸(颈椎和腰椎)。脊柱后凸是在机体受力的影响下随着生长逐渐形成的。在这里,先天性和获得性情感因素的作用不容低估[25,86,141]。围生期微创伤[4,57,102,142,143]和儿童期外伤(臀部落地)可以影响

该过程并导致脊柱侧凸以及脊柱后凸。

脊柱侧凸通常会发展成S形弯曲[4,82,145],就如同整个脊柱在水平面上绕垂直轴旋转。骶骨基底的水平性在该过程中起关键作用。因肌梭高度敏感,前平面倾斜1~1.5 mm将诱发脊柱侧凸[82,155]。

为了适应骶骨基底突然倾斜,最初脊柱整体呈C形侧凸,然而体位因素随后激活肌肉组织,使其迅速转变成S形。Littlejohn关于脊柱的力学模型对此给出了力学解释[36,96,97]。除了关节的解剖因素之外,肌肉作为执行器官是该适应过程中的关键因素。

脊柱侧凸和脊柱后凸不仅影响脊柱,而且影响到头、胸廓和四肢。人体作为一个整体参与该过程[101]。

肌筋膜连续性以及由脑脊液和间隙液组成的液压系统确保形成整体性行为。人体结构以整体性方式适应功能以确保体内平衡。

1.8　动态平衡的重要性

机体内环境动态平衡是指借助下丘脑的荷尔蒙系统和神经系统之间的反馈循环维持一种相对不变的内部环境或体内平衡[115]。

体内平衡的作用是以健康为目标使所有人体功能处于最佳状态。体内平衡不是一种静止状态,而是一种不断变化的过程,以适应不断变化的内外部环境。人体功能受到力学、电生理学和化学过程的调节,人体的新陈代谢由压力梯度、极性、温差以

及浓度梯度维持。

上述过程发生于细胞外液,而结缔组织是支撑结构。结缔组织在体内平衡中发挥关键作用。每个细胞都参与体内平衡并同时从中获益[111]。这种相互性使得人体所有功能能够自动调节。

当功能不全发生时,细胞外液迅速做出反应予以纠正。若不奏效,就会有越来越多的系统受到影响。它们无法有效地维持体内平衡,疾病由此发生。

病变过程始于肌筋膜组织，因此肌筋膜组织的改变是功能不全的首要标志。即使微小的机体紊乱也会引起躯体内脏反射，进而诱发肌筋膜组织，尤其是椎旁肌肉的改变。这一点已经得到科学的证明[112]。上述神经肌骨反射是基于胚胎学的联系。治疗需要关心的很重要的一点是机体自愈力能够重建体内平衡。

在临床实践中，可以利用 Sato[82,112] 所述的躯

体内脏反射机制改变器官功能不全状态。另一方面，这些反射也突出反映了肌肉失衡和体位异常的程度。

椎旁肌过度紧张不仅是节段易化的标志，也可以是其发生的原因，进而引起内脏功能紊乱。导致椎旁肌过度紧张的最常见的原因是事故（运动和工作损伤）、身体不对称活动以及下肢不等长。

1.9 神经系统是控制中心

"生命的基本机器"[79]由肌肉提供动力。肌肉组织是运动系统的器官，而神经系统是控制中心。为了达到协调的活动状态，肌肉以链式组织相互配合，一个运动单元可以支持另外一个运动单元。

例如：利用肱二头肌曲肘时，必须避免向前牵拉肩关节。这个工作由伸肩肌群以及固定肩胛骨的肌群完成。

由此，可形成环形肌肉链，称之为"双纽线"。

由于大多数肌肉是斜向或扇形走行，所以在矢状面和冠状面上都形成双纽线。

神经系统支配肌肉参与运动过程。先天性反射有利于机体完成工作。肌肉、肌腱、筋膜和关节系统的受体传递运动信息并且与体位姿势和定向移动中枢连接，使人体拥有精细的运动协调性以及足够的平衡适应性。

1.10 肌肉链的不同模式

肌筋膜链有多种不同模式（见第 8 章）。Rolfing 法治疗师、理疗医师和整骨医师都阐述过肌肉链的概念。肌肉链描述的差异是出于人们认识上以及治疗重点的差异。Rolfing 法治疗师强调的治疗重点与理疗医师或整骨医师截然不同。

在第 8 章中提到的模式是基于 Sutherland 的 2 种运动模式理论：

- 屈曲—外展—外旋
- 伸展—内收—内旋

Sutherland 并没有按照上述模式阐述肌肉链，而是重点强调了该模式中的节段行为。他的模式中一个有趣的部分是，该模式的运行与呼吸和步态的运动保持一致。

由于我们的工作是基于生理学和病理学的整

体性原则，我们确信颅脑模式会延续到运动系统和内脏，反之亦然。

上面描述的因素（体液、膜、结缔组织的连续性等）保证了该过程的进行。另外，生理学和力学定律确保运动系统的关节（包括颅缝）将该模式引入整个肌肉骨骼系统。无论触发该模式运行的是椎骨、髂骨、器官还是颅骨，这一结论都成立。

整个机体可以适应功能紊乱的或致病的因素，使得人体最大限度地发挥功能并尽可能处于无痛状态。这将会减少紧张度，协调压力比并维持正常循环。这些因素是让机体的自愈能力发挥作用所必要的。根据颅脑整骨治疗理论，这将会维持基本呼吸机制，并且将"生命之气息"传递到细胞。

1.11　本书内容

在本书第一部分，我们首先介绍了几种肌筋膜链模型（第2章），然后讲述了运动系统行为的生理学基础（第3章）。

在第4章，我们阐述了Sutherland颅脑概念的生物力学方面。我们描述了蝶骨枕底软骨联合的生理性运动以及其对脊柱和运动系统的影响。

骶骨的位置取决于寰椎上枕骨的位置，然后依次又确定了脊柱、四肢和胸廓的位置。

第5章涉及Littlejohn所描述的脊柱力学。Littlejohn的理论是一种来源于他临床实践的功能模式。该理论解释了各脊柱节段相互影响的行为方式。特异性调整技术（specific adjusting technique，SAT）由Bradbury提出，然后经Dummer[51~53]提炼，是体现Littlejohn理论的一种合理而极具临床应用价值的技术。

在第6章，我们介绍了Janda若干有趣的发现和观点，基本上与临床应用有关。

第7章讲述了一种简单合理的诊断方式，即Zink的常见补偿模式，是指在脊柱连接处进行肌筋膜扭转模式的检查。我们利用该模式检测支配区（见该章的"实际应用"部分）。在该章中，我们还将Littlejohn和Zink模式与神经生理因素和解剖因素进行比较，发现Littlejohn和Zink模式可以相互映射而且具有能有助于解释这些发现的神经生理联系。这一结果突显了功能和结构的相互关系。

在第8章，我们介绍了Sutherland的肌肉链模型，描述了身体不同运动单元的行为、脊柱后凸与脊柱侧凸的形成和这些过程中涉及的肌肉。该模型与其他模型有一些关键性的差异。

我们相信，各种运动单元的运行如齿轮啮合一般，与Sutherland模式中颅骨的运行行为相似。这使得2个相邻运动单元之间发生方向相反的运动。这有助于解释脊柱后凸与脊柱侧凸以及单元之间出现的相对旋转（比如膝外翻或膝内翻中足、膝和髋的位置）。

我们把屈肌看作是运动系统的凹状肌，把伸肌看作是该系统的凸状肌。屈肌链发挥支配性作用时将自动增大曲度，而伸肌链发挥支配作用时将牵拉骨骼。由于机体在胚胎学上由相等的两半组成，因此，躯体每侧各有1条屈肌链和1条伸肌链，而神经系统指挥两侧的协调。在本书中，我们描述了肌肉链并解释了姿势不良的形成。在此，我们需要强调的是，我们的模型并不全面，只是试图解释日常临床实践所观察到的现象。我们通过对文献资料的深入研究和参加研讨会解决了这里所提出的多数问题并完成这一部分的编写。

本书第二部分的内容主要是关于实践应用。我们在此提出了一种诊断模型并描述了几种治疗方法。我们依靠Zink模式（见第7章）和简单的牵引试验进行检查可以非常迅速地发现主导结构。我们主要讨论了肌筋膜结构的治疗。不言而喻，必须采用适宜的治疗方法解决机体紊乱和颅脑功能失调的问题。在本单元中，我们也详细说明了扳机点的诊断和治疗。这种治疗方式能迅速缓解急性与慢性疾病的疼痛并使肌筋膜的结构变化恢复到常态。

（陈　阳　傅志俭　译）

2 肌筋膜链的模型

2.1 Herman Kabat(1950)：本体神经肌肉易化

20 世纪 40 年代，Herman Kabat 在治疗小儿麻痹症患者的过程中，提出了"本体神经肌肉易化（PNF）"这一概念。1956 年，Margaret Knott 和 Dorothy Voss 出版了有关本体神经肌肉易化的首本专著。之后，这种方法被不断改良并且成功用于治疗其他疾病。

本体神经肌肉易化是基于 Sir Charles Sherrington 在神经生理学方面的研究结果提出的[21,160]：

- 相互支配或抑制
- 空间总和
- 时间总和
- 连续诱导
- 兴奋性（易激惹性）
- 等容收缩后舒张（PIR）（放电之后）

Kabat 创立了这样一种治疗方法：将无力的肌肉整合入肌肉链中，然后对该肌肉链进行靶向性刺激（视觉、听觉及触觉）。这项技术利用了 Sherrington 提出的神经和肌肉的上述特性，将无力的肌肉（或肌群）最大限度地整合入运动模式中。

这项技术激活了运动系统的本体感觉能力，用来加强无力的肌肉，并协调运动过程。其目的在于将神经冲动传入中枢神经系统，通过中枢神经系统反馈调节，使得正常的运动模式被易化。因此，相同的运动模式很容易持续进行。

■ 运动模式

PNF 刺激下述运动模式。

肩胛骨和骨盆

- 前举

- 前压
- 后举
- 后压

上肢

- 屈曲—外展—外旋
- 伸展—内收—内旋
- 屈曲—内收—外旋
- 伸展—外展—内旋

下肢

- 屈曲—外展—内旋
- 伸展—内收—外旋
- 屈曲—内收—外旋
- 伸展—外展—内旋

颈部

- 左屈—右伸及右屈—左伸
- 屈曲—左外侧屈曲—左旋及屈曲—右外侧屈曲—右旋
- 伸展—右外侧屈曲—右旋及伸展—左外侧伸展—左旋

躯干

- 躯干屈曲—侧屈—左旋
- 躯干伸展—侧屈—右旋

四肢的运动方向参照邻近躯干的肩关节和髋关节的运动，2 种拮抗的运动模式形成对角线。

■ 应用方式

- 患者的起始体位可以为仰卧位、侧卧位、坐位及站立位

- 在提前拉伸待治疗节段,使得运动模式中涉及的所有肌肉(主动肌或协同肌)都保持伸展状态
- 在提前伸展及进行运动模式的治疗过程中,患者不能产生疼痛
- 纠正一些逃避性的运动模式
- 治疗师要求患者向指定方向运动,并通过协助或者对抗来帮助患者完成运动
- 在达到某一动作的终末姿势时,参与该动作模式的主动肌和协同肌达到最大程度的收缩,而拮抗肌得到最大程度的伸展
- 通常先对目标节段的远端关节进行治疗,然后逐渐进行近端关节的治疗
- 需要特别注意动作过程中旋转的部分,因为它们对运动模式很重要
- 在治疗过程中,中间部位的关节,例如肘关节和膝关节,可以根据治疗需要进行拉伸、保持

弯曲或进行弯曲。而近端关节(例如肩关节或髋关节)及远端关节进行单个运动
- 可以将不同的运动模式结合进行
- 可以综合运用 Sherrington 的各种理论

■ 观察

- Kabat 强调肌肉链的运动,而非单一肌肉的运动
- 与 Sherrington 将神经组织视为一个单元来进行治疗相同,Kabat 将肌肉群作为一个单元来治疗
- Kabat 描述了四肢的不同运动模式
- 在上肢的运动模式中,屈曲和外旋是相关的,伸展与内旋是相关的
- 在下肢的运动模式中,外展和内旋是相关的,内收和外旋是相关的

2.2　Godelieve Denys-Struyf

比利时医师 Godelieve Denys-Struyf 是经过欧洲整骨学校培训的整骨医师,他创立了 GDS 方法,这被认为是第一次提出了真正意义上的肌肉链的概念[141]。

她熟悉 Kabat 的 PNF 概念和 Mézières 的姿势重新训练的方法。她的理论很大程度上受 Piret 和 Bézier 的影响。Piret 和 Bézier 认为,运动依赖于关节表面的形状和肌肉的排列,尤其是附着于多个关节的肌肉的排列。

Piret 和 Béziers 认为,这 2 个因素产生螺旋运动,从而产生张力,而张力可以赋予身体节段的形状和结构[161]。换言之,身体形状是由反映人情绪状态的运动模式来决定的。这一点也验证了 Denys-Strufy 的理论中心理因素是非常重要的。

Mézières 的方法是重建运动系统。他认为姿势上的问题来源于骨骼肌肉系统的协调能力减弱,与心理因素无关。在 20 世纪 60 年代,这一方法的创新性在于打破了当时传统的脊柱治疗方法,后者强调通过加强背部肌肉来使脊柱伸直。

Mézières 认为,驼背、脊柱前凸、脊柱侧凸等疾病并非因肌肉群功能减弱引起,而是由背部肌肉链张力过高引起。他还认为,背部肌肉张力过高可以引起腹肌力量薄弱,带来一些协调问题。治疗仅需要集中在降低整个背部肌肉的张力上。

Denys-Strufy 调整了 Kabat 的肌肉链的原则和 Mézières 的拉伸治疗原则,加入了 Piret 和 Béziers 的心理因素,首次提出了整体肌肉链的模型。

Denys-Strufy 总结了 10 条肌肉链,左右各 5 条。正常情况下,这些肌肉链协同作用,执行螺旋运动。大多数情况下,这些肌肉链中的其中一条肌筋膜链起主导作用。

起主导作用的肌筋膜链决定身体的形态和特殊的姿势。Denys-Strufy 认为我们不可能完全抵消主导肌肉链的作用。这如同彻底改变一个人的性格。当主导链产生不平衡,不能协调运动以及防止变形时,我们能做的是重新建立平衡。

Denys-Strufy 认为,肌肉结构不平衡可以由以下 3 种原因造成。
- 首要的因素是心理状态
  - 患者身体姿势、体势以及形态反映其心理状态

- 其次是生活方式
  - 不仅包括工作和运动习惯,还包括缺乏运动导致肌肉拉伤及肌张力不平衡
- 第三个因素通过中枢反馈祥来影响肌筋膜结构
  - 应激、愤怒、焦虑、悲伤及其他情绪因素均可暂时或永久性地影响特定肌肉的张力

■ 5 条肌肉链的分类

身体每侧的 5 条肌肉链组成如下。

- 头部及躯干部分 3 条垂直的(或称基本的)肌肉链
- 与四肢相关的 2 条水平的(或称辅助性的)肌肉链

这些肌肉链将患者与其周围环境联系起来。

这 5 条肌肉链对应 5 种心理构成:3 个基本的及 2 个辅助的心理构成。

有趣的是,Denys-Strufy 将每条垂直链对应到颅骨的不同部分,该部分颅骨的形状(前凸、扁平或者其他)决定了该肌肉链对应的心理因素的主导特征。躯干肌肉将水平链与中轴骨骼和垂直链相连,垂直链通过同样的肌肉延伸与四肢连接。

以下列出了 5 条肌肉链的肌肉组成,读者如果想进一步了解详细信息,可以阅读原始文献[40]。

垂直链(或称基本链)

前正中链(图 2.1)

主要部分:躯干前部肌肉

- 盆底肌
- 腹直肌
- 胸大肌下段和中段
- 胸横肌
- 肋间肌(正中部)
- 锁骨下肌

- 前斜角肌
- 胸锁乳突肌(SCM)胸骨段
- 舌骨肌

次要部分:下肢

- 锥状肌
- 内收肌
- 股薄肌
- 腓肠肌正中部分
- 踇长收肌

次要部分:上肢

- 三角肌前部
- 肱肌
- 旋后肌
- 拇外展肌

后正中链(图 2.2)

主要部分

- 竖脊肌
- 颈长伸肌

次要部分:下肢

- 半膜肌
- 半腱肌
- 比目鱼肌
- 趾屈肌

次要部分:上肢

- 背阔肌
- 斜方肌升部
- 冈下肌
- 小圆肌
- 三角肌后半部分
- 肱三头肌长头
- 指屈肌
- 旋前肌

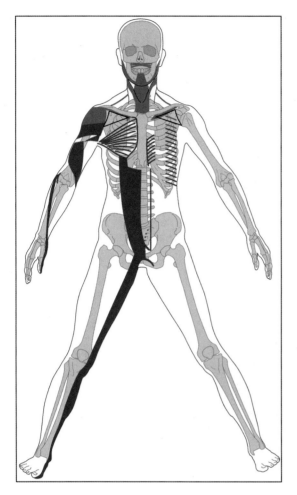

图 2.1 Denys-Struyf 提出的前正中链

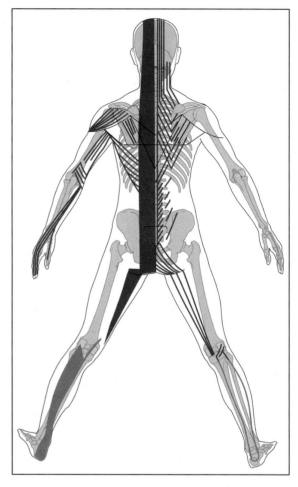

图 2.2 Denys-Struyf 提出的后正中链

后前—前后链(图 2.3)

主要部分

- 自体或深层椎旁肌
- 呼吸肌
- 头夹肌和颈夹肌
- 斜角肌
- 髂腰肌

次要部分:下肢

- 股内侧肌
- 股直肌
- 趾伸肌

次要部分:上肢

- 胸小肌
- 喙肱肌
- 肱二头肌短头
- 肱三头肌中间头
- 指伸肌

水平肌肉链(或称辅助肌肉链)

后外侧链(图 2.4)

下肢

- 臀中肌
- 股二头肌
- 股外侧肌
- 腓骨肌
- 外侧腓肠肌
- 跖肌
- 小趾展肌外侧部分

上肢

- 斜方肌水平部分和下降部分
- 冈上肌
- 三角肌中间部分
- 肱三头肌外侧部分
- 肘肌
- 尺侧腕伸肌

- 尺侧腕屈肌
- 小指展肌

前外侧链（图2.5）

下肢

- 臀中肌
- 阔筋膜张肌
- 胫骨前肌
- 胫骨后肌
- 跖骨间肌
- 足部蚓状肌

上肢

- 胸锁乳突肌锁骨部分、胸小肌和三角肌

- 大圆肌
- 背阔肌
- 肩胛下肌
- 肱二头肌长头
- 旋后肌浅层
- 肱桡肌
- 桡侧腕长伸肌和桡侧腕短伸肌
- 掌长肌
- 鱼际肌
- 手部蚓状肌和骨间肌
- 桡侧腕屈肌

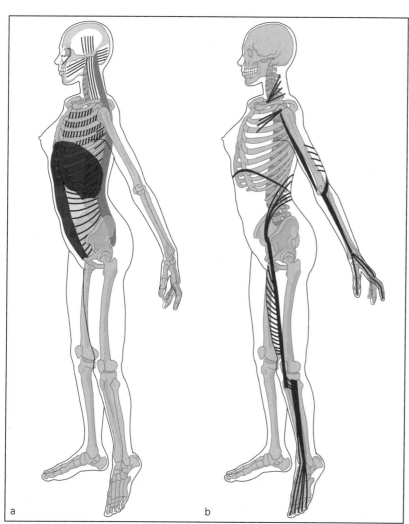

a　　　　　　　　　b

图2.3　Denys-Struyf 提出的后前—前后链

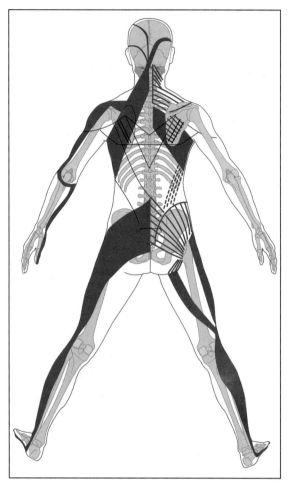

图 2.4 Denys-Struyf 提出的后外侧链

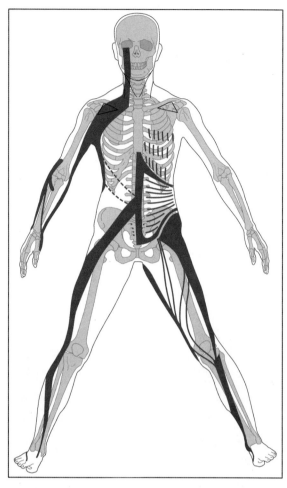

图 2.5 Denys-Struyf 提出的前外侧链

2.3 Thomas W. Myers

■ "解剖链"——肌筋膜链

Rolf 研究所的有资质的 Rolfing 疗法治疗师 Thomas W. Myers,在他的《解剖链》一书中描述了一系列肌筋膜链[108]。他用轨道、航线及车站等词语来比喻肌筋膜链,将复杂的肌筋膜链转化成一种可以接触到的表达。

这本书简单并全面描述了肌筋膜链之间的联系,强调整体性和肌筋膜链相互之间的延续性。筋膜链沿一个方向贯穿于整个身体。肌肉或筋膜附着于骨骼形成了所谓的中继站,因而具有重要的意义。

通过分析身体姿势,治疗师可以专门对短缩的肌筋膜链进行治疗。

Myers 描述了 7 条肌筋膜链,下面简单进行描述。

■ T. Myers 描述的肌筋膜链

背部浅表链(图 2.6)
- 跖腱膜
- 小腿三头肌
- 股后肌群
- 骶结节韧带
- 竖脊肌
- 枕下肌群
- 帽状腱膜

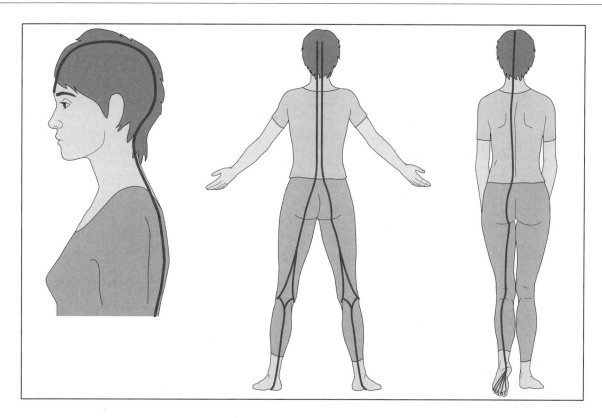

图 2.6　Myers 提出的肌筋膜链,背部浅表链

前浅表链(图 2.7a)

- 前纵隔肌
- 髌下肌腱和股四头肌肌腱
- 腹直肌
- 胸骨肌和胸大肌
- 胸锁乳突肌

外侧链(图 2.7b)

- 足底和腓骨肌
- 髂胫束、阔筋膜张肌
- 臀大肌
- 腰斜肌和腰方肌
- 肋间肌
- 头夹肌和胸锁乳突肌

旋转链(图 2.7c ~ e)

- 头夹肌
- 菱形肌和对侧前锯肌
- 斜肌
- 阔筋膜张肌和髂胫束
- 胫前肌
- 腓骨长肌

- 股二头肌
- 骶结节韧带
- 从旋转起始部位开始的竖脊肌
  这条链包绕胸腔,形成胸部的旋转。

上肢链(图 2.8)

双侧上肢共 4 条上肢链,这些链从胸部或枕部直到指尖,双侧上肢的每一侧各有 1 条链。

- 深部前侧链
- 浅部前侧链
- 深部后侧链
- 浅部后侧链

功能链

功能链是指上肢链通过对角延伸至对侧骨盆,将身体两侧连接起来。

- 后侧功能链
- 前侧功能链

前侧深部链

- 足底肌
- 大腿后侧肌群
- 髋部内收肌

- 髂腰肌
- 前纵韧带
- 膈肌
- 纵隔和心包
- 胸膜
- 斜角肌

- 舌骨肌
- 咀嚼肌

尽管这些链表示理论上的模式,有些情况下不易理解,但这一理论可以用来解释很多疾病的症状。

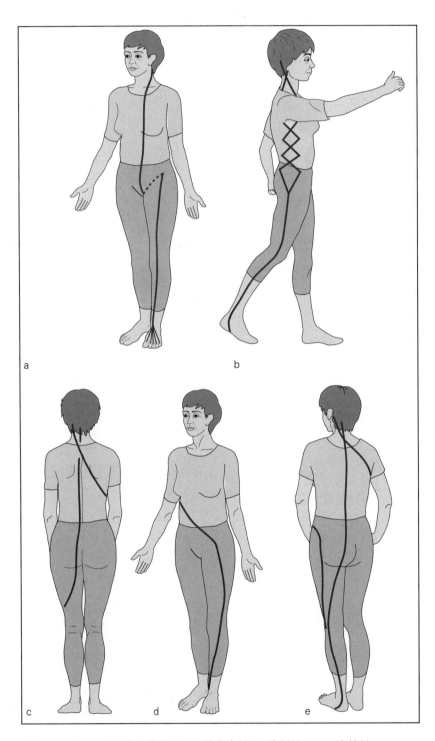

图 2.7　Myers 提出的肌筋膜链。a. 前浅表链;b. 外侧链;c ~ e. 旋转链

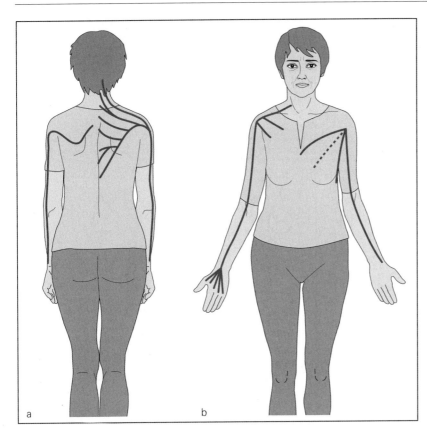

图 2.8 Myers 提出的肌筋膜链。a. 后侧上肢链;b. 前侧上肢链

2.4 Leopold Busquet

■ 肌肉链

法国整骨医师 Leopold Busquet 撰写了一系列关于肌肉链的书[25~30],前 4 本书描述躯干和四肢的肌肉链,第五本描述头部如何与躯干的肌肉链连接,最后一本描述了腹部器官通过悬吊系统(肠系膜、韧带及大网膜)和躯干的连接以及腹膜和躯干的连接等内脏器官的连接。

Busquet 还写了另外 2 本关于颅骨骨病的书,他的观点与 Sutherland 和其他专家的观点相悖,如他描述头部的旋转及侧屈旋转的触诊体征时与 Sutherland 相悖[102]。

令人感兴趣的是,Busquet 描述了器官功能异常(和病理状态)和身体姿势之间的关系。他介绍了 2 类器官功能异常和它们对运动系统的影响。

- 扩张性器官功能障碍(空间消耗)例如肝淤滞,这使得肌肉必须为器官留出足够的空间(图 2.9)

- 收缩或称疼痛过程使肌肉为器官提供更多支持或者放松疼痛的组织来减轻疼痛(在腹腔炎症中可以减轻疼痛的体位)(图 2.10)

内脏功能障碍可导致特殊的姿势,例如脊柱侧凸、脊柱前后凸、扁平足及高弓足,同时可以是肌肉、肌腱及关节受损的起点。

■ Busquet 提出的肌筋膜链

Busquet 概括出 5 条从躯干向四肢发展的肌筋膜链。

- 静态后链
- 屈链或称前侧直链
- 伸链或称后侧直链
- 后侧对角链或称"开放链"("开放交叉肌肉链")
- 前侧对角链或称"闭合链"("闭合交叉肌肉链")

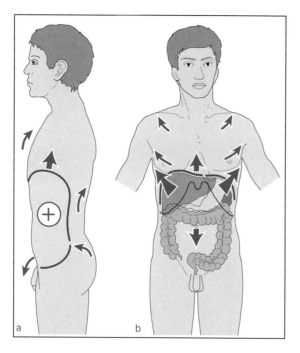

图 2.9　腹部扩张过程中的"开放倾向"

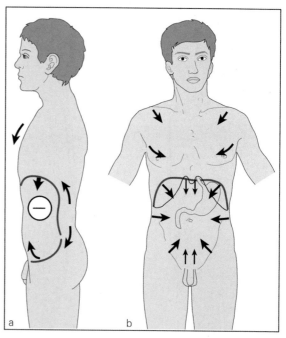

图 2.10　腹部收缩和痉挛过程中的"闭合倾向"

静态后链(图 2.11)

当身体站立时,在重力的作用下人体倾向于前倾,机体通过 2 个被动机制(低能耗)来对抗这一作用。

- 胸膜腔和腹膜腔产生扩张力
- 从颅骨到骶骨的韧带和筋膜链

在下肢,该链沿大腿外侧一直延伸至足部,这是因为在行走过程中,重力倾向于将体重置于摆动的腿上。

注意:关于这一现象的另一解释来源于进化历史,在进化过程中,下肢(后肢)发生了内旋,导致大腿后侧肌肉向外侧位移。膝关节和足发生调整以适应新的运动平面。这就是进化上的结构适应功能的例子。

静态后链从头部到背部包括了以下结构。

- 大脑镰和小脑幕
- 椎弓的韧带结构
- 胸腰筋膜
- 骶结节韧带和脊柱韧带
- 梨状肌筋膜和闭孔膜
- 阔筋膜张肌
- 腓骨和骨间膜
- 跖腱膜

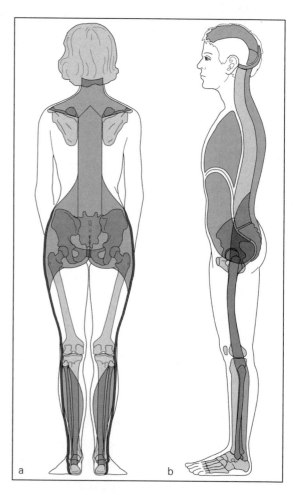

图 2.11　Busquet 提出的静态后链

屈链或称前侧直链（图2.12）

Busquet 指出该链具有以下功能。

- 屈曲
- 躯干整体驼背
- 生理性或心理性身体蜷曲
- 内翻

它由以下肌肉组成。

躯干部

- 前肋间肌
- 腹直肌
- 盆底肌
  与肩胛的连接
- 胸横肌
- 胸小肌
- 斜方肌降部（与脊柱连接）
  与上肢连接
- 胸大肌
- 大圆肌

- 菱形肌
  与颈椎连接
- 斜角肌
- 颈夹肌
  与头部连接
- 锁骨下肌
- 胸锁乳突肌
- 头夹肌
  与下肢连接
- 髂腰肌

上肢部

Busquet 认为，上肢的屈曲和伸直之间不遵循标准的反转。上肢的屈链包括以下前部肌肉。

- 三角肌前部
- 喙肱肌
- 肱二头肌
- 肱肌
- 掌屈肌和指屈肌

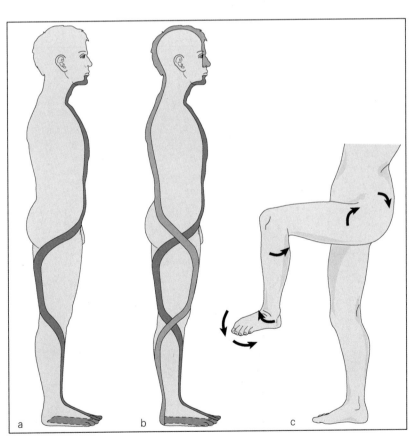

图 2.12　Busquet 提出的屈链或前侧直链

下肢部

下列运动的产生起源于大腿屈链的激活。

- 髂骨旋后
- 屈髋
- 屈膝
- 踝关节后伸
- 足弓增加

大腿的屈链包括如下肌肉。

髂骨旋后

- 腹直肌
- 腰小肌
- 半膜肌

屈髋

- 髂腰肌
- 闭孔内肌和闭孔外肌

屈膝

- 半膜肌
- 腘肌

足后伸

- 趾长伸肌

脚趾跖屈和足弓增加

- 跖方肌
- 蹈短屈肌
- 小趾短屈肌
- 足部蚓状肌

伸链或称后侧直链(图 2.13)

伸链有以下功能。

- 伸展
- 整个躯干前弯
- 向外扩展
- 与周围环境联系

它由以下肌肉组成。

躯干部

深部平面

- 自体肌肉
- 竖脊肌
- 腰方肌髂肋部

中间平面

- 后锯肌上部和下部

与肩胛的连接

- 斜方肌水平部和降部

- 胸小肌
- 胸横肌

与上肢的连接

- 背阔肌
- 大圆肌
- 胸大肌

与颈椎的连接

- 颈夹肌
- 斜角肌
- 椎旁棘横肌

与头部的连接

- 头夹肌
- 斜方肌升部
- 胸锁乳突肌

与下肢的连接

- 臀大肌

上肢部

上肢的伸肌群包括以下后侧肌肉。

- 三角肌后部
- 肱三头肌

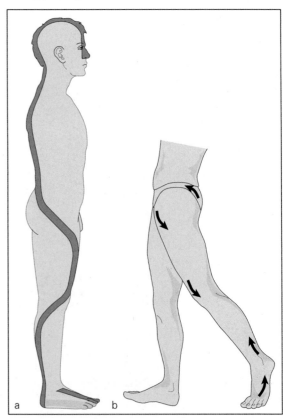

图 2.13　Busquet 提出的伸链或后侧直链

- 掌伸肌和指伸肌

下肢部

伸肌链使得髂骨旋前、伸髋、伸膝、踝关节跖屈及足弓减小。

髂骨旋前
- 腰方肌
- 股直肌

伸髋
- 臀大肌
- 股方肌

伸膝
- 股中间肌
- 跖屈肌
- 跖肌

前足伸
- 趾短屈肌

趾伸
- 骨间肌
- 趾短伸肌
- 蹈短伸肌

后侧对角链或称"开放链"（图2.14）

对角链使躯干的扭曲易化，前侧对角链使得躯干向前扭曲，后侧对角链使躯干向后扭曲。当前侧2条链同时占主导，双肩和双侧髂骨同时被拉向身体前部正中部位。后侧2条链使得双肩和双侧髂骨向后方移动，在下肢，它们也有相似的作用。

后侧对角链使得大腿外展、外旋，腹侧对角链使大腿内收、内旋。

右侧对角链

> Busquet 根据髂骨的附着部位来命名对角链，例如右侧对角链连接右侧髂骨和左肩。

躯干部
- 右侧椎旁肌的髂腰纤维
- 右侧腰方肌的髂腰纤维
- 左侧腰方肌的髂肋纤维

- 左侧肋间内肌
- 左侧后锯肌下部

  与左肩的连接
- 左侧斜方肌升部
- 左侧胸小肌
- 左侧胸横肌

  与左侧上肢的连接
- 左侧背阔肌
- 左侧大圆肌
- 左侧胸大肌

  与颈椎的连接
- 左侧颈夹肌
- 左侧斜角肌

  与头部的连接
- 左侧头夹肌
- 左侧胸锁乳突肌
- 左侧斜方肌

  与右腿的连接
- 臀大肌的表浅部分

该链使髂骨外展，导致髋关节外展和外旋、膝关节内翻以及足旋后。

各种运动中，下肢包括以下肌肉的激活。

髂骨外展
- 肛提肌
- 坐骨尾骨肌
- 缝匠肌
- 阔筋膜张肌
- 臀肌

髋关节外展、外旋
- 梨状肌
- 臀大肌和臀中肌

膝关节外旋和内翻
- 股二头肌
- 股外侧肌

足内翻、旋后
- 胫骨前肌
- 胫骨后肌
- 蹈长伸肌

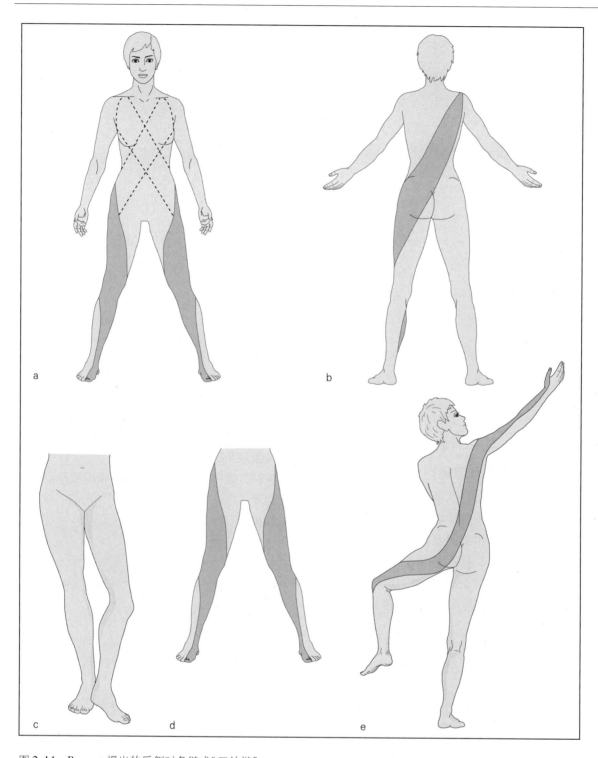

图 2.14   Busquet 提出的后侧对角链或"开放链"

前侧对角链或称"闭合链"（图2.15）

这里我们以左侧前对角链为例来讲述（左侧髂骨至右肩）。

左侧对角链

躯干部
- 深部平面：左侧腹内斜肌
- 浅层平面：右侧腹外斜肌、右侧肋间外肌、右侧后锯肌上部

　与右肩的连接
- 右侧胸横肌
- 右侧胸小肌
- 右侧斜方肌升部
- 右侧前锯肌
- 右侧菱形肌

　与右上肢的连接
- 右侧胸大肌
- 右侧大圆肌
- 右侧菱形肌

　与颈椎的连接
- 右侧斜角肌
- 右侧颈夹肌

　与头的连接
- 右侧锁骨下肌
- 右侧胸锁乳突肌
- 左侧头夹肌
- 左侧斜方肌降部

　与下肢的连接
- 椎状肌

这2条链在下肢的作用是使髂骨内收、髋关节内旋和外展、膝关节和足外翻、足旋前及踇外翻。

下列动作中，该肌肉链的下述肌肉被激活。
- 髂骨内收：腹内斜肌
- 股骨内收和内旋：内收肌、耻骨肌
- 胫骨内旋：股薄肌、半腱肌、股内侧肌
- 膝外翻：外侧腓肠肌
- 足外翻及旋前：腓骨肌、小趾展肌、踇展肌

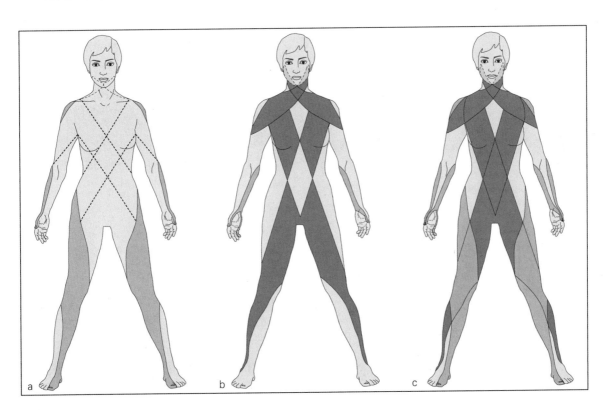

图2.15　Busquet 提出的前侧对角链或"闭合链"

■ 肌筋膜链的功能

- 5 条肌肉链与躯干的所有运动均有关
- 2 条前侧直链与屈曲有关
- 2 条后侧直链与伸直有关
- 右侧前侧和后侧直链负责躯干右倾
- 左侧前侧和后侧直链负责躯干左倾
- 左侧前对角链使躯干向左前旋转

- 右侧前对角链使躯干向右前旋转
- 左侧后对角链使躯干向左后旋转
- 右侧后对角链使躯干向右后旋转
- 右前对角链和左后对角链使躯干右旋
- 左前对角链和右后对角链使躯干左旋
- 左前对角链和左后对角链使躯干左移
- 2 条前对角链使身体"闭合"
- 2 条后对角链使身体"开放"

2.5　Paul Chauffour：骨病的力学连接

■ Paul Chauffour：生物力学链

法国骨科医生 Paul Chauffour 在《骨性结构之间的机械》[45]一书中,对筋膜的形态和功能以及它们在骨骼的附着点进行了相当详细的描述。在书中"骨筋膜的生物力学"一章中,他列举了在身体 4 种主要运动中肌筋膜链的作用。

- 屈曲 = 蜷缩
- 伸展 = 伸直
- 向前扭转
- 前后扭转

他详细介绍了脊柱、胸腔、四肢、颅骨的生物力学过程。

Chauffour 提出了颅骨生物力学与顶骨生物力学之间的联系。

在本书的另一部分,Chauffour 记录了其诊断与治疗方法。他对筋膜采取很轻的压迫与牵引。

在 Chauffour 的治疗中,整骨医师在对患者进行了完整的体检之后,治疗措施主要包括一种反射冲击疗法。这种方法主要是治疗师寻找在受累节段中阻力最大的部位,在张力较小的状态下给予冲击。

在该理论中,用肌筋膜的原因来解释功能障碍的产生是比较新奇的。

在下面的部分中,我们不一一列举诸肌筋膜链。相反,我们介绍 Chauffour 关于颈椎、胸椎及腰椎某一节段病变产生相应功能障碍的理论。Chauffour 的理论与 Leopold Busquet 的理论有或多或少的一致性。

屈曲模式

- C1：枢椎齿状突阻止 C1 的屈曲
- C2：处于特殊的压力下,因为 C1 和低位颈椎的屈曲度较低
- C7：没有肋骨来稳定,接受膈膜中心腱的牵拉
- T4：膈膜中心腱牵拉的最低椎体
- 斜方肌水平部止于 T4 水平,斜方肌升部起于 T5 水平
- T6：胸腰筋膜通过背阔肌附着于 T7,因此在屈曲状态下,T6 受牵拉
- T12：在腰大肌的作用下,被拉向后方
- L1、L2：膈肌脚对 L1 和 L2 产生牵拉

伸直模式

- T1 ~ T12 节段被斜方肌向上推,被背阔肌向下牵拉
- T7 较易受影响
- T11 承受的压力也较大
- L2 受膈肌牵拉

向前扭转模式

- C6：Chauffour 认为,在向前扭转的过程中,C7 类似于胸椎而 C6 为颈椎。扭转过程中的对抗旋转导致 C6 和 C7 的压力
- C7：与第一肋之间没有关节连接,因此稳定性较低
- T4：膈膜中心腱延伸至 T4,躯体扭转过程中,减少上段胸椎的旋转
- T6：背阔肌腱膜附着于 T7,因而 T6 易受影响
- T10：第十肋可以起到稳定 T10 的作用,而 T11、T12 则无此作用

- T10 与 T11 之间的扭转力尤其明显
- T11：T12 是躯体扭转的中心，在扭转中仅少量位移。因而 T11 压力较大
- L2：在身体扭转过程中，膈肌脚牵拉 L2

身体向后扭转

- C1：C1 和 C2 在相反的侧方倾斜中，C1 受制于压力

- C6：相同的现象也出现于 C6 和 C7
- T6：胸腰筋膜对包括 T7 以下的下位脊椎的牵拉作用较强，因而 T6 和 T7 之间有冲突
- T10：T11 的移动距离大于 T10，因而 T10 与 T11 之间的压力也较大
- T12：斜方肌附着于 T12 以上，因此对该节段以上椎体的拉力大于 L1

2.6 肌筋膜链模型的总结

Kabat 首次提出肌筋膜链在治疗力弱的肌肉的过程中很重要。他认为，大脑仅了解运动模式，而非单一肌肉。因此，他总结了一系列运动模式，但未指出从头到脚的连续的肌筋膜链；他的治疗方法也是基于神经生理学研究产生的，成为许多肌肉能量疗法的基础。

Godelieve Denys-Struyf 首次指出肌肉链遍布全身，心理因素是主导肌肉链发展的主要因素，内在因素决定身体的外形，功能决定结构。Denys-Struyf 描述的肌肉链在颅骨延续，并影响颅骨的形状。优势肌肉链受基因影响，因而，很难清除主导肌肉链的优势地位。治疗师做的仅是"在不平衡中达到平衡"。

Thomas Myers 阐述了最为复杂的肌肉链系统。在其系统中难以判定运动模式，但是人们应当考虑的是与整骨医师相比，Rolfing 治疗师更加重视优先权。

法国的 2 位整脊医师 Paul Chauffour 与 Leopold Busquet 提出了令人感兴趣的模型。Paul Chauffour 详细描述了运动系统和颅骨的生物力学及运动模式。他的整体运动模式，其中包括颅骨的运动，是令人感兴趣的。Leopold Busquet 更直接地处理肌肉链中的确切肌肉。在他的理论中，肌肉链也与颅骨相连接，但是并没有像 Sutherland 一样指出肌肉链引起的功能障碍。Busquet 指出内脏原因导致顶骨姿势问题，反映了筋膜与器官悬吊系统的联系。发生器官功能障碍时，肌肉结构需要调整，以使器官发挥最大的功能。他对肌筋膜不平衡引起脊柱的姿势问题、关节的功能障碍和疾病问题以及关节周围的结构问题都做了明确的描述。

（杨聪娴 译）

3 生理学

在临床工作中,治疗师必须对待治疗组织的状态做出尽可能精确的诊断,以提供有目的的治疗。这就要求临床医生需要很好地理解组织的构成情况。

3.1 结缔组织

在胚胎学上,结缔组织起源于中胚层并与细胞间质形成粗筛管的细胞连接。

■ 细胞

细胞包括固定细胞、结缔组织细胞和游离(可移动)细胞。

固定细胞

固定细胞来源于间质细胞,包括以下成分:

- 成纤维细胞和纤维细胞
- 网状细胞
- 脂肪细胞
- 成软骨细胞和软骨细胞
- 成骨细胞和骨细胞

游离细胞

游离细胞起源于骨髓细胞(造血干细胞),包括以下成分:

- 巨噬细胞
- 单核细胞
- 组织细胞
- 肥大细胞
- 粒细胞
- 淋巴细胞

游离细胞在细胞防御反应中起着关键作用。

■ 细胞间质

细胞间质,也叫基质,包含所有细胞外结缔组织成分。除了水之外,基质还含有结缔组织细胞产生的成分。

基本物质

基本物质包括蛋白聚糖和葡糖胺聚糖(GAG),它们将胶原纤维、弹性纤维和水连接在一起。基本物质给结缔组织提供力量和弹性。它们稳定结缔组织,保持组织弹性,可以吸收部分作用于结缔组织的力量("减震器")并使结缔组织在作用力结束后恢复其原来的形态。蛋白聚糖和葡糖胺聚糖之间的连接在组织之间产生一个应力场。

组织压力的改变导致细胞吸收或排出水。这使组织张力波动,被称作压电作用。压电作用刺激细胞合成和趋化胶原分子。这一特性可以用于筋膜治疗技术中[111]。

纤维

纤维可分为:

- 胶原纤维
- 弹性或网状纤维
- 非胶原蛋白

胶原纤维或原纤维

胶原,来自希腊语的"kólla"和"–gen",意思是"生产胶"。胶原纤维赋予组织白色。除了水,胶原纤维是结缔组织的第二大成分。胶原纤维由单根的纤维互相缠绕为螺旋状并随着应力(压力或拉力)的改变而呈现不同形状。胶原纤维存在于韧带、关节囊、肌腱、腱膜、肌间隔、软骨和椎间盘。

功能

- 赋予组织稳定性
- 吸收拉力
- 对抗压力

特性

- 胶原纤维有很强的抗拉强度
- 胶原分子根据拉力或压力的方向来排列以对抗这些作用力。如果拉力的方向保持不变,胶原纤维会平行排列(肌腱、韧带)
- 如果拉力的方向改变,胶原纤维就会形成交叉

排列(腱膜)

- 胶原纤维的厚度和稳定性取决于它们所受的拉力。有目的的运动或者牵拉可增加胶原纤维的厚度和阻力
- 胶原纤维的这种转变需要 300～500 天

弹性纤维

弹性纤维主要存在于疏松结缔组织中(皮肤、血管、弹性软骨),也存在于肌腱和韧带中。弹性纤维含有黄色的弹性蛋白。血管中弹性纤维的含量为 50%,皮肤和肌腱大约为 5%。

黄韧带主要由弹性纤维组成,因此呈黄色。

功能

- 弹性纤维使组织富有弹性和移动性
- 在肌腱和韧带中,弹性纤维使胶原纤维保持波浪状排列
- 拉力和压力被弹性纤维吸收,然后传送给胶原纤维

特性

- 弹性纤维由无定形的弹性蛋白组成,周围由微纤维包绕。弹性微纤维高度分叉并且彼此之间互相连接,形成一个高弹性的网络。弹性纤维可被拉伸 150% 以上
- 弹性纤维的抗拉力约为 300 N/cm²
- 弹性纤维的拉力随着拉伸的增加而增加,拉伸过程中纤维的阻力增加

非胶原蛋白

非胶原蛋白是指在结缔组织中发现的网状和连接蛋白。它们可由所有的结缔组织细胞产生。

功能

- 对细胞外所有结缔组织成分互相连接,形成一个网状结构从而使结缔组织能发挥正常功能
- 通过促进物质穿过结缔组织转运和影响细胞极性来参与代谢过程
- 它们在蛋白聚糖和透明质酸链之间形成一种连接,可以将水分结合在组织中,使组织可以吸收压力

水

水大约占体重的 60%。其中,70% 存在于细胞内,30% 存在于细胞外。在细胞外的部分中,这些水分布在下列区域:

- 作为组织间液存在于细胞间组织
- 作为血液的一部分存在于血管中
- 胞浆的组成部分
- 作为轴浆存在于神经中

功能

- 运输和溶解
- 赋予组织体积和形态
- 减震
- 体温调节
- 易化细胞代谢过程

■ 结缔组织的营养

毛细血管将营养物质和氧气运送到组织。组织间的代谢废物通过静脉和淋巴管清除。在结缔组织中,细胞通过扩散和渗透来获取营养物质。

扩散

扩散指的是物质移动到浓度相对低的区域。物质扩散的量取决于浓度梯度、粒子大小、扩散面、组织黏度及扩散距离。

渗透

渗透是指物质透过半透膜向浓度相对较高的区域的扩散。浓度高的区域的粒子太大,不能通过半透膜上的孔隙,浓度低的区域的小粒子可以通过半透膜进入粒子较大的区域直至两侧浓度取得平衡。

自主神经系统对通透性有着重要的作用。自主神经系统细胞释放神经递质,增加细胞膜的通透性。神经肽还可以刺激肾上腺素、去甲肾上腺素、乙酰胆碱的合成,同时刺激释放致痛物质、免疫球蛋白和组胺。

结缔组织的形成和保持需要机体相关的生理活动[12],如肌肉、肌腱和韧带需要收缩和放松,而软骨和椎间盘需要不断接受加压和减压的刺激。

运动可以改善组织的血液循环并提升压电作用。二者都可以促进细胞的合成。对于肌腱和韧带来说纵向拉伸是非常重要的,它可以刺激胶原纤维定向。

■ "爬行现象"

爬行是由胶原网络和胶原纤维的扭曲引起的。这可以将水分压出组织。这是一个缓慢的过程,压力的持续时间是一个关键因素。因为组织中的液

体成分可影响其可伸展性,因此爬行导致组织失去

弹性。

3.2　肌肉

肌原纤维是肌肉的最小组成成分,肌原纤维可分为两部分:肌动蛋白和肌球蛋白。它们赋予横纹肌特征性的节段性外形。100～200条肌原纤维包绕成束,形成骨骼肌细胞或肌纤维,直径在10～100 μm之间。

肌纤维的细胞膜叫作肌膜,其不仅围绕着肌原纤维,还包绕着肌浆、数个细胞核、线粒体、溶酶体、糖原颗粒和脂滴。肌纤维组成纤维束(100～1 000 μm)。肌纤维束被互相融合的束膜包裹,进而移行成肌腱。

我们区分以下2种肌肉。

- 平滑肌

- 横纹肌
  平滑肌与横纹肌主要有以下不同。
- 平滑肌没有横纹。它由肌动蛋白和肌球蛋白构成,但是它缺少粗肌丝(双极肌球蛋白纤维)和肌节
- 平滑肌的刺激是自主的
  - 像大多数器官一样,通过离子缝隙连接,平滑肌的收缩与外源性神经冲动无关。牵拉平滑肌导致去极化和肌肉张力增加(肌源性张力)
  - 刺激可以来自自主神经,例如虹膜、输精管、血管(血管也具有肌源性张力)

3.3　筋膜

筋膜属于结缔组织的一种成分,其他成分包括皮下组织、皮肤、肌肉、肌腱、韧带。结缔组织还包括胶原纤维、弹性纤维及网状纤维、黏液细胞、骨组织及软骨细胞。筋膜由成纤维细胞、纤维胶质、胶原纤维及弹性纤维组成。

身体所有的细胞都被筋膜包绕,筋膜将细胞连接起来。它们对机体形成支撑,给予机体形状。

■　筋膜的4种作用

Kuchera WA 和 Kuchera WL[82] 指出筋膜有以下4种作用:包裹、保护、维持姿势及通路。

包裹

筋膜覆盖机体的所有结构。它们将独立的结构分隔并同时连接起来。筋膜的弹性使身体结构固定于特定的位置同时又具有一定的活动性。

保护

筋膜覆盖于所有器官表面,提供支持和保护。不同器官的筋膜密度是不同的,筋膜赋予器官弹性,保持它们的位置和活动性。

维持姿势

维持姿势是由运动系统决定的。筋膜包括本体感受器,本体感受器可以提供身体运动和位置的信息。位于肌肉组织内的肌梭、Golgi 肌腱感受器、韧带与关节囊内的 Pacini 小体和 Golgi 小体一同维持姿势的张力和调整身体姿势。在这一过程中,肌肉起非常重要的作用,而筋膜是连接成分。

筋膜内存在大量神经纤维的游离末梢和痛觉感受器。有些学者(Becker[8]、Upledger 和 Vredevoogd[148])认为这些组织有记忆功能。他们推测某些运动模式、创伤和损伤在筋膜水平有记忆储存。目前确切的机制仍然不清楚。目前认为生物化学、生理学及能量学可能是相关的机制。结缔组织以"能量囊"的形式存储损伤的能量。治疗师可以发现并纠正这一组织改变。

通路

筋膜形成神经、动脉、静脉和淋巴管的通路,内分泌和外分泌通路均由结缔组织形成,因此在代谢过程中,筋膜起非常重要的作用。因为结缔组织决定器官的外形(如肝脏、垂体和肾上腺),形成包含酶和激素的囊泡(胆囊、淋巴结),因此筋膜的张力

影响器官的功能和代谢。

结缔组织的状态是生物体保持稳态的关键决定因素。

筋膜功能障碍的表现

躯体障碍

筋膜张力通过影响感受器、血管和神经,导致躯体疾病的发生。

代谢障碍

张力过高影响细胞间隙的循环和组织代谢,使组织产生可触及的改变(如扳机点、肿胀及纤维化)。

筋膜障碍

表现为肿胀,某些区域如锁骨上三角、腋窝、腹股沟、膝关节后方以及上腹部尤其易感。

呼吸改变

肌筋膜张力既影响身体姿势,又影响胸腔和腹腔的压力比,这直接影响胸廓的呼吸运动。

姿势障碍

身体的姿势应在稳态和动态之间达到平衡。肌筋膜链是始动因素。不平衡或者过度拉伸筋膜将导致姿势问题或功能障碍。

肌筋膜模式的发展

在健康人群和患者中都发现了一些筋膜模式,其产生原因不明(先天性或者获得性)。

在无症状的人群中,我们发现了另一种筋膜链。

- 枕寰枢(OAA)复合体　右→左
- 颈胸连接(CTJ)　　　　左→右
- 胸腰连接(TLJ)　　　　右→左
- 腰骶连接(LSJ)　　　　左→右

J. Gordon Zink 认为 80% 的人群存在该模式,在其余 20% 的人群中,表现为相反的方向。

在功能障碍的患者中,我们并没有发现这种筋膜链,相反,在 2 个连续的关节中,我们发现了相同的肌筋膜链。

全身改变

组织的张力导致组织循环的改变,这些改变能导致功能性损害,进一步导致结构性损害。

对筋膜张力的评价

- 记忆:为评价筋膜张力提供线索
- 观察姿势:筋膜张力表现在身体的姿势上(在 3 个运动面上有所体现)
- 检测关节的筋膜运动倾向:能触及明显旋转的地方存在主要的功能异常
- 触诊寻找收缩、纤维化和肿胀的组织
- 活动四肢,通过对比寻找肌肉的不平衡

> 肌筋膜链中,膈肌的作用尤为重要,它不仅影响肌肉和循环,还可以调节所有体腔内的压力比。

肌肉骨骼系统功能障碍的原因

以下原因可以导致肌筋膜改变(顺序随机)。

- 姿势不平衡
- 生活习惯、应激:工作、休闲
- 先天畸形:双腿不等长、脊柱侧凸
- 围生期损伤
- 情绪因素:性格内向或性格外向
- 因工作或者休闲活动导致反复拉伸或牵拉
- 关节活动少或活动过量,风湿性改变
- 创伤、炎症
- 感染
- 疾病
- 制动
- 代谢障碍,饮食不合理(缺乏维生素 C 影响组织中胶原纤维的形成)
- 因神经营养障碍导致的神经损伤

肌筋膜障碍的产生

生物化学、生物力学及心理学功能障碍导致肌筋膜结构的张力增加。

Leon Chaitow[40] 假设了以下过程。

- 机体的功能障碍导致局部肌肉张力的增加
- 肌肉张力的增加降低了对代谢废物的清除能力和组织氧供,导致缺血(取决于肌肉的用力状态)
- 张力增加将导致局部水肿
- 这些因素(代谢废物、缺血、肿胀)导致张力增

加和疼痛

- 张力增加和疼痛引起或者加重高张力状态
- 高张力状态导致炎症或者至少是慢性易激惹状态
- 这在脊髓水平导致节段性易化产生
- 巨噬细胞和成纤维细胞激活
- 结缔组织增加,形成连接,导致组织硬化和挛缩
- 由于筋膜的连续性,在机体其他部位张力也增加,影响淋巴循环和血液循环
- 血管功能障碍导致肌肉组织纤维化
- 一系列反应中,主宰姿势的肌肉会收缩,而相对的肌肉会变弱
- 肌肉收缩使得肌腱张力增加,导致骨膜疼痛
- 肌肉的不平衡导致运动协调问题
- 这导致关节的功能障碍和筋膜的改变
- 脊髓水平的节段性易化持续发展,在肌肉中产生了扳机点
- 肌肉的收缩导致能量丢失
- 张力增加使其他系统受影响,例如呼吸和消化功能
- 高张力、肌肉收缩及神经易化等状况长期存在,引起交感神经系统张力增加和中枢神经系统(CNS)负反馈。这导致交感神经系统无法休息和易激惹,这进一步导致张力增加
- 在这种状态下,其他功能障碍会产生
- 这开始了急性病理的过程,患者从此被疼痛所缠绕,必须医生干预

这一过程相关的疼痛与以下组织激素的释放有关:缓激肽,组胺,5-羟色胺,前列腺素激活 α-纤维、δ-纤维和 C 纤维,边缘系统和大脑额叶也参与其中。

对疼痛的感受具有个体差异性,由于状况的不同而变化。研究[2,9,40,41,113]发现,情绪应激能够像感染一样降低痛阈。

当微小的创伤进行性损害机体时,可以导致痛阈提高;相反,由于机体尽可能地降低伤害性刺激的损伤作用(如释放组织激素、炎症反应、释放巨噬细胞、纤维化等),急性创伤可以降低痛阈。值得一提的是,疼痛传导通路属于快速传导通路,而关节的冲动传入通路为慢速传导通路。

■ 疼痛的模式

如果出现一定区域的疼痛,表明可能出现如下情况:根性痛、牵涉痛综合征、假性根性痛、肌筋膜扳机点、压痛点或内脏—躯体反射。

根性痛

- 疼痛区域与相应的脊髓节段支配的区域对应
- 相应区域的感觉紊乱
- 相应区域的肌肉有时可出现肌力下降或者肌肉萎缩
- 腱反射减弱

牵涉痛综合征

非根性的投射疼痛,例如头部的区域。

假性根性痛

疼痛由外周神经受激惹引起,放射于特定的皮肤区域,例如腰大肌收缩导致股神经痛。

压痛点

压痛点是指运动系统的特定区域的压力敏感性点(硬结),其出现大多与运动系统出现牵拉、伸展或压力有关[40,43,82,145,156]。压痛点并不全部存在于患者感觉疼痛的区域,可用来帮助诊断或者观察治疗效果。

内脏—躯体反射

躯体器官功能障碍产生冲动传入脊髓后角,与中间神经元交换冲动。这些冲动被运动纤维和交感纤维传入到肌肉、皮肤和血管[35,46,79,82,156]。

这些异常的刺激将导致皮肤敏感性增加、血管收缩或出汗增加。同时,相应脊髓节段支配的肌肉出现张力增高。

在器官出现症状前,这些内脏—躯体反射即可存在。皮肤改变或出汗改变以及椎旁肌张力增高均有重要的诊断价值。当这一病理过程演变成慢性时组织可发生结构性改变,如皮肤感觉减退(麻木)和肌肉纤维化。

症状的严重程度与器官病变的程度直接相关。

总之,内脏—躯体反射的节段是局限于其运动范围之内的。

扳机点

扳机点是指出现于肌肉组织内可触及的对按压敏感的部位。触诊扳机点时的疼痛位于局部并

放射到可预测的区域,这在每个患者中均相同。扳机点的出现是由于该部位的肌肉组织经常受到阈下刺激而产生的类似脊髓节段中的"易化"现象[38,40,43,82,145,156]。

在通常情况下,扳机点存在于受累肌肉的紧张的肌纤维中,常位于肌肉止点。这些肌肉纤维可用手指弹拨进行检查,类似吉他弦。

> 一些类型的躯体化障碍在触及扳机点时可出现视力减退、呼吸问题、运动障碍或者感觉减退。实际上,许多躯体化障碍的患者存在扳机点。

活跃的扳机点可以在激活的疼痛放射区域内形成隐性或潜在的扳机点。这也许可以解释为什么某些疼痛综合征存在滚雪球效应。

注意:
- Per Melzack 和 Wall 认为,大约80%的针灸穴位为活跃性或非活跃性扳机点[38,40]
- 很多专家相信,Lawrence John 的压痛点实际为非活跃性扳机点[40,145]
- 情绪因素是扳机点形成或激活的重要刺激因素
- 某些肌肉,如斜方肌、胸肌、梨状肌,尤其易出现扳机点
- 治疗方法有以下几种
  - 注射
  - 针灸
  - 冷敷
  - 按摩、穴位按压
  - 肌筋膜放松
  - 肌肉能量治疗(MET)
  - 牵引—反牵引(SCS)治疗
  - 姿势放松治疗(PRT,放松身体姿势)

在以后的章节中,我们将会详细介绍这些治疗方法。

3.4 器官的神经营养支配

在这一部分中,我们简单总结器官的支配脊髓节段,通过内脏—躯体反射,器官功能障碍可以是姿势不平衡和活动受限的原因。

眼	T1 ~ T4
泪腺和唾液腺	T1 ~ T4
鼻旁窦	T1 ~ T4
颈动脉窦和颈动脉体	T1 ~ T4
甲状腺	T1 ~ T4
气管	T1 ~ T6
支气管	T1 ~ T6
食管	T1 ~ T6
贲门	T5 ~ T6
乳腺	T1 ~ T6
主动脉	T1 ~ T6
心脏	T1 ~ T6
肺	T1 ~ T6
胃	T6 ~ T9
幽门	T9
肝脏	T5 ~ T9
胆囊和胆管	T6 ~ T9
脾	T6 ~ T9
胰腺	T6 ~ T10

十二指肠上部	T6 ~ T9
十二指肠下部	T10 ~ T11
小肠	T9 ~ T11
整段大肠	T10 ~ L2
盲肠	T11 ~ T12
升结肠	T11 ~ L1
降结肠	L1 ~ L2
肾上腺	T10 ~ T11
肾脏	T10 ~ T11
输尿管	T11 ~ L1
膀胱	T12 ~ L2
睾丸	T12 ~ L2
乙状结肠	L1 ~ L2
直肠	L1 ~ L2
子宫	T12 ~ L2
卵巢	T10 ~ T11
前列腺	T10 ~ T11
上肢	T2 ~ T8
下肢	T9 ~ L2

3.5 Irvin M. Korr

如果存在一位应受到骨科医师尊敬和关注的非骨科医师,这个人无疑就是 Irvin M. Korr。与 Louisa Burns 和 John Stedman Denslow 一起,他花了 50 年的时间研究躯体功能障碍的原因和影响,希望寻找科学的解释。因为他的贡献,椎体疾病不再被认为是关节的疾病,而被认为是神经—肌肉—关节功能障碍。

全面解释 Korr 的工作成果是不可能的,因此在这里仅仅讲述与本书内容相关的研究成果。如果有感兴趣的读者,可以阅读《Irvin M. Korr 论文集》(Ⅰ、Ⅱ)[79]。

■ 脊柱躯体功能障碍对整个机体的重要性

脊柱躯体功能障碍:
- 受累节段的椎旁肌张力增加
- 相应节段的交感神经活性增加
- 影响神经的传导性
- 该节段支配的所有感受器的刺激阈降低

Korr 称之为"易化节段"或"神经冲动的放大镜"。

易化节段

脊柱躯体功能障碍导致受累节段的所有细胞核刺激阈值降低。

神经冲动的放大镜

刺激阈值降低导致易化节段的感受器对较弱的刺激也变得敏感,这将产生以下 2 种效应。
- 大脑的冲动(情绪、应激、焦虑)更容易到达受累节段的刺激阈值,因此更快地诱发症状(如应激状态下出现胃痛)
- 到达相邻脊髓节段的正常冲动也可以影响易化节段

■ 脊髓的作用

脊髓是信息和控制中心

脊髓接受来自大脑和外周的信息,同时向大脑和外周传递信息。在脊髓水平,所有的神经元都是由中间神经元相互连接的。传入的神经冲动之间互相刺激或抑制,产生适合的传出神经冲动。

脊髓是中枢神经系统接受传入纤维最多的一部分。传入某一节段的神经通过中间神经元与相邻的脊髓节段联系。这对产生协调的运动是非常重要的。主动肌、协同肌和稳定肌同时兴奋,而拮抗肌被抑制。

脊髓作为反射中心

脊髓是很多生理反射(屈曲反射、交叉伸肌反射、腱反射等)的反射中心。日常生活中可以形成一些运动模式(跑步、跳舞、游泳等),这减少了大脑的负担。

脊髓节段作为功能的起点

在完成一项运动时,需激活相关的肌肉,且需要丰富的血供,这需要多节段的协调。

■ 自主神经系统的功能

经过一系列研究,Korr 认为交感神经系统活性持续增高影响身体健康。交感神经系统:
- 提高肌肉力量,降低肌肉疲劳感
- 增加感受器敏感性,降低刺激阈值
- 影响神经元易激惹性和大脑活性
- 调节代谢,刺激骨骼生长、脂肪溶解及红细胞生成
- 影响整个内分泌系统

这些都是机体非常重要的方面。持续的交感神经系统活性增强会带来不良后果。

■ 神经在营养方面的重要性

神经纤维除传递神经冲动外,还传递组织生长必需的肽类,Korr 的实验证明,去神经化导致萎缩。

在另一些研究中,Korr 的团队证实了姿势不平衡是怎样迅速导致某些脊髓节段交感神经系统活性增加的。最初的营养缺陷症状在姿势不平衡后的 1 h 出现。

另外,值得一提的是肌梭的敏感性。1 g 的拉力可导致肌梭伸长 1/1 000 mm。肌梭是身体最敏感的器官之一。

另有专家研究了"躯体功能障碍"这一内容。

J. S. Denslow[2] 认为受累节段的椎旁肌更易激惹,轻微刺激即可使其产生反应,产生较强的收缩。

Louisa Burns[2] 研究了躯体功能障碍对肌肉和

器官的影响,96 h 后已发现微观组织改变。

Michael Patterson[112] 认为持续的易化导致躯体功能障碍。

Akio Sato[82,112] 证实了躯体—内脏反射通路,躯体功能障碍导致器官功能障碍。

总之,这些研究表明脊髓的躯体功能障碍降低相应节段的阈值,刺激交感神经系统。这导致内脏功能障碍,长时间持续的易化状态导致疾病慢性化。因为肌梭的敏感性,在这一过程中,肌梭起非常重要的作用。

这些研究证实了神经系统在控制和协调中的关键作用。中枢神经系统协调全身的功能,并调节相应的功能障碍。因此,脊髓在诊断和治疗中起非常重要的作用。

3.6 Sir Charles Sherrington

1947 年,神经生理学家 Sir Charles Sherrington 发表了一系列研究成果[162]。他的研究不仅阐释了运动模式的形成,还对一些肌肉疗法的效果做出了神经生理学解释。

■ 抑制拮抗肌或相应的神经支配

激活主动肌的刺激同时抑制拮抗肌,激活协同肌。

■ 等容收缩后放松

肌纤维收缩后,较易放松或拉伸,放松时间可持续长达 15 s。

■ 时间总和、空间总和

多个阈上或阈下刺激的时间总和或空间总和可形成神经冲动或产生效应(累积效应),单个刺激不能产生冲动或效应。

■ 连续诱导

主动肌收缩后,拮抗肌的易激惹性立即提高。

应用肌肉疗法时,必须牢记 Sherrington 提出的生理学上的观点。

交叉伸肌反射在身体姿势和运动模式方面起重要作用。

这是一种防御性反射。例如,右足底对疼痛刺激易激惹,导致髋、膝和足的屈曲。同时,中间神经元可刺激左腿的伸肌(图 3.1)。

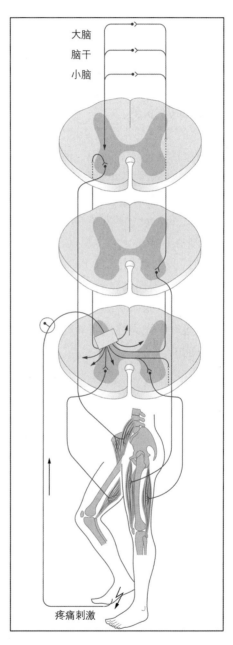

图 3.1　肌肉之间的反射联系。小脑和脑干频繁参与控制必要的平衡反应(引自 Hüter-Becker A, Hrsg. Das Neue Denkmodell in der Physiotherapie. Bd. 1: Bewegungssystem. 2nd ed. Stuttgart: Thieme; 2006:294.)

一些运动模式,如步态,表现出相同的情况。Mitchell Jr. 描述了躯体功能障碍的一些相似的情况[107]。例如,右侧髂骨前方功能障碍的患者特点是右侧肌肉占主导产生右侧髂骨旋前。由于交叉伸肌反射,左侧负责髂骨旋后的肌肉也被激活,这使得身体姿势异常更加明显。

3.7 Harrison H. Fryette

Still 最著名的学生之一,整骨医师 Harrison H. Fryette,因其对脊柱生物力学的研究而闻名[56,121,125]。在 20 世纪 20 年代,"Fryette 定律"成为研究脊髓生理学的最基本的定律。尽管很多手法治疗专家对"Fryette 定律"提出诸多疑问,但在实际应用中其仍有重要作用。他的理论并不涉及影像学技术,因此尤其有价值。

骨骼功能障碍的发生是非常复杂的过程,不仅包括力学因素,还包括其他重要原因。活体组织具有特殊属性(可塑性、水解性、压电性)。身体的任何运动都是三维的,每个维度的运动幅度均有差异,因此很难应用"定律"。Fryette 的模型在临床实际中具有一定的作用,至少在单纯考虑力学观点方面。

对患者查体时,我们可以发现 Fryette 描述的节段性功能障碍和群组损伤。在运动测试中,我们可以触诊脊椎,意识到"Fryette 定律"。这对我们来说是正常现象,但对于先天性或者获得性畸形和创伤患者,是不可能的。

■ Lovett 定律

1907 年,另一位生理学家 Robert A. Lovett 发表了一篇关于脊柱生理学的文章。Lovett 从椎体分离椎弓,分析每一脊柱节段的运动,包括腰段、胸段和颈段,总结出如下规律。

- 腰段:腰段侧弯时,椎体旋转出现一定凹度
- 胸段:胸段侧弯时,胸椎旋转出现一定的凸度
- 颈段:颈段侧弯,椎体旋转出现一定凹度

这些研究在实践中的可重复性差,Fryette 用不同的方法研究了脊柱的力学。关节突关节的关节面接触与否,导致椎体的运动方式各不相同。他发现,C2 水平以下的椎体,如果小关节的关节面接触,那么侧弯或旋转时会有一致的运动,如果小关节的关节面不接触,那么侧弯或旋转时会向相反的方向运动。

运动的起始部位对于判断关节突关节的关节面是否接触具有重要作用,其他因素包括脊柱的曲度和关节突关节面的朝向。

腰椎
- 腰椎生理曲度向前
- 在矢状面上,小关节基本是垂直的
- 这孤立和限制了旋转和侧弯,关节突关节迅速接触
- 腰椎弯曲迅速导致关节突关节的关节面接触,而腰椎伸展时,小关节的关节面会接触得较晚

胸椎
- 胸椎生理曲度向后
- 关节突关节向后外排列,基本位于冠状面上
- 由于小关节的位置和胸椎后突,伸展是使小关节接触的最常见的原因

颈椎
- 颈椎生理曲度向前
- 小关节位于椎体后方外侧,位置受颈椎前凸的影响。低位颈椎(C5 ~ C7)小关节的垂直位置是非常明显的,中间及高位颈椎则相对不明显
- 颈椎的钩突和鞍状平面,仅允许颈椎椎体做某些方向的旋转和侧弯
- 枕寰枢复合体有其独特的生理结构(并非典型的椎体)

■ Fryette 定律

第一定律:中间位置—侧弯—旋转

Fryette 认为中间位置"最容易屈曲",这是指矢状面上屈曲和伸展时小关节的关节面发生接触时的点之间的位置的范围。

当脊柱从中间位置侧弯时,椎体旋转形成新的凸向,这影响了数个椎体(图 3.2)。

第二定律:屈曲(或伸展)—旋转—侧弯

当脊柱屈曲或伸直达到小关节的关节面相接触时,侧弯会使椎体向相同的方向发生旋转(图 3.3)。这主要是由于关节面的方向。这一活

动可以由一组椎体同时完成或者由单个椎体完成。以下是脊柱的日常生理性运动。

- 每走一步，腰椎及胸椎进行"中间位置—侧弯—旋转（NSR）"的运动，而颈椎进行"伸直—旋转—侧弯（ERS）"的运动
- 每次在向前弯腰的情况下侧弯时，至少1个椎体进行"屈曲—旋转—侧弯（FRS）"的运动

■ 步态表明全身的功能运动模式

步态是给人印象最深刻的表明全身状态的活动。步态说明身体运动系统的整体情况[10,19,63,107]。

所有的肌筋膜结构与所有的关节都是动力系统和缓冲系统。

腿和躯干扭曲和旋转的过程是一个生理过程，有一种特殊的模式。步行时，将肌肉收缩产生的化学能量转化成动能，推动身体向前[155]。弹跳是这样一个过程：双腿摇摆、卷曲，而后伸直，使身体重力再一次位于脚踝。步行则是当双足接触地面时过程启动，身体重心前移，腿部肌肉通过骨盆将神经冲动传向脊柱。

和谐和经济的运动依赖于：①所有的关节支持三维的活动；②从脚趾到鼻根的所有关节，都有后凸或侧弯的排列；③所有的肌肉双纽线排列。这表明功能依赖于结构。

注意：在Gracovetsky[155]发表的一篇文章中提出了假设，脊柱的前后屈曲不仅可以调整重力，而且使向前运动更为经济。脊柱前后屈曲类似叶板弹簧，双足落下时，双腿摇摆并脊柱伸展。

New Hampshire步行临床中心主任、体位学家Howard J. Dananberg发表了论文《下背部疼痛作为步态相关性的反复运动损伤》[155]，其中讲述了踇趾的距趾关节伸展缺陷是怎样引起腰痛的。

踇趾的伸展缺陷导致在步行时足不能碾压。机体通过增加足背伸、屈膝及屈髋来补偿这一作用，导致屈髋肌和伸髋肌之间的不平衡，缩短了跨步的长度。髂腰肌和腰方肌轮流增加骨盆旋转来重建平衡。因此脚趾受伤后，相应的肌肉链发生上述变化来代偿这些作用，产生可预测的功能障碍。

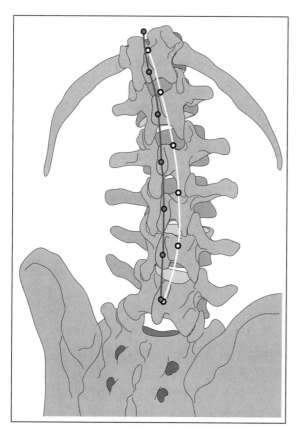

图3.2　腰椎从中立位调整到侧弯（中立位—侧弯—旋转）。调整腰椎曲度

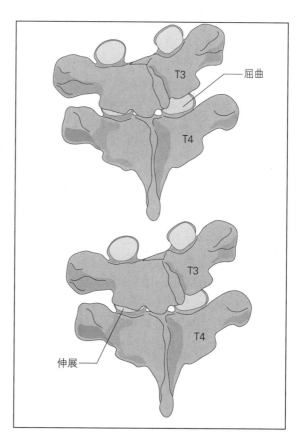

图3.3　屈曲和伸展状态下的关节突关节

■ 步态分析

大多数学者描述了步态循环,步态循环可以分为几个阶段(图 3.4)。在这里,我们集中讲述以下 2 个阶段。

- 移动阶段
- 站立阶段

这 2 个阶段同时发生,一条腿作为站立腿,另一条腿作为移动腿,重心位于站立腿上,另一条腿则可以向前迈进(图 3.5a ~ c)。

在移动腿迈进时,骨盆旋向站立腿。这使得胸腰结合处向移动腿做反向的旋转。双臂的运动与双腿的运动是相反的,可以证明这一现象。

在移动阶段,髋部屈曲,足后伸。足跟触地之前,膝关节屈曲,当足跟触及地面时,膝关节伸直。

在站立阶段(图 3.5d ~ f),髋部是拉伸的。膝关节首先轻度弯曲,然后完全伸展。站立阶段从足跟接触地面开始,然后足由后跟到蹬趾发生碾压动作(图 3.5g ~ i)。

在这一过程中,踝关节起特殊作用。踝关节功能障碍将改变整个步态循环。骨盆带和肩带的相反运动使得头部轻微移动,保持视线向前。

在步行过程中,脊柱进行蛇形或侧弯的运动。腰椎凸向迈步侧,胸椎凸向站立侧。

骨盆整体旋向站立侧,向移动侧轻度倾斜。在步态循环中,骨盆本身在骶骨和髂骨之间发生变化。在这种变化中,耻骨联合作为半侧旋转的枢纽,其本身的旋转与髂骨的旋转相一致。

以右腿的移动阶段为例(见图 3.4),左足跟接触地面及右蹬趾离开地面时循环开始,左髂骨移向后侧,而右髂骨移向前侧,髂骨之间的骶骨位于中立位,一旦右足离开地面,重心移至左腿,左侧骶髂关节因韧带或肌肉的固定作用而起到协助稳定身体的作用。

将重心移至左腿,腰椎弯向左侧,将压力转移至左侧骶髂关节。同时,髋关节向右倾斜(Di Giovanna 和 Schiowitz[49]认为大约 5°),右侧骶髂关节的下极承受右下肢重力和肌肉张力。形成左侧对角轴,腰椎位于中立位置,向左侧弯及向右旋转(Fryette 的理论 NSR)。下方的骶骨围绕左侧对角轴向左旋转(Mitchell[107]),髂骨与脊柱一同旋转,

保证韧带内的持续张力。

在右腿的移动阶段和左腿的推动阶段,髂骨旋向相反的方向。右侧髂骨旋后,左侧髂骨旋前。这些动作起源于肌肉收缩,靠运动的动量完成(用力经济的定律)。

注意:骶骨随髂骨运动,进行同向的旋转和侧弯,但是运动较髂骨慢,因此骶骨作为滚珠轴承维持脊柱和双侧髂骨之间的力线。

■ 步行中的肌肉活动

详细描述肌肉活动是超出本书的阐述内容的。第一,对单一肌肉活动的研究结果各异;第二,我们认为肌肉链比单一肌肉更为重要。另外,由于某些关节需要固定在某一平面上,而运动都是三维的,因此分析是困难的。在本书的第二部分,我们在讲述扳机点时讲述某些单一肌肉的作用。

关于肌肉活动最典型的例子是:在站立阶段起始时,在矢状面上,腘绳肌和股四头肌稳定膝关节,鹅足的肌肉阻止膝关节外翻,扩筋膜张肌阻止髋关节内收,因此髂胫束是紧张的。

移动阶段

在移动阶段的起始,蹬趾离开地面时,髂腰肌和股直肌负责屈髋,大腿后侧群负责屈膝,胫骨前肌和趾伸肌群抬起足。移动阶段的结尾,股四头肌负责伸膝。在足跟落地前一段时间及落地的同时,膝关节的稳定肌被激活。因此,移动阶段内包括屈腿肌肉的激活。

站立阶段

足跟落地时站立阶段开始,髋关节屈曲,膝关节伸直,足和脚趾后伸。

负责站立的腿主要有 2 个作用。

- 维持腿和骨盆的稳定(外展肌)
- 推进身体上半部向前(伸肌)

臀肌、阔筋膜张肌和髂胫束维持骨盆的稳定,鹅趾肌和臀大肌—股外侧肌—髌外侧韧带形成的肌肉链负责膝关节的外翻,足内翻受腓骨肌限制。这一肌肉链通过对侧臀肌和背阔肌延展向头部。

身体上部由髋关节、膝关节及足的伸展向前推动。参与这一过程的主要肌肉有臀大肌、股四头肌、小腿三头肌、胫骨后肌、腓骨肌和趾屈肌。

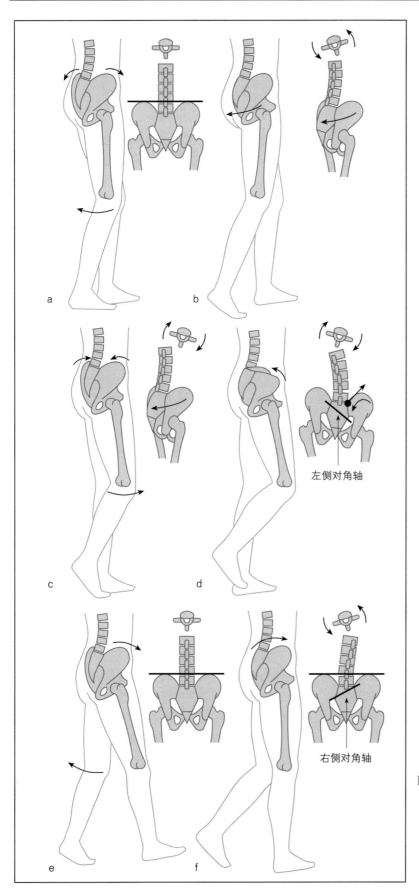

左侧对角轴

右侧对角轴

图3.4 步态循环各阶段的生物力学和骨
盆运动(引自 Brokmeier AA. Kurs-
buch Manuelle Therapie. Biomechan-
ik, Neurologie, Funktionen. 3rd ed.
Stuttgart: Hippokrates;2001:86.)

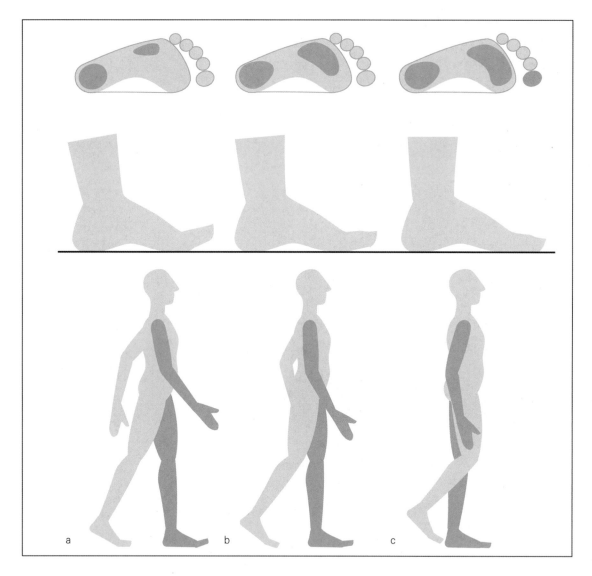

图3.5　步态循环各阶段的重力分布(引自 Brokmeier AA. Kursbuch Manuelle Therapie. Biomechanik, Neurologie, Funktionen. 3rd ed. Stuttgart: Hippokrates; 2001:114 – 116.)

另外,参与某个阶段的肌肉在该阶段启动前会发生伸展,处于最佳位置。骨盆和肩带运动方向相反,上肢和下肢的运动方向相反,可以很好地说明这一现象。

在右侧髂腰肌将右髋向前拉时,左侧背阔肌将左上肢向后拉,以稳定脊柱,这是腰大肌稳定的基础。

Ceccaldi 和 Favre[36] 出版了 *Les Pivots Ostéopathiques* 一书,书中将步态描述成肌肉链之间的协调运动。整个运动系统每一步都重复进行相同的运动模式。J. M. Littlejohn 认为骨盆和脊柱围绕中轴进行特殊的运动。而 Ceccaldi 和 Favre 将 Littlejohn 的模型扩展到四肢,并描述了其他中轴关节(胸肋锁骨关节、膝关节及踝关节)的支点。

如前所述,在移动阶段骨盆侧弯时,脊柱出现侧凸。在这一过程中,腰椎旋转向移动腿一侧,胸椎旋向站立腿一侧,L3 与 T6 分别为相应的最高点。在移动腿交替时,颈椎在旋转向另一侧的同时向移动腿平移(Fryette 第二定律)。

落髋试验可以证明这一现象,这一试验模仿步态循环。我们将四肢放进肌肉链的某一段来描述这一过程。

回顾 W. G. Sutherland 的颅骨—骶骨模型,我们可以推断出每一步中蝶骨枕底软骨联合的运动和整个颅骨运动。

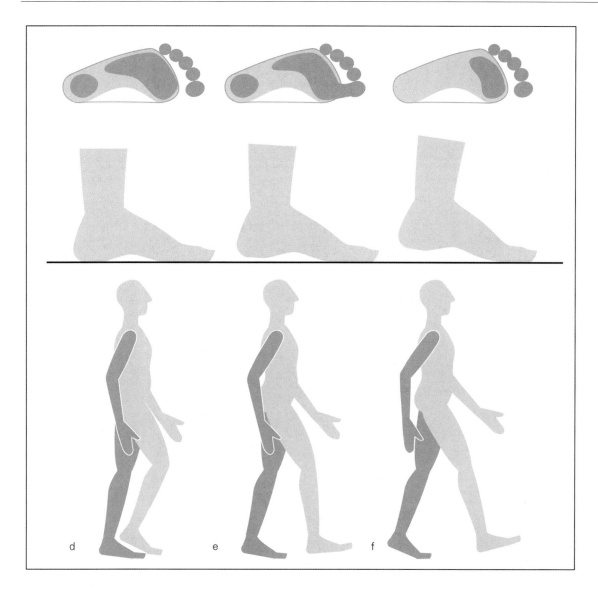

图3.5(续)

■ 结论

与弹跳相同,步态是整个运动系统的生理功能。从脚趾到头部,身体前凸和后凸交错排列,加上韧带、肌腱和筋膜的弹性,使得在站立阶段到移动阶段的过程中,能量的释放成为可能。这个过程符合经济定律。

步态循环证实了2种运动模式,屈曲和伸展有节律地交替。

在一侧伸肌链激活时,另一侧屈肌链激活(Sherrington第二定律)。这使得脊柱扭曲(骨盆和肩带向相反方向旋转)。从颅—骶角度观察,导致蝶骨枕底软骨联合的扭曲。

功能正常是进行协调运动的前提。运动性低或运动性高影响运动模式,导致身体姿势和运动功能障碍。例如第一跖骨跖屈功能障碍或距骨向前运动障碍影响足碾压,长期病变将导致下肢弯曲姿势。最终导致腰大肌缩短,影响整个脊柱。

患者表现的运动模式是患者出现功能障碍后的全身调整。

调整的原则为节省能量、无痛以及全身性调整。

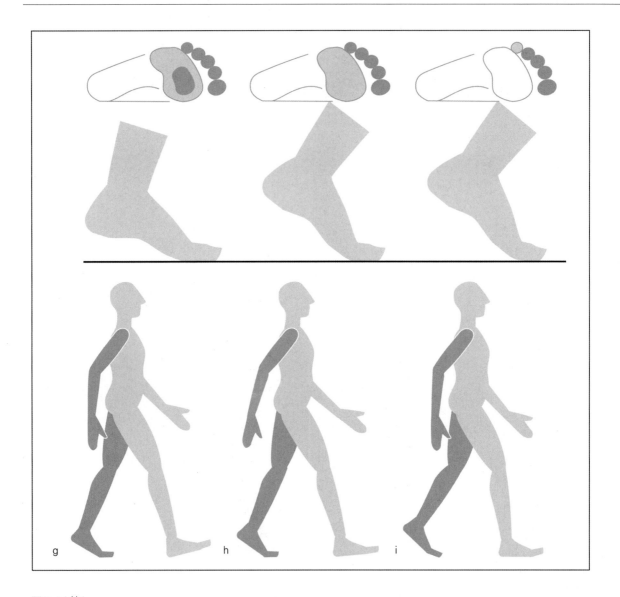

图 3.5（续）

注意：

- Vleeming 等[155]认为慢走时如逛商店时过早疲劳，不符合跳跃原则。这意味着肌肉负担更重，尤其那些姿势障碍和不平衡而过度负担的肌肉
- H. J. Dananberg[155]在他的论文里这样描述步行，步行是日常活动，假设每个人平均每天走80 min，换算一下大约为 2 500 步，因此每年走约 100 万步
- 某些工作或运动可以使运动量增加 1 倍甚至 2倍，即使极小的不平衡也会导致疼痛症状
- 在其他的一些文献中[155]，Gracovetsky 假设了颈椎的特殊生物力学（Fryette 第二定律）：纠正肩带的旋转以保持视线平视

（杨聪娴　译）

4 颅骶模型

4.1 Willian G. Sutherland

没有必要向整骨医生详细介绍 Willian G. Sutherland,所有应用颅骶整骨理论的治疗师几乎都知道他。因而,在此我们将不再赘述 Sutherland 的生平业绩,仅介绍其与本书有关的观点[54,89,101,102,136,142~144]。

Willian G. Sutherland 可能是整骨学大师 Still 众多学生之中专业水准与其最接近的一位。他认识到解剖和生物力学在功能障碍形成和治疗中的重要性,他还意识到存在其他影响健康的因素。Willian G. Sutherland 认为"生命之气息"通过液体和间质液流向全身,这是 Willian G. Sutherland 治疗方法中的重要观点。

Willian G. Sutherland 在他的骨科工作中取得了显著的成绩。起初,他在治疗时主要运用力学观点,这可以从他早年据力学错位来治疗头颅病灶这一点来证实。他发明了许多头盔和防护帽来特异性治疗患者的头部,他还将颅底的骨比作椎体骨,将颅顶比作横突和棘突。

就像我们可以通过棘突和横突的位置来推测椎体的位置一样,我们也可以通过颅顶的位置推测蝶骨和枕骨的位置。

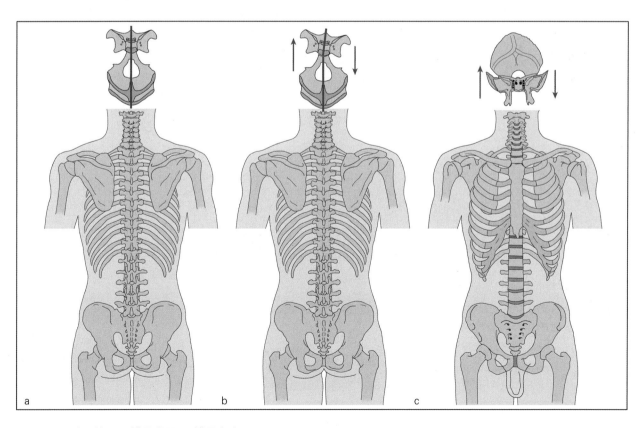

图 4.1　a. 颅"椎";b. 蝶骨右屈;c. 蝶骨右旋

从组织胚胎学来讲,可以将颅骨视为由脊柱向前延伸的3块修饰过的椎体,即枕骨、蝶骨和前蝶骨(筛骨)(图4.1a)。枕骨和蝶骨形成与胸椎相对应的向前凹的弯曲,可与胸椎向后凸的弯曲相比较。

Sutherland 将脊柱的运动术语应用到了颅骨(屈曲、伸展、扭转和侧屈旋转),即侧屈旋转与伸展—旋转—侧屈(ERS)或屈曲—旋转—侧屈(FRS)相对应。

颅脑的胚胎发育导致蝶骨基底软骨联合(SBS)有不同的旋转和侧屈运动平面。人在系统发育的过程中,在站立位时头弯向前以直视前方。

当蝶骨和枕骨在额状面旋转时,其在垂直轴上有一个弯向横断面的侧屈旋转,屈伸发生在矢状面(图4.1b,c)。

Sutherland 依据多年的实践经验和实验结果不断改变治疗方法,治疗也越来越轻柔。例如,他认识到可以间接地通过纠正受累骨关节的位置从而使它们尽可能放松,以便调整机体位置达到治疗功能失调的目的。

在后期,Sutherland 使用液体(或是潮汐)来治疗,即通过引导液体流动,应用呼吸以及肢体的运动来辅助治疗。

4.2　颅骶系统的生物力学

颅骶机制的理论基础基于以下5点。
- 神经系统的活力
- 脑脊液(CSF)的波动
- 交互张力膜:大脑和小脑镰,小脑幕和硬脊膜(图4.2)
- 颅骨的活动性
- 两髂骨间骶骨的随意运动

在此,我们无须详述颅骶治疗的5种成分,读者可以去查找相关文献[37,54,57,67,89~91,101,102,117,142~144,148,150]。尽管如此,为了全面理解,我们还是需要详细描述其中的几个方面。

神经系统的活动和液体的波动至少部分参与颅骶系统的运动,也就是说它们也被视为一种运动。但是,相互连接的骨和膜在运动模式协调中占最重要的地位。

硬脑膜通过外层附着于颅骨的内侧面,且在骨缝处与骨膜相连。与外层部分中断的脏层构成大脑的膜。这种排列迫使颅内冲动时颅骨随之发生特定的运动。

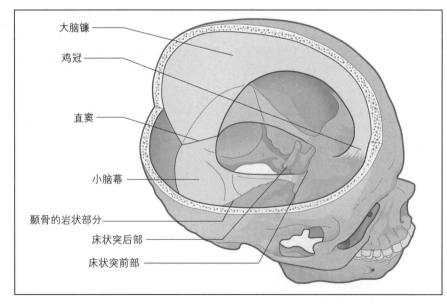

图4.2　颅内膜:镰和小脑幕(引自 Liem T. Kraniosakrale Osteopathie. Ein praktisches Lehrbuch. 5th ed. Stuttgart:Hippokrates;2010:233.)

大脑镰和小脑镰在矢状面形成垂直的镰刀状，从筛骨的鸡冠沿着额缝、矢状缝、枕内隆突到达枕骨大孔。它们分隔左右大脑半球和小脑半球（图4.2），大脑镰和小脑镰也与筛骨、额骨、双侧顶骨以及枕骨相连。

小脑幕从鞍突到岩骨上缘、翼点内侧面、枕骨并到达枕内隆突，小脑幕分隔大脑与小脑。大、小脑镰的游离缘与胼胝体相接触，而小脑幕的游离缘与间脑相接触。小脑幕连接蝶骨、颞骨、顶骨和枕骨。

颅内膜形成的静脉窦和静脉管道具有重要意义。这些膜的张力可以影响头部的静脉回流。大、小脑镰与小脑幕在直窦处汇合，也称之为"Sutherland支点"。

值得注意的是，枕外隆突与枕内隆突相对应，是项韧带在枕骨的附着点。

同样，由小脑幕在枕骨内侧构成的横窦与斜方肌的附着点上项线相对应。

因此，项韧带就是大、小脑镰在颅外的延续（图4.3），而斜方肌筋膜是小脑幕在颅外的延续（图4.4）。

小脑镰坚固地附着于枕骨大孔且在此处移行为硬脊膜。与镰和幕相似，硬脊膜由脏层构成，而外层移行为骨膜（或者说是构成骨膜），其在椎管内松散地悬挂着，仅在特定位置与椎体紧密连接。其在颅部与枕骨大孔和第二颈椎相连，其次是在S1/S2水平与骶骨紧密相连。

硬脊膜包被着脊髓和到椎间孔的外周神经，在椎间孔处移行为神经外层的被膜，在椎间孔处也与骨骼相连。其也通过松散的齿状韧带与椎体相连。

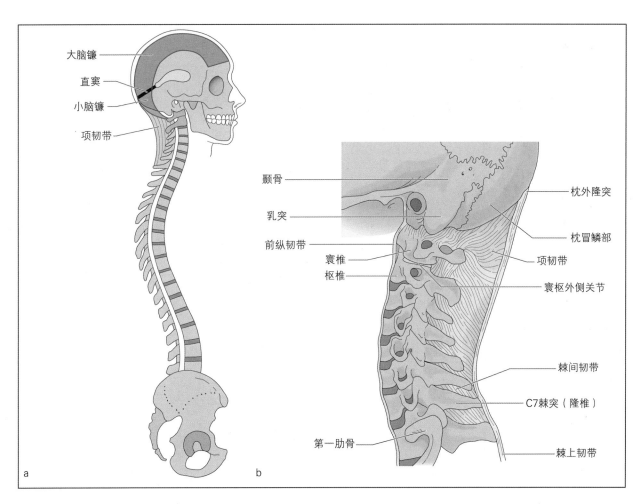

图4.3 项韧带作为大、小脑镰的延续

硬膜是包绕中枢神经系统的三层膜中的最外一层。软膜紧贴神经组织,蛛网膜在硬膜与软膜之间,形成蛛网膜下腔,其内充填的液体相当于脑和脊髓的水床。

蛛网膜下腔与产生液体的脑室相通(脉络丛),95%的液体在静脉窦处由蛛网膜颗粒重新吸收,剩下的5%由淋巴系统重吸收。

硬膜系统是一个很有韧性的膜,在特定部位与骨骼附着,形成一个由脑脊液和神经充填的软管样结构。这就意味着某一部位的压力或张力变化可以播散到整个系统。我可以将此与一个某处受压的充满气的气球相类比,其压力可在气球的任一地方感受到,整个硬膜系统有5个附着点,即"Sutherland支点"(图4.5)。

- 前端:鸡冠和鞍突
- 两侧:两侧颞骨
- 后方:枕骨
- 下方:骶骨

其临床意义在于,牵拉上述任何一点都可以通过Sutherland支点系统影响到其他的点。换言之,骶部的错位与颞骨和蝶骨的错位一样可以影响枕寰枢(OAA)复合体。因为敏感的肌梭有指数级放大效果,其对脊柱的畸形影响可能更大。

由于颅缝本身不能运动,就像我们所了解的脊柱末端一样,我们确实应该考虑到其顺应性。与颅骶冲动相关的运动不引起颅内容量的改变,但可以导致包括脊柱和盆腔在内的整个液压系统的变形。由于这些运动协调进行,某一部位的运动受限可能在其他部分表现。

如果功能紊乱非常明显,整个系统为了适应功能的要求,将引起结构调整,而最终导致结构和姿势的改变,这就是术语"交互张力膜"的意义。

注意:关于是什么引发了颅骶运动存在不同的观点,通常假定引起硬膜系统张力的液体波动可以影响到骨骼,颅缝的独特解剖以及硬膜的附着与特殊的运动模式有关。

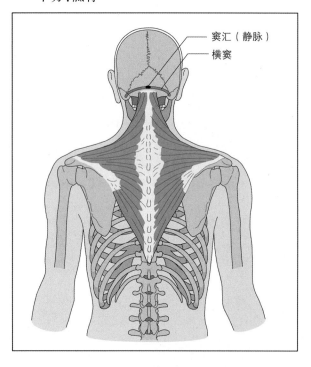

图4.4　斜方肌筋膜作为小脑幕的延续

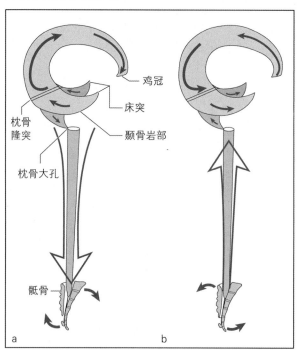

图4.5　"交互张力膜"的附着

4.3 颅骶机制的运动和功能障碍

为了更详尽地描述,我们再次向读者推荐相关文献。我们在此仅描述方便下文理解的内容。

■ 屈曲和伸展

Sutherland 之所以将颅脑的这 2 种运动定义为屈曲和伸展,是因为他认为蝶骨基底软骨联合是运动的中心。为了与系统命名法相一致,蝶骨基底软骨联合的屈曲导致枕基底部与蝶骨的角度减少,伸展引起枕基底部与蝶骨的角度增加。

屈曲

在屈曲时枕骨旋后,蝶骨旋前,蝶骨基底软骨联合上升,总体上讲 2 块骨都向前运动,这对寰椎与枕骨的相互关系非常重要。颅部屈曲时,枕骨在寰椎上方向前滑(图 4.6a),导致枕骨力学上的伸展。位于蝶骨前方的筛骨与枕骨同向旋转。成对的以及外周的骨骼在屈曲时发生外旋。

枕骨的前移以及基底部的上移使枕骨大孔前移,这导致颅部牵拉硬脊膜。随之,骶骨向上拉,导致骶骨的伸展和脊柱的牵拉。

伸展

颅骶机制的伸展(图 4.6b)引起一个反方向的运动,蝶骨基底软骨联合下降、枕部旋前、蝶骨旋后。基底部和枕骨大孔后移。从力学角度讲,这导致枕骨屈曲。

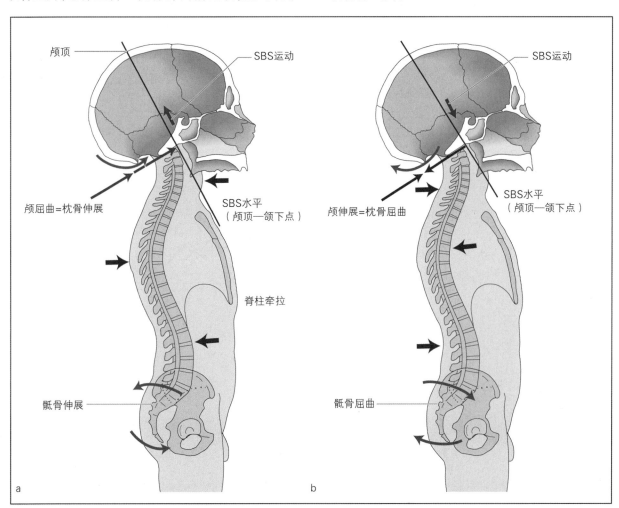

图 4.6 a. 颅骨屈曲的生物力学:枕骨在寰椎上的运动;b. 颅骨伸展的生物力学:枕骨在寰椎上的运动

硬膜管下降,骶骨前移下垂,筛骨与枕骨一样旋前,外周骨内旋。

除了由机体内在的力量以及基本呼吸机制(PRM)诱发的屈曲和伸展的生理运动外,Sutherland还描述了下面要提到的其他几种运动(旋转、侧弯旋转、内脏牵拉和侧方牵拉)。

■ 旋转

旋转与屈曲和伸展一样,也是一种生理运动。此时,枕骨和蝶骨沿前后轴向相反的方向转动(图4.7)。命名参照蝶骨运动的方向(这如同参照颅椎旋转的方向命名脊柱运动一样)。

以右旋为例说明(图4.8b,c),在这个运动中,蝶骨旋右,右侧大翼向上运动。因为蝶骨基底软骨联合的关节面不在垂直方向,而是在斜面上,其或多或少在颅顶与颌下点方向受牵拉,组成关节的2个成分在斜面上有运动。结果,在右旋时枕基底部向右前下移动,同时,蝶骨体向左上后移动。

这对寰枕(OA)关节有一定的影响。在右侧,枕骨向前移动;在左侧,枕骨向后移动。从而枕骨在寰椎上方形成一个向左的旋转和向右的侧屈。

由于外周骨随中轴骨而运动,我们发现向右旋转的一些情况。

- 基底部向前,右侧低:右颞部外旋(= 右后象限外旋)
- 基底部向后,左侧高:左颞部内旋(= 左后象限内旋)
- 蝶骨和右大翼抬高:右前象限外旋
- 蝶骨和左大翼降低:左前象限内旋

对骨盆的影响

在颅骨右旋时,枕骨基底部右屈,从颅骶观点上讲,即基底部的左后和前部伸展。正因为此,硬膜被拉向右侧,左侧相对放松。这导致骶骨左侧降低,右侧升高。依据 Mitchell 的模型,这种位置与沿右轴的右旋有关(图4.8a)。

注意:在 Sutherland 时期,骶部功能障碍在 Mitchell 模型之后才正式命名[107,156],之前用过以下术语。

- 骶部屈曲:基底前下外侧角(ILA)向后移动
- 骶部伸展:基底后下外侧角(ILA)向前移动
- 旋转:基底和基底后下外侧角(ILA)在同侧向前或向后移动
- 侧屈旋转:一侧基底向前和下外侧角向右移动,对侧运动与之相反。这导致同侧骶部前后移动

骶部后方基底提供旋转,下外侧角(ILA)下部负责侧屈。

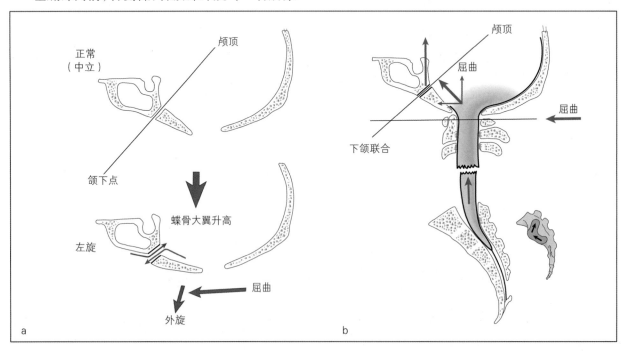

图4.7 a.颅伸展;b.颅屈曲

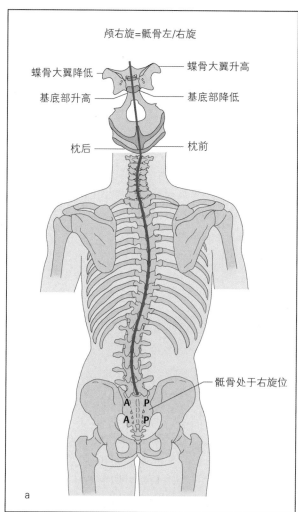

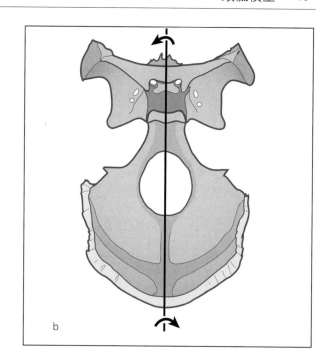

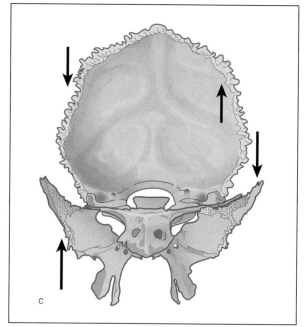

图4.8　a,b. 右旋以及对脊柱和骶骨的影响（引自 Liem T. Kraniosakrale Osteopathie. Ein praktisches Lehrbuch. 5th ed. Stuttgart：Hippokrates；2010：576.）；c. 右旋（引自 Liem T. Kraniosakrale Osteopathie. Ein praktisches Lehrbuch. 5th ed. Stuttgart：Hippokrates；2010：578.）

■ 侧屈—旋转

依照 Sutherland 的理论,侧屈旋转同样是蝶骨基底软骨联合的一种生理运动,在这种运动中,蝶骨弯向枕骨,并且二骨旋向同侧（图4.9）。这种运动根据低侧大翼命名,如侧屈左旋。

因为侧屈,蝶骨和枕部在右侧更加靠近,左侧旋转引起蝶骨和基底部向左侧倾斜。颅顶形成特征性的形状。当右侧颅围短而直时,左侧颅围会变得长而圆。

由于蝶骨基底软骨联合的侧屈,"关节开向左侧",这影响枕骨在寰椎上的位置。在左侧,枕骨滑向后方;在右侧,枕骨由于侧屈而被拉向前。

枕骨在寰椎的上方左旋并右侧屈（保留水平面）。

蝶骨基底软骨联合在左侧的降低由枕骨的右侧屈代偿,外周颅骨有如下适应。

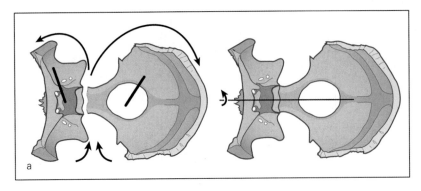

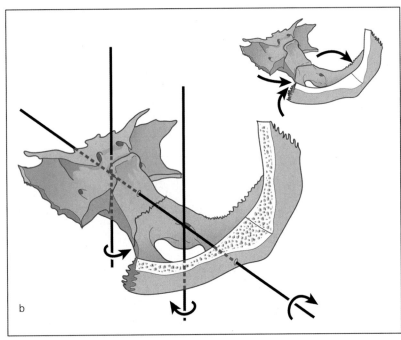

图4.9　侧屈右旋(引自 Liem T. Kraniosakrale Osteopathie. Ein praktisches Lehrbuch. 5th ed. Stuttgart:Hippokrates;2010:579.)

- 左侧基底部下降:左颞部外旋 = 左后象限外旋
- 右侧基底部升高:右颞部内旋 = 右后象限内旋
- 左大翼降低:左前象限内旋
- 右大翼升高:右前象限外旋

正如颅骨为了协调而必须调整一样,脊柱和机体其他部分也是如此。枕骨在寰椎上方的左旋和右侧屈曲影响枕寰枢复合体、硬脊膜以及腰骶连接。

用颅骶观点看,枕骨左后移动,导致枕骨处于伸展位置。

对骨盆的影响

硬膜腔的左侧是松弛的,结果导致骶部向左前下移动。在右侧,枕骨向前,从颅骶的观点上看呈屈曲位。硬膜管被牵拉,骶骨的基底部使颅骨保持向后。骶骨向右旋转,这导致枕骨的右旋和蝶骨的

侧屈和左旋(图4.10)。

注意:为了保证功能,平衡器官(与精神层面相比)和眼睛必须水平。且为避免眼肌过度牵拉,双眼必须在同一额状面上,达到此目的的理想校正区域为枕寰枢复合体关节。

■ 垂直牵拉和侧方牵拉

除了上文描述的蝶骨基底软骨联合的4个生理运动外,还有几个非生理运动。

在垂直牵拉时,蝶骨基底软骨联合移向尾端骶骨方向。与枕骨基底部相对应,蝶骨体向上或下移动。面部颅骨、脊柱以及骨盆都随之受累(屈曲—外旋或伸展—内旋位)。

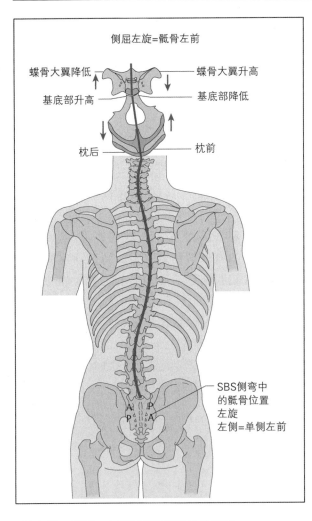

图 4.10   侧屈—左旋对脊柱和骨盆的影响

在侧方牵引时,枕骨和蝶骨在水平面移动,这并不引起脊柱明显改变。这种牵拉最常与其他颅功能障碍合并,如屈曲、伸展、旋转和侧屈旋转等。最常受自然的或该区域持续的张力所致的蝶骨或枕骨等外伤的影响。

- 臀部着地坠落、头后受击打以及硬脊膜的张力都牵拉枕骨
- 另一方面,面部创伤或持续的腹侧筋膜牵拉累及蝶骨且导致蝶骨牵拉

■ 蝶骨基底软骨联合部压迫性功能障碍

在引发姿势不良方面,蝶骨基底软骨联合受压对脊柱和其他颅骨没有明显影响。它仅对基本呼吸机制的力学产生负面影响。因而,一旦出现应在治疗上给予首要关注,这包括明显限制枕骨和蝶骨运动的创伤灶。

这可由臀部着地坠落,枕骨、眉间、鼻根受击打

所致。

压迫常由胎儿在分娩过程中头部在产道滞留、受子宫收缩的压力引起。

■ 骨内功能障碍

颅骨的骨内病灶

由于骨骼由骨化点向外周生长,颅骨的骨内病灶最可能源于骨缝的压迫。颅骨骨膜的张力也可能是原因之一。

骨缝压迫主要源于宫内和围生期因素。显然从整骨学的观点来看,这些病灶仅在生长发育期显现。

颅底的骨内病灶

与四肢骨骼一样,骨缝生长期、创伤、压迫以及持续张力也能导致颅骨畸形。当蝶骨、颞骨、枕骨以及骶骨受累时特别明显。

在人出生时所有的骨骼都是由几个部分构成,直到8~12岁才完全融合,这些骨骼的畸形可以导致蝶骨基底软骨联合和颅颈连接处的错位,进而影响运动系统。

这些骨骼的骨内病灶可以引起身体特定区域的特异性损害。

- 蝶前和蝶后之间的骨内病灶影响面部颅骨(尤其是眼睛)
- 颞骨病灶可以损害听觉系统、前庭系统和颞下颌关节
- 骶骨内的病灶可以损害脊柱和下肢的姿势和运动功能
- 除了姿势外对其他功能影响最深的病灶最可能发生在寰枕区域
- 依据 Sutherland 的理论,基底部和髁部区域的畸形可产生几个问题[101,102]
  - 孔周压迫或膜的张力可以导致第Ⅵ~Ⅶ颅神经疾患,我们不应忘记硬膜伴随颅神经到出孔处且在该处与骨牢固结合
  - 影响循环:95%的静脉血由颈静脉孔出颅,髁及基底部的移位可以改变这些开口
  - 另一方面,颅底的错位可以导致蝶骨基底软骨联合病灶进而导致膜的牵张。这会使静脉窦受累,进而影响脑部血液循环
  - 枕骨大孔孔腔的改变可以增加对脑干的压力,从而产生深远的影响

延髓和脑桥位于枕基底部和蝶骨基底软骨联合的上方,锥体束损伤是脑瘫痉挛状态的常见原因。

基底部部位的异常也可能与此有关。

注意:神经功能障碍未必有神经损害,单纯血管功能障碍就足以引起症状。压迫和膜的张力可以激惹营养神经的血管。

正如前文所述,硬膜一个部位的张力可以传递到整个硬膜系统。因为硬膜与枕骨大孔和S2牢固结合,这些部位的畸形可以累及整个姿势系统。正因为此,我们将要仔细研究枕部骨内病灶。

枕部骨内病灶

需要再次强调颅底起源于软骨,而弓(颅顶)部起源于骨膜,因而颅顶比颅底的顺应性更好。

在新生儿和儿童早期,膜部比骨部更韧。由膜部将几部分骨连接在一起。

顶部创伤或张力增加以及婴儿期的意外伤可以影响骨的生长缝,这可以在生长发育高峰期立即表现出来或以后逐渐显现出来(侧凸、后凸、反颌等)。

在人出生时,枕部由四部分组成,这四部分由硬膜和颅骨骨膜连接在一起(图4.11)。

- 枕骨的鳞部
- 2个侧块或髁部
- 基底部

这四部分构成枕骨大孔的框架结构。

2个枕骨髁在出生时尚未完全发育好,构成2/3的髁部和1/3的基底部,寰椎同样是由几部分构成的。

相对枕骨来讲,关节面形成的更早。另外,寰椎弓由坚韧的寰椎横韧带固定。结果导致枕骨髁和枕骨大孔较寰椎更容易发生畸形,枕骨髁与寰椎的关节面呈内前位也具有重要意义。

双侧关节的纵轴在蝶骨基底软骨联合下方前缘处交汇成一点,形成一个约30°的角。由于枕骨髁有可能出轨(即脱离关节面),用力屈曲或伸展运动可能导致生长缝受压。

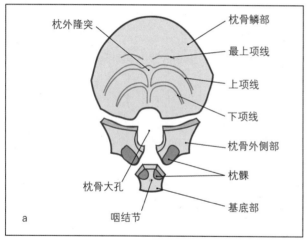

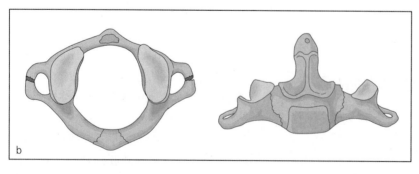

图4.11　a.枕骨(引自 Liem T. Kraniosakrale Osteopathie. Ein praktisches Lehrbuch. 5th ed. Stuttgart: Hippokrates; 2010:92.);b.新生儿寰枢椎

分娩过程中导致的颅底畸形最常见。

在自然分娩时,新生儿的头颅在经过产道时依据特定的模式变形。另外,颈椎发生旋转和屈伸运动。任何原因引起的产道过窄,母体的子宫收缩可加重对颈枕联合的压力,可以累及该薄弱部位。依据当时头部的具体情况,压力集中在一特定点上,导致该处特征性的病灶。

在矢状面的压迫(枕上对称性的压力)可对枕骨髁产生很强的前向压力,这可以改变枕骨髁的位置。

枕骨大孔和颈静脉孔腔可能变小,这可以导致枕骨和颞骨间的骨缝受压。压力也可以导致基底部移位,因而引起垂直牵拉(基底部向尾端移位)。

治疗者可以根据枕上的形状以及枕骨粗隆和其他部位的位置来推断枕基底部的位置关系。在斜压枕骨时,如果婴儿的头在寰椎上方处于旋转位置时,可以把一个枕骨髁推向前,这个枕骨髁会移向前内而对侧枕骨髁移向外侧。结果我们可以看到蝶骨基底软骨联合旋转,侧屈旋转或侧方牵拉(基底部移向外侧)。

枕骨大孔和颈静脉孔可以改变。枕骨和颞骨间的缝隙可以受压。治疗者可以根据枕骨和寰椎侧块的位置关系或者通过对比上项线在左侧还是右侧来发现该畸形。在这 2 种情况下,脊柱的姿势和肌张力都受累。

- 枕骨髁的位置对骶部硬膜囊张力的影响与对鸡冠部硬膜的张力的影响相同
- 过伸或过屈位可发现对称性错位
- 枕骨髁的位置不对称可以导致硬膜囊旋转,继而导致盆部旋转
- 枕下肌肉对肌张力特别重要
- 肌梭的高度敏感性加之富含肌梭的颈短肌群位于枕下区域,使该区域在调节全身的肌张力和特定姿势方面具有重要意义

注意:

- 姿势调整师可通过实验来测定两只脚的体重分布,C2 的手法治疗、脑镰的放松以及颞下颌关节的治疗可以明显改变体重的分布[153,154]。所有的整骨医生都应该熟知这 3 种结构和颈短肌群的连接

- 颈短肌群的显微镜检发现其肌梭含量约为臀部肌肉的 6 倍(每立方厘米肌肉中的含量)
- Viola frymann 通过大量的颅骨证实颅底的畸形很常见,枕骨髁的畸形和错位以及枕骨大孔、颈静脉孔和舌下神经管的改变常共同发生[57]。多数情况下,多伴有颅穹隆不对称
- 颅脑侧凸明显时也可以发现顶骨侧凸,其程度取决于器官的适应能力
- Korr[79] 和 Patterson[112] 的研究结果证实,长期的肌筋膜紧张和不平衡可以导致结构改变
- 在矢状面上,斜坡和蝶骨基底软骨联合平面与纵轴和骶骨岬的倾斜度相同

■ 骶部功能障碍

在颅骶机制中,硬脊膜即"关键链"导致了骶部功能障碍。

- 骶骨下垂→颅部伸展
- 骶骨后仰→颅部屈曲
- 骶部扭转→蝶骨基底软骨联合扭转
- 同侧骶部屈曲→侧屈旋转

创伤、持续姿势不良、腰椎功能不全或内脏失调均可导致骶部功能障碍。此处,我们不应忘记婴儿常常臀部着地坠落。

如果进一步深化不对称膜张力和肌不平衡理论,可以容易解释脊柱侧弯和其他不对称情况。即如果不治疗膜张力和肌不平衡,可以导致脊柱侧弯和其他不对称情况。

有些学者,包括 Harold Magoun 认为硬膜张力不对称可以影响生长发育。儿童和少年时双下肢不等长在成年后并不能完全消失(Travell 和 Simons[145])。我们应该清醒地认识到,神经不仅传导冲动,也向其支持结构运送重要的营养物质,因而在生长发育高峰期筋膜和膜张力很容易影响组织的营养,进而产生不对称。

> 从上文我们还可以得出以下结论:应该为新生儿查体,如果有必要应行整骨治疗以确保最协调的生长发育。

4.4 颅骶功能不全和姿势不良对外周的影响

颅骶功能不全不仅影响中轴骨骼也影响四肢,甚至可以累及内脏。

Sutherland 是一个杰出的整骨医师。他继承和发扬了 Still 的理念。基于他敏锐的洞察力和临床经验以及对实验的执着,他不仅解码了颅骶机制,而且意识到颅骶机制对全身的影响。因而他认为所有的器官都可以与颅骶机制类比。

在胸腔吸气时,头部膨胀,相当于头屈曲期,而呼气则相当于头伸展期。Sutherland 同样认识到吸气和头屈曲时全身随之外旋,而在相反的动作时全身内旋。据此他得出了 2 种运动模式的结论。

- 屈曲模式下伴随着外旋和外展
- 伸展模式下伴随着内旋和内收

通过一个简单的试验可以很容易理解这些观点,比较四肢全部最大内旋和全部最大外旋时的吸气发现,后一种状态下吸气更深。

为了描述肌肉链(见第 8 章)我们采用了 Sutherland 模型,我们证实每半侧躯体有 2 种肌筋膜链。

- 屈曲链
- 伸展链

当伸展链双侧优势时,脊柱牵拉的同时头和四肢屈曲、外旋(四肢外展)。

当屈曲链优势时,脊柱的曲度会增加,四肢和颅骨伸展、内旋(四肢内收)。

在不对称支配时,一半的躯体为屈曲模式而另一半躯体为伸展模式。

我们将在第 8 章详尽描述一个链占优势支配时骨和关节如何运动,届时我们可以理解这种支配模式可能导致的功能障碍。

与四肢一样,器官以及颅底的优势肌肉链也可以触发。然而,在每一种情况中,都有特定的蝶骨基底软骨联合位置,以及由此位置引发的枕寰枢复合体的位置和特定的腰骶连接的位置。

(王敬萱 赵序利 译)

5 John Martin Littlejohn 的生物力学模型——脊柱力学

5.1 历史

1892 年,由于健康原因,John Martin Littlejohn 从英国移民到美国。他罹患了一种据推测不可治愈的颈部疾患。在他到达美国后,他听说了 Still 医生令人难以置信的医术,于是决定去密苏里州的柯克斯维尔市求治。

Still 医生不仅为他解除了疾病的痛苦,并且成功唤起了 Littlejohn 对整骨医学的兴趣,因而他留在了柯克斯维尔市,并且参加了培训。他师从 Still 医生多年,1892 年在柯克斯维尔市成立了骨科学院(现 A. T. Still 大学)。1900 年,他和他的 2 个兄弟,在美国的芝加哥建立了美国整骨与外科学院。

Littlejohn 获得整骨学博士学位后,一直在芝加哥的美国整骨与外科学院学习,直到 1913 年搬到伦敦。1917 年,他创立了英国骨科学校。他不是第一个从美国来到欧洲的整骨医生。早在 1911 年,其他几位来自美国的整骨医生已经在那儿建立了英国整骨协会。他们是 Dunham、Willard-Walker 和 Horn。尽管如此,我们依然认为是 Littlejohn 把整骨医学带到了欧洲,毕竟是他的有关脊柱的生物力学的理论影响了美国(和英国)的整骨医学几十年。

Littlejohn 把整骨医学比作力学,确实,他认为脊柱的功能是力学的,但功能性和整体观是其观念的核心。他认为脊柱是一个整体,符合特定的力学规律。例如,脊柱一直受重力的影响。另外,脊柱的不同节段不是单独运动,而是整个躯干以一个整体接受内因和外因的影响而反应。

与所有的整骨医生一样,他发现不同的患者常再发同样模式、同样区域的功能障碍,以及常常是同样的症状,这导致他去探索这些模式的力学基础。在此必须提醒大家,在早年,人们对颅整骨术和内脏整骨术一无所知,就像现在的欧洲和美国一样。

Still 和 Littlejohn 都证实脊柱在疾病的形成和治疗中起关键作用,作为一个充满激情的生理学家,Littlejohn 运用物理定律来解释脊柱的生物力学。

在《脊柱和骨盆力学》一书中,John Wernham[157] 详细描述了 John Martin Littlejohn 所阐述的脊柱的力学模型。

5.2 脊柱力学和身体的力线

在物理学中压力和张力起重要作用,这一作用同样适用于人体生理学,细胞需要在一定的压力下进行新陈代谢(见关节炎的形成、椎间盘及软骨的营养供给以及其他诸如此类的情况)。

Kapandji[74] 描述了脊柱曲度对其稳定性的意义($R:N^2+1$,R:阻力;N:弯曲的数量)。

还有一条物理定律,说明一个弯向一侧的弓形,有带着弓形旋转形成新的凸面的倾向[见第 3 章中立位—侧弯—旋转(NSR)]。

注意:躯干由 2 个可以产生膨胀力的腔构成,这很有意义。肺和肠腔内有气体,具有膨胀的倾向,胸腔和腹腔由可以产生向内的力的肌肉包被。

肌肉具有在每个位置维持相同的基础张力的特性,在正常情况下,2 种力相互中和。

这种情况也适合于硬膜囊,液体将其变成水柱和一个功能单位,整个躯体视为一个运动单位。

Littlejohn 描述了 6 种力线,他试图借此解释在重力牵拉下脊柱的行为以及持续再发模式下功能障碍的形成[94,97,126]。

■ 中心重力线

实际上,这指的是 2 条线:左右各一,具体路线如下(图 5.1)。

- 蝶鞍后约 1 cm
- 寰椎关节面前约 1 cm
- 穿过 C3 ~ C6 横突间肌的中间
- T4 椎体前
- 通过 T2 ~ T10 椎间关节
- 通过 L3 椎体
- 在 L3 水平,2 条线分开,经下肢到足的中心

这些线条是可移动的,可以改变路线以适应姿势。

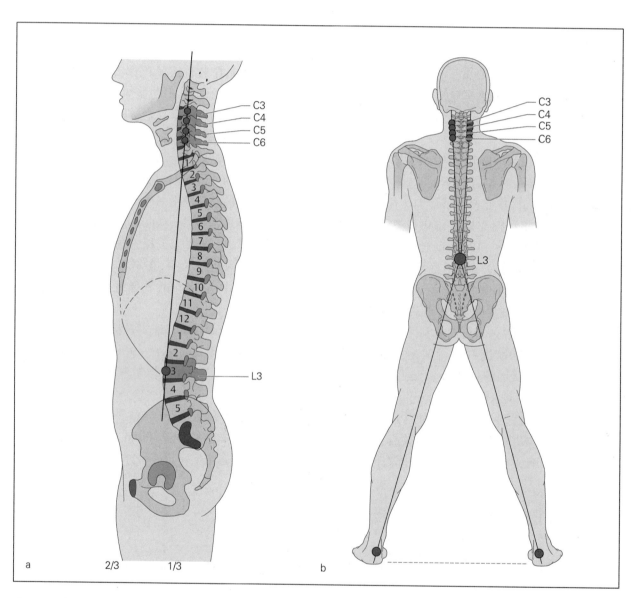

图 5.1　中心重力线走行

■ 身体前线

与中心重力线平行,从下颌联合到耻骨联合(图5.2),其路线取决于胸腹腔的压力。因而,提供了姿势与胸腹腔压力之间相互关系的线索。当姿势平衡变化时,胸腹腔内的压力状态随之调整。例如,腹腔内压力增加,可改变身体前线的行程以及中心重力线的行程(图5.3)。

膈肌在2个腔之间的力平衡方面很重要,身体前线与其密切相关。腹壁的张力与膈肌的张力相关,可能发生下面2种情景。

身体前线落在耻骨联合之前

- 腹壁压力增加
- 腹股沟韧带张力增加,可能引起疝
- 颈屈加深
- 下颌牵向前上
- 颈胸连接(CTJ)、胸腰连接(TLJ)以及腰骶连接(LSJ)的张力
- 膝关节过伸
- 易患耳鼻喉疾患

身体前线落在耻骨联合之后

- 腹部压力后移,降低下腹部器官、主动脉和髂血管
- 颈曲牵拉,下颌牵回
- 2个肩胛间胸曲后凸和紧张
- 耸肩
- 腰椎前弯倾向
- 胸部变平
- 器官脱垂倾向
- 骶髂关节区紧张
- 膝关节弯曲
- 股后肌群受牵拉
- 体重移向足跟

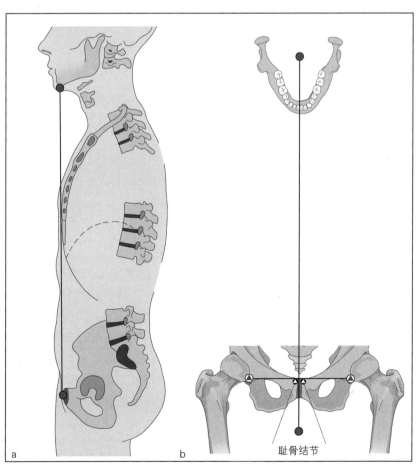

耻骨结节

图5.2　身体前线走行

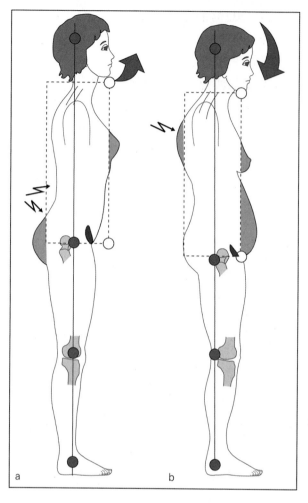

图5.3 身体前线的前后移位

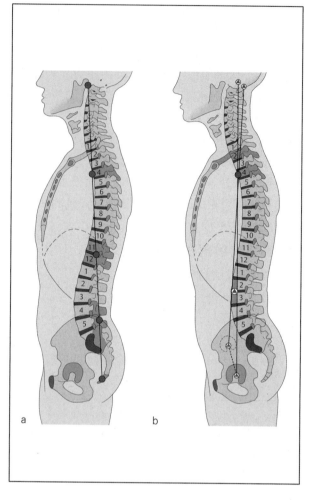

图5.4 构成力的多边形的前后线和2条后前线

▪ 前后线

前后线起自枕后点,经寰椎前结节、T11 和 T12 椎体、L4 ~ L5 关节并穿过 S1 止于尾骨尖(图5.4)。

这条线将脊柱连成一个整体,且将T11、T12 变成前后平衡和躯干旋转的关键椎体。不对称地牵拉四肢、躯干旋转以及脊柱伸直加重 T11、T12 的负担。这些椎体在腹腔的循环中也有作用。

▪ 2条后前线

2 条线均起自枕骨大孔的后缘,经第二肋、穿过 L2 ~ L3 椎体止于髋关节(图5.4)。与前后线一样,这 2 条线行经 T4 椎体前。

2 条线将寰枕关节与 T2 和第二肋连接起来,可以保证颈曲的平均张力。其在站立位时将压力转向髋关节,坐时转向坐骨结节。这 2 条线的主要功能为维持颈、肩和四肢以及胸腹腔的最佳张力关系。

前后线与 2 条后前线构成常说的"力的多边形"。

5.3　力的多边形

Littlejohn 力的多边形理论认为,人体是由 2 个顶点在 T4 椎体前的三角形的金字塔构成(图 5.5),2 条后前线和前后线彼此平衡,在 T4 椎体前交叉。结果,这 3 条线的中心重力线穿过 L3 椎体[51~53,88]。

下面的金字塔有一个坚固的底,由两侧髋关节和尾骨构成。枕骨大孔是上面金字塔的底。其通过肌筋膜组织固定。盆部功能障碍和枕寰枢复合体病灶影响 T3~T4。

当行走时,2 个金字塔移向相反的方向,这可以从上肢与下肢的反向运动推知。

当支撑腿在左侧,摆动腿在右侧,下金字塔形成一个右旋的凸度,而上金字塔形成一个左旋的凸度,中心重力线把 L3 和髋关节连接起来。

前后线连接寰椎和尾椎,穿过 L3,这形成第三个金字塔,其也是以盆部为坚实的基底,L3 为顶。

3 个金字塔依赖于胸腹腔的压力情况,下面 2 个直接依赖,而上部金字塔则通过肌筋膜的张力间接依赖。

呼气和吸气不仅改变胸腹腔的压力,而且在吸气时导致脊柱牵拉。

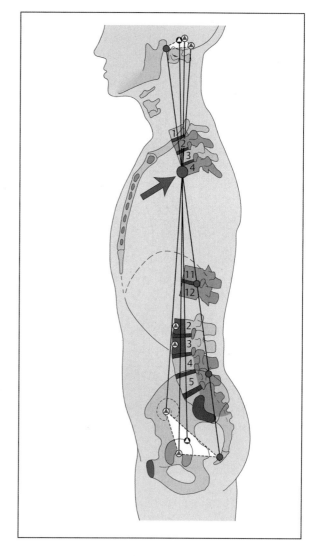

图 5.5　Littlejohn 力的多边形

5.4　弓、支点、双弓

■ 弓

从解剖学观点来讲,脊柱由 4 个弓构成。
- 颈:C1~T1
- 胸:T2~T12
- 腰:L1~L5
- 骶:骶尾骨

Littlejohn[94,96]也将脊柱分为 4 个弓,不过其是基于功能来分的。他依据支点间的脊柱进行分弓,弓作为一个整体进行活动。

功能弓如下(图 5.6)。
- 上弓:C1~C4

- 中弓:C6~T8
- 下弓:T10~L4
- 骶骨

按照功能分弓可以阐明单独的脊柱节段如何彼此相关。通过接受 Littlejohn 的力线模型和他对不同肌群的作用的理解以及不同椎体的解剖特性的解释,我们可以接受把特定的椎体作为一个支点的理论。

■ 支点

包括解剖的、生理的和功能的支点(图 5.6)[36,53,126]。

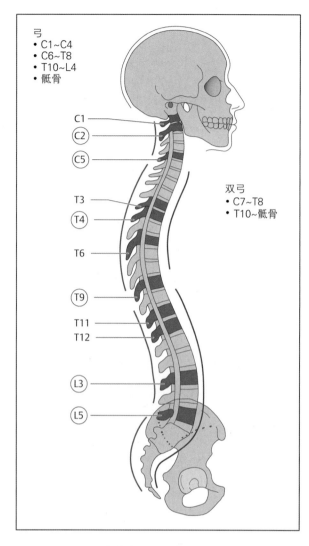

图 5.6　弓、双弓和支点

解剖学支点：为不典型椎体，因其特殊的解剖形态而迫使特定的脊柱节段产生特殊的运动方式，解剖学支点为 C2～L5～骶骨。

Littlejohn 的观点是把寰椎和头放在一起，因而不考虑为一个支点。

生理学支点：位于不同弯曲间，也就是前后凸转换处，C5～T9～L5。

功能学支点：为力学功能上具有特殊意义的椎体，C2～T4～L3。

- C2 为头部的支点。非常敏感的枕下肌肉组织连接枕寰枢复合体
- T4 因头部的转动到达 T4～T5 而作为一个支点，另外 T4 是 Littlejohn 力线的重要交点

- L3 是不通过韧带与骨盆相连的最低的腰椎

由于 L4、L5 通过髂腰韧带与骨盆相连，因而其属于盆部（就像 C1、C2 与头部相连而属于头部一样）。另外，依据 Sutherland 理论，L3 是整个身体的重心。支点椎体的功能障碍十分常见。只有在极少数情况下对其进行单独的手法治疗，相连的弓应当联合治疗。

▪ 双弓

Littlejohn 描述的 2 个双弓如下（图 5.6）[94,95]。

- 上后弓：C7～T8
- 下前弓：T10～骶骨

从力学角度看，上后弓承担头胸和上肢的重量有向后移的倾向，这正好被直接朝向髋关节的下前弓均衡。

上部双弓的顶点在 T4～T5 水平，下方双弓间的顶点位于 L2～L3 水平，这 2 个节段非常易患功能障碍。Littlejohn 描述了这个系统的薄弱点：C7、第五肋、T9、T11、T12、L2、L3（图 5.7）。

- C7 是脊柱运动节段和固定节段的移行点
- T9 是 2 个弓的功能支点，也是前后双弓的功能支点
- T11、T12 是脊柱的旋转中心
- 第五肋是上胸与颈曲以及下胸与腰椎的移行区
- L2 与 L3 由于担负全身的重量，是脊柱最薄弱的点，在行走时躯干的力量向下压，下肢的力量向下拽

当存在姿势不平衡时，脊柱的薄弱点周围容易发生代偿反应。

Littlejohn 及其学生 John Wernham 和 T. E. Hall 在其著作中描述了器官、自主神经（植物神经）与内分泌系统的关系。此外，他还解释和证实了其治疗操作。显而易见，此处我们仅复习与本书有关的内容。

这种模型的深化产生了一种新的整骨治疗方法，即特异性校正技术（SAT），我们将在下一节介绍这种方法。

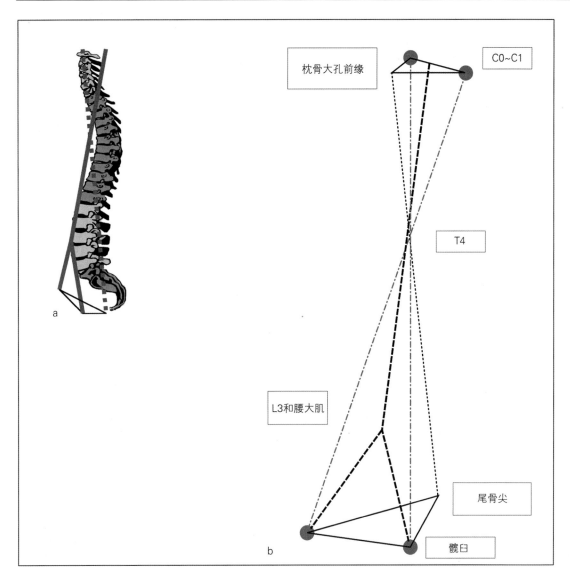

图 5.7　a. Littlejohn 模型。曲线间的支点为 C5、T9 和 L5，非典型椎体为 C1、C2、C3 和 L5/S1（引自 Hermanns W. GOT：Ganzheitliche Osteopathische Therapie. 2nd ed. Stuttgart：Hippokrates；2009：53.）；b. Littlejohn 力的多边形，显示脊柱的机械连接和功能。前后线（……）和后前线（－－－－）形成 2 个金字塔。PA 线分为 2 条线：一条线从左枕寰枢关节到右髋臼，另一条线从右枕寰枢关节到左髋臼。所有的线在 T4 交叉（引自 Hermanns W. GOT：Ganzheitliche Osteopathische Therapie. 2nd ed. Stuttgart：Hippokrates；2009：52.）

5.5　Dummer 特异性校正技术

■ 历史

　　SAT 的发明极为偶然，在 20 世纪 50 年代流感流行时，整骨医生与脊柱指压治疗师 Parnall Bradbury 是其诊所内仅存的应激医师，因为有大量患者需要治疗，Bradbury 为每位患者治疗的时间很有限，因而，他仅为每个患者症状最显著的节段进行手法治疗。

　　由于取得了很好的疗效，他对这种方法进行了深入分析，发现对非典型椎体的手法治疗特别有效。由于师从 Littlejohn，Parnall Bradbury 通晓 Littlejohn 力线模型。在其临床实践中，他掌握了上颈曲的"一杆进洞(高尔夫球)"的手法,即遵从 Still "发现、治疗、观察"的原则仅治疗1个关键节段。

他与理疗医生完成了一系列实验,观察、分析关键病灶手法治疗的有效性,并且在其所著的《脊柱学》中介绍了这种方法,并定义了术语"位置病灶"。这主要指发生在非典型椎体的创伤性障碍,如挥鞭伤。依照 Bradbury 的理论,必须应用冲击技术精确对抗引起该椎体障碍的力的矢量以对其进行位置重置。在 Bradbury 去世后,这个理论又被其学生 Tom Dummer 进一步发展和精练,使其不局限于创伤性病灶。

依据"主要病灶"的位置(颈或骶),治疗者在治疗时按照一定的顺序手法治疗关键节段,每次治疗时仅治疗1个节段[53]。

■ 操作步骤

治疗者通过将运动系统分为3个单位来寻找治疗的关键节段。每一个单位都有一些特异性的试验。目的是为了发现优势单元。

在每一个单元,都有特定的椎体具有特定的意义。即 Littlejohn 模型所说的支点:C1、C2、C3、C5、T3、T4、T9、T11、T12、L3、L5 和骶骨。

注意:
- 依据创伤还是适应可有不同的支点受累
- 支点椎体是否需要手法治疗仍存在争议

支点通常是许多椎体的拐点,因而推荐同时应用轻柔的手法处理这组椎体。

■ 3个单元

参照 Littlejohn 的模型,将机体分成3个单元是很符合逻辑和利于临床实践的。因为其将感觉神经与力学结合起来,这3个单元源于力学多边形的3个金字塔。

单元1

下肢、骨盆、L3 以下的腰椎。
这个单元与运动相关。

单元2

骶骨、颈曲、T4 以上的胸椎,肩和上肢、上胸。
头、喉和胸的自主神经功能。

单元3

下胸、T4～L3 椎体。
腹部的自主神经功能。

注意:这3个单元与 Zink 模型的下3个链接区域基本等价。Littlejohn 的模型没有将颈枕连接作为一个独立的单元,其将之视作与颈胸连接的单元2。

我们认为,因为颈枕连接独特的特点(非典型椎体、副交感神经区域),也可以将其视作具有特定意义的颅骶系统的独立单元。

(王敬萱　赵序利　译)

6 姿势肌、时相肌和交叉综合征(Vladimir Janda 对肌筋膜治疗方法的贡献)

除了其他功能以外,运动系统还具有 2 个重要任务。

- 稳定性 = 姿势
- 运动性 = 肌肉运动、活动

6.1 姿势

运动系统最主要的功能之一是维持平衡,为完成这一功能,肌体需要从全身器官的感受器收集大量信息。

平衡系统以及肌肉、肌腱、筋膜和关节在保持平衡中起到重要作用,眼和耳也同样非常重要,而颞下颌关节和通过影响肌肉而间接影响机体姿势和肌肉运动的其他器官则不为人知。

6.2 运动功能

机体的运动功能满足人类基本需求,这一功能通过肌肉来实现。最佳的肌肉活动需要良好的平衡以及不同肌群间的协调。肌肉之间的协调作用既包括拮抗肌的相互抑制,也包括协同肌的共同活动。平衡和协调均由中枢神经支配。个体发育过程中获得的特定姿势和运动模式在这一过程中发挥了重要作用。

一个人的特殊步态和姿势就是一种运动模式。不同肌群间平衡失调意味着偏离最佳运动模式,这通常发生于儿童早期,许多运动模式的偏离可能起源于产前阶段。

各种创伤以及生活习惯也影响运动模式的形成。姿势障碍以及不协调的运动模式导致肌肉不平衡以及过度牵拉。任何关节功能紊乱都反映在肌张力上,这反过来又影响姿势和运动模式。

此时,疼痛起非常关键的作用,疼痛的阈值决定关节功能障碍是否表现为一种疾病。一旦出现上述情况,整个运动系统会尝试适应和代偿以耐受这种状态和维持机体的功能。

研究表明,在痉挛性瘫痪时,肌肉本身虽然没有瘫痪但被抑制。扳机点处同样存在这种情况,疼痛导致肌力减退,进而导致姿势失平衡。

捷克医生 Vladimir Janda[40,41,86,87] 在手法治疗,尤其是肌肉功能方面做了有意义的研究,他的一些研究成果对运动系统功能障碍的治疗很有帮助。例如,他发现运动类型差和肌肉不平衡的患者同时存在神经缺陷。他们的运动笨拙而不协调。敏感性的损害,特别是本体感受器的损害,以及应激状态下适应性差均可引起动作不协调。Janda 发现儿童与成人均存在这一现象,而成人还表现有脊柱功能障碍和疼痛。

了解不同肌肉的功能和运动类型在肌群中的相互作用可以更准确地治疗病变的运动模型。

例如在膝关节伸展和运动时股四头肌和股后

肌群是拮抗肌,但在行走时共同稳定膝关节。在行走时,抬脚、屈膝、屈髋共同协作。

在病变时肌肉活动的协作甚至更明显,在整体运动模式中去观察肌肉远较孤立地观察更重要。

Janda 的另一个重要发现是,肌群的收缩和放松的比例并非随机,而是遵循特定的规律。

显微镜和电生理学研究结果发现,从功能角度讲,存在 2 种不同类型的横纹肌:红纤维和白纤维。这 2 种纤维存在于所有的肌肉中,只是数量不同而已。肌肉的行为模式由所包含的特定类型的肌纤维数量所决定。

下面介绍 2 种肌纤维的特点[40,41,86,87,107]。

6.3　姿势肌纤维(红纤维)

■ Ⅰ型纤维(慢缩肌纤维)

- 直径约 50 nm
- 肌红蛋白含量高(红颜色)
- Z 区厚
- 线粒体数量多
- 中性脂肪含量高

- 有氧代谢占优势
- 糖异生和糖酵解活性低
- 线粒体酶活性高
- 收缩速度慢
- 适合耐力和支持功能
- 倾向于肌肉的收缩
- 治疗:伸展

6.4　时相肌纤维(白纤维)

■ Ⅱ型纤维(快缩肌纤维)

- 直径 80 ~ 100 nm
- 肌质网发达
- Z 区薄
- 线粒体、脂肪和糖原含量低
- 肌球蛋白和肌动蛋白 ATP 酶活性高
- 无氧代谢占优势
- 糖原消耗高
- 与爆发力相关
- 增加脉冲频率可以增加力量

- 倾向于肌肉放松
- 治疗:力量强化

以红纤维为主的肌肉倾向于高活性、紧张、收缩和高肌张力。白纤维为主的肌肉倾向于松弛和低肌张力。

这 2 种肌肉类型的命名仍存有争议,我们使用了 Janda 的术语称以红纤维为主的肌肉为姿势肌,称以白纤维为主的肌肉为时相肌(图 6.1)。

在 Janda 的研究中还发现,在多数人中,某些特定的肌肉倾向于收缩功能而另外某些肌肉倾向于松弛功能。

6.5　具有收缩倾向的肌肉

- 枕寰枢关节的短伸肌
- 肩胛提肌
- 斜方肌的中上份
- 竖脊肌的腰段
- 腰方肌
- 咀嚼肌

- 胸锁乳突肌(SCM)
- 斜角肌
- 肩胛下肌
- 胸大、小肌
- 腹斜肌
- 腘绳肌腱

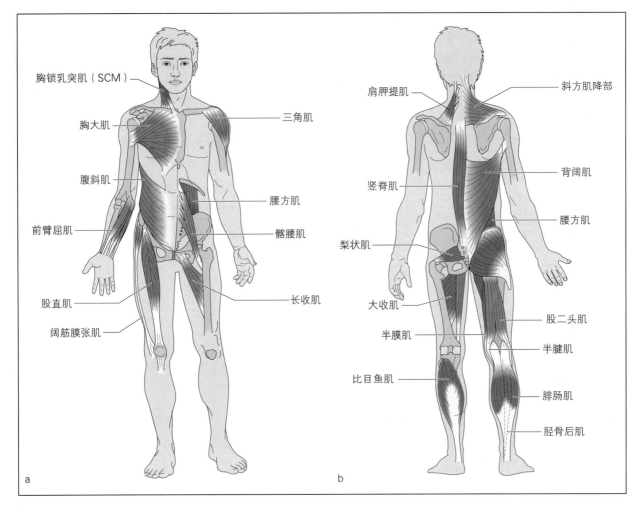

图 6.1　姿势肌和时相肌

- 股直肌
- 阔筋膜张肌（TFL）
- 髂腰肌

- 短收肌
- 小腿三头肌
- 上肢屈肌

6.6　具有松弛倾向的肌肉

- 三角肌
- 斜方肌的下份
- 前锯肌
- 臀肌
- 腹直肌
- 颈深屈肌
- 舌骨上肌群
- 股肌
- 胫前肌
- 趾伸肌

- 腓骨肌
- 前臂伸肌

　　无论姿势肌还是时相肌，肌纤维的功能似乎与遗传因素关系不大，而是与其所要执行的功能有关。英国理疗师 Chris Norris[41] 认为，时相肌和姿势肌的肌纤维数量由训练的程度决定。

　　Lin 等[41] 证实，姿势肌的或时相肌的特征取决于其神经支配（或其接收的神经冲动）。他们通过将时相肌的神经纤维移植到姿势肌证实了这一点。

这似乎也最能解释错位(例如腿不等长导致的)或特定肌群的过度牵拉(例如工作时单一肌肉模式导致的)为何存在不同的肌肉特点。

对有些肌肉,姿势肌或是时相肌的分类仍有争议。如斜角肌、腹斜肌、臀肌、颈深肌群以及腓骨肌。

另一个显著的事实是在脊柱的凹面和肢体中也发现有姿势肌。从头端到尾端如下。

- 颈部伸肌
- 胸大、小肌
- 竖脊肌腰段

6.7　交叉综合征

肩胛带和骨盆带常具有非常特殊的姿势模式[40,41,107]。

■ 上交叉综合征(图6.2a)

- 枕骨和C1~C2张力增加
- 下颏前伸
- 下颈段脊柱和上胸段脊柱张力降低
- 肩胛骨旋转和外展
- 肩关节盂朝前
- 肩胛提肌和斜方肌降部向上提肩
  所涉及的肌肉如下。

高张力肌

- 胸大、小肌
- 斜方肌降部
- 肩胛提肌
- 胸锁乳突肌

低张力肌

- 斜方肌升部
- 前锯肌
- 菱形肌

这导致颈椎曲度增加及肩和上肢的疼痛。

- 髋部的髂腰肌
- 股二头肌膝端
- 腓肠肌足端
- 上肢屈肌

Janda认为运动模式的形成是进化的结果,这种理论主要指稳定步态功能的肌肉。

Waddell[41]认为姿势肌具有稳定的功能,也就是静态肌。它们的作用是持续紧张的肌肉保持姿势;相反,时相肌是动态的,主要负责运动。他认为姿势肌与时相肌相互拮抗。

Janda有其他的发现,即交叉综合征。

■ 下交叉综合征(图6.2b)

- 盆腔前倾
- 髋屈曲
- 腰椎前凸
- L5~S1受压
  涉及的肌肉如下。

高张力肌

- 髂腰肌
- 股直肌
- 阔筋膜张肌
- 内收肌
- 竖脊肌腰段

低张力肌

- 腹肌
- 臀肌

2个综合征结合起来可以导致脊柱后凸。

注意:理论上讲这种交叉综合征可以用于其他水平。例如腘绳肌腱和足屈肌的高张与股四头肌和小腿三头肌的低张共同使膝关节屈曲,短收肌和腰方肌高张与外展肌和股二头肌低张共同使骨盆平移。

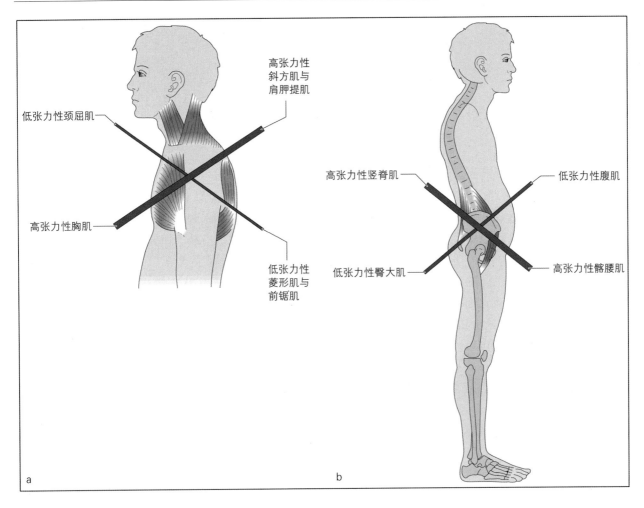

图 6.2 上、下交叉综合征

6.8 临床意义

有些肌肉倾向于高张力和收缩,而其拮抗肌则倾向于低张力和松弛,这导致姿势障碍,通过姿势分析可以获知肌张力的高低。

在强化低张力肌之前,要先通过恰当的治疗牵拉高张力肌使其减张。我们更应关注肌群和运动模式而不是孤立的肌肉及其运动。激动肌和拮抗肌依赖于运动模式。

适当的训练可以影响肌肉的特性(时相肌和姿势肌),红纤维和白纤维的数量取决于功能。

运动类型和模式在儿童时期已经形成,外伤、精神应激以及习惯都会影响其形成,长时间静息可以使时相肌纤维向姿势肌纤维转换。

(王珺楠 赵序利 译)

7　Zink 模式

美国整脊医师 J. Gordon Zink，是艾奥瓦州 Des Moines 大学整脊专业的长期讲师，一生致力于筋膜以及筋膜失衡对姿势与循环的影响的研究。

Michael Kuchera 曾经幸运地与 Zink 一起工作，Michael Kuchera 2004 年 5 月在柏林的继续教育课程使 Zink 在其专业生涯的后期作为整脊医师以其治疗之短暂、效果之迅速而闻名。

Zink 提出了一套诊断方法，利用该方法可以迅速找到功能障碍区域，还可以同样迅速地判断他的治疗方法如何有效。

Zink 的研究注重姿势、筋膜张力及其影响，尤其是对于淋巴循环的影响。因此，他能够确定特定的姿势类型是以特定的筋膜张力类型为基础的。他在诊断与治疗中均利用了这个事实。

为了他的研究目标，他检查了无症状人群以及有症状人群，得到了有趣的结论。即使在自认为完全健康并且没有任何症状的人群中，Zink 也发现了筋膜扭转类型的存在。没有任何筋膜扭转类型的人极为罕见。

在所有其他的"非对称"人群中，Zink 都发现了特定的扭转类型。他认识到筋膜类型在脊柱的功能连接处（枕寰枢、颈胸、胸腰以及腰骶）发生逆转。

筋膜类型是指易于扭转的区域，这也是在各运动方向上筋膜偏置的指示[40,41,81,82]。

在 80% 的无症状人群中，他发现了如下的类型（图 7.1a）。

- 枕寰枢：向左扭转
- 胸廓上口：向右扭转
- 胸廓下口：向左扭转
- 骨盆：向右扭转

因为这是健康人群中最常见的筋膜类型，所以 Zink 称之为"常见代偿类型"。

在其余 20% 的无症状人群中，他发现了相反的类型（图 7.1b）。

- 枕寰枢：向右扭转
- 胸廓上口：向左扭转
- 胸廓下口：向右扭转
- 骨盆：向左扭转

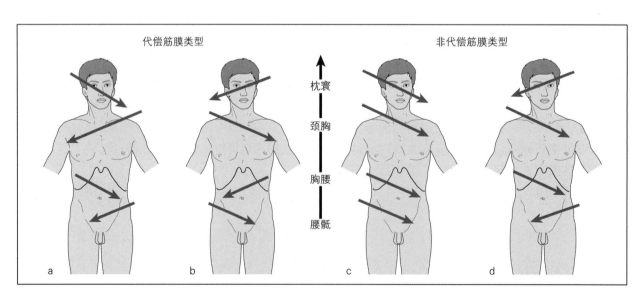

图 7.1　Zink 模式

他称这种类型为"非常见代偿类型"。如果在每一处解剖过渡处都出现这种筋膜偏转的改变,这就意味着此人已经找到了稳定的姿势适应方式。此人已经能够成功代偿,尽管他不能接受"理想的"无扭转的适应类型。

在患者也就是有症状人群中,我们没有发现这3种类型的任何一种。既没有理想的筋膜类型又没有2种代偿扭转类型中任何一种的人往往在2处甚至几处解剖过渡区有同向的筋膜偏转。这种情况我们称之为"非代偿筋膜类型"(图7.1c,d)。

Zink 假设机体不能适应的原因是微小或巨大创伤,创伤使身体不能适应重力。在这个模型中有2个事实。

- 筋膜偏转的逆转发生在存在隔膜(解剖的或者功能的)的区域。我们都知道,隔膜作为主动泵在静脉淋巴循环中起了关键作用
- 逆转区域也是脊柱前凸与脊柱后凸相互转化的区域。这些区域也是脊柱侧弯发生逆转的区域

7.1 Zink 模式的组成

为了比较不同理论模式并找出其共同点,我们将描述扭转模式相关肌肉群,以及相关节段(图7.2)。

■ 枕寰枢复合体

椎体

- 枕骨
- 寰椎
- 枢椎

相关肌肉

- 头上直肌、头下直肌、头侧直肌、头前直肌
- 小斜肌、大斜肌
- 胸锁乳突肌与斜方肌上部

我们认为胸锁乳突肌在所有情况下对头部连接都起一定作用,因其主要功能在于头部。斜方肌必定涉及2个区域:枕寰枢和胸廓上下口。

神经节段

- 颈丛

注意:我们进一步研究隔膜与过渡区时不可避免地要讨论蝶枕基底部软骨结合与小脑幕。我们都知道小脑幕对于头部循环的意义。通过颅脑整脊医学,我们也了解了蝶枕基底部软骨结合对于姿势调整的重要性。如果通过上述内容还不够明显,我们期望接下来的部分能使其清楚。

胸廓上口或者颈胸隔膜是功能性隔膜。所谓的解剖胸廓入口由胸骨、第一对肋骨与第一胸椎连接构成。功能性胸廓入口与临床胸廓入口相同,由胸骨柄、胸骨角、外侧的第一对肋骨与前4个胸椎组成。在此胸廓入口处,我们发现2个肺尖以及静脉、神经、气管与食管构成上纵隔。这些结构由Sibson 筋膜包裹,Sibson 筋膜来自双侧颈长肌(向下延续至T4~T5)筋膜和斜角肌深层筋膜。它覆盖肺尖并附着于胸廓入口的静脉干,与胸膜顶融合。Sibson 筋膜是真正的颈胸隔膜。

一些整脊医学的考虑

- 寰椎是头部与躯体的连接体。头部的所有问题都会影响枕寰枢复合体,反之亦然
- 枕寰枢是头部副交感神经的关键区域
- 所有的枕下肌和胸锁乳突肌因为附着于枕乳突缝而能够激惹到该缝
- 高血压会影响到颈静脉孔。另外,迷走神经结状(下)神经节被寰椎侧块与颈静脉孔之间的筋膜所覆盖
- 除腰骶连接与踝关节外,枕寰枢是姿势调节的最重要的区域
- 枕下肌富含肌梭,因而对姿势极为重要

■ 胸廓上口

椎体

- C3~T4(T5)

肌肉

- 颈长肌
- 上3~4组肋间肌

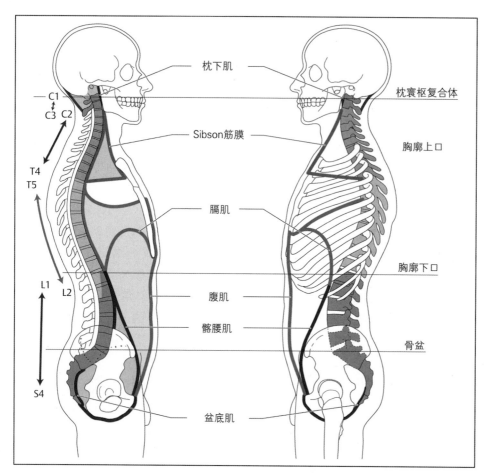

图 7.2   Zink 模式的肌筋膜
        组成及脊柱节段

- 斜角肌
- 颈长肌
- 肩胛肌

神经节段

- 臂丛
- 胸部节段 T1 ~ T5

一些整脊医学的考虑

- 胸廓上口是静脉淋巴循环的门户。颈部筋膜包裹着胸廓上口的所有静脉
- 星状神经节位于第一肋头的前方
- 头部和胸部所有器官的交感神经都来自 T1 ~ T5 节段
- 上胸椎与颈椎间存在功能联系
- 颈胸连接是微动区域到活动区域的连接
- 上肢与颈胸连接间的相互作用

■ 胸廓下口

椎体

- T6 ~ L3

肌肉

- 膈肌
- 腹肌
- 下 7 组肋间肌

神经节段

- T6 ~ T9：内脏大神经
- T9 ~ T12：内脏小神经
- 盆内脏神经

一些整脊医学的考虑

- 膈肌对于胸部呼吸、循环、脏器功能以及姿势的意义

- 膈肌、腰方肌与髂腰肌功能的联合
- 所有腹腔脏器的交感神经分布
- 经膈神经与颈椎的连接,膈神经来自 C3、C4 和 C5 节段
- 膈肌对腹腔和胸腔的压力状况起关键作用,所以对所有的机体功能起关键作用

例如腹腔压力的增加使膈肌上移以维持胸腔与腹腔间的压力差恒定。后者增加了胸腔的压力,最终施压于呼吸与循环。所以辅助呼吸肌要更加用力。压力状况的改变以及对于辅助呼吸肌的应力都影响了脊柱的姿势。如果膈肌长时间高强度工作,不仅会改变脏器活动轴,而且会改变膈肌呼吸运动的方向,继而又影响了呼吸相关脏器的整体活动。

- 髂腰肌和腰方肌对于骨盆和腰椎的姿势起重要作用,支配它们的神经来自上腰段
- 胸腰连接是脊柱扭转的关键区域

■ 骨盆

椎体

- L4、L5
- 骶髂关节

肌肉

- 髂腰肌

- 臀肌
- 盆底肌

神经节段

- L4 ~ S4
- 腰骶丛
- 骶副交感神经

一些整脊医学的考虑

- 与枕寰枢关节和踝关节一样,腰骶连接处也是姿势的关键部位
- L4 与 L5 在功能上属于骨盆。它们的活动通过髂腰韧带与髂骨和骶骨的活动相连
- 腰骶连接处的稳定性依赖于所有骨盆关节的完整性
- 骶髂关节易于出现创伤性功能障碍。跳起后单腿或双腿落地不当或者跌倒时背部或臀部(婴儿)着地往往造成错位与功能障碍
- 双下肢长度差异迟早会造成骨盆扭转(约 70% 的人双下肢长度不等)
- 颅骶连接在其他章节已有论述。在此我们只是想补充,Chapman(Chapman 屈曲)认为骨盆是内分泌病变的关键部位
- 与脏器的连接一方面包括筋膜连接,另一方面骶副交感神经的神经连接

7.2 Zink 模式的实际应用

Zink 模式可应用于诊断和治疗。关于它的更多信息可以在本书实践部分中找到(如第 10 章)。每个连接(枕寰枢、颈胸连接、横膈膜和骨盆)对特定区域都有特殊意义。

■ 枕寰枢

- 头部:占主导地位的头部病变导致枕下紧张与功能障碍。例如颞下颌关节、鼻窦、眼等的病变

注意:我们有意不使用"原发损伤"或"原发功能障碍"这些词,因为我们认为每个人在童年就形成了特定的模式,这种模式使他易于出现特定的功能障碍。这一点在分类疗法(Vannier)与顺势疗法中均有体现。

■ 胸廓上口

- 下颈椎
- 上肢
- 上胸椎与肋骨
- 胸部与颈部脏器

注意:毫无疑问,胸部脏器的主要病变也会刺激膈肌以及相关节段。尽管有一些例外,但是胸廓上口试验往往是阳性的。

■ 胸廓下口

- 椎体节段 T6 ~ L3
- 下 6 对肋骨
- 上腹部脏器

- 颈椎节段 C3～C5(内脏神经)

注意:胸廓上口的注意事项在此同样适用。膈肌功能对于整个机体的重要性使其经常受到影响。旋转试验使我们能够在不同的连接处比较扭转模式。如果胸廓下口试验阳性为主,那就强烈提示上述结构在病变中起关键作用。

■ 骨盆

- 椎体 T12～L5
- 骶髂关节,耻骨联合
- 下肢
- 下腹部脏器

注意:腰方肌和髂腰肌构成胸腰连接与骨盆之间的连接。这2个区域互相影响,也影响上胸椎与枕寰枢区域。

认识到膈肌对于循环的重要性,在压力升高时就需要对其治疗以干预胸腔和腹腔中的压力状况,从而改善静脉淋巴循环。要获得长期疗效,就需要对妨碍膈肌正常功能的相关区域的结构进行治疗。

调整一个椎体或者治疗一个脏器往往就足够了。

除了检查扭转模式,Zink还提出了他自己的诊断方法来控制治疗效果。治疗了机体的病变区域后,他会用一只手置于站立的患者的腹部施加压力。此时要求患者立即告诉医生是否感到一种热感从颈部沿脊柱向下传播,以及这种热感在哪里停止,热感停止的地方即下一步治疗的区域。

这个试验基于腹内压力的增加会导致奇静脉系统和脊柱内静脉丛的静脉血流增加这一事实。这种作用在血流增加的区域产生了轻微的热流。肌张力的增加和脊柱内的阻塞减缓了血流,从而减缓了组织的变热。

对我们而言,Zink模式是一种有趣的诊断方法。这些模式使我们能够找到病变的脊柱节段,并且提供了主导肌肉链的额外信息。

例如在胸廓上口的向右旋转模式中(图7.3),左肩位于前方而右肩在后方。如果将左肩向后推比将右肩向前推费力,那么左前肌肉链就起主导作用。

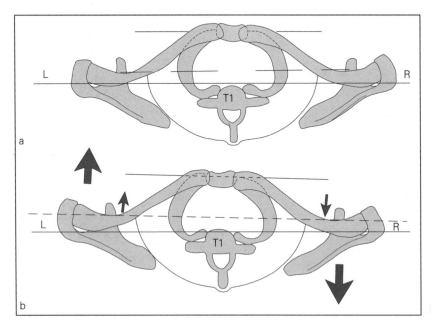

图7.3　胸廓上口扭转

(魏广福　译)

8 肌筋膜链——一种模型

就像在概论中提到的一样,我们认为肌肉作为肌筋膜链的器官在整个机体的功能中发挥了重要作用。并且,虽然肌肉的主要功能是运动和保持平衡,我们也不能忽视它对于其他重要功能的作用。因此,肌肉对于呼吸、消化和循环都很重要。肌肉的重要性在功能障碍时更为显著,Still 认为寻找疾病根源时必须要考虑筋膜,治疗也要始于筋膜,这种观点更强调了筋膜的重要性[140]。

肌筋膜组织属于结缔组织,包括皮下和深部筋膜,以及皮肤、肌肉、肌腱和韧带。Schultz 和 Feitis 认为筋膜系统是将所有组织相互连接的无尽的网络[132]。

筋膜连接并非随机的或混乱的,而是适应功能的。脊柱具有特殊作用,它是几乎所有的筋膜连接的附着点,类似于船上系绳索的桅杆。只要绳索紧绷、桅杆牢固,帆就会正常发挥作用。我们的躯干包括很多筋膜平面,它们与脊柱连接并且相互制衡。

我们可以找出躯干前方与后方各 3 个平面。

- 外层是后方的背阔肌和斜方肌与前方的胸大肌和前锯肌,这些肌肉的主要功能是活动上肢
- 中间层包括后方的椎间肌和上、下后锯肌与前方的颈长肌、肋间肌、腹肌和腰肌,这些肌肉直接作用于脊柱(肋间肌和腹肌利用了肋骨的杠杆作用)
- 内层由筋膜结构组成:后方是项韧带和椎弓间韧带,前方是膈中心腱和脏器浆膜

前方与后方的各 3 个肌筋膜层面能够使脊柱(桅杆)保持平衡。一侧张力高时,另一侧就低。这样,桅杆略有倾斜,但仍稳定。这反映了主动肌与拮抗肌的相互作用。同样的模型也适用于前方的平面。一侧的肌筋膜结构必须与对侧的张力相适应,从而使脊柱保持稳定。

我们相信当需要保持平衡时,尤其当需要长时间保持一种姿势时,机体会动用所有尽可能省力的手段,从而尽可能少地影响其他机体功能。胸部呼吸、细胞呼吸以及静脉淋巴循环都必须继续发挥功能。

脊柱的弯曲有助于它的稳定。因此我们可以认为椎体使脊柱呈应力状态,从而使得生理弯曲能够对抗任何压力。在非对称应力下(如单手负重),就会出现脊柱侧凸姿势。

椎体围绕 Littlejohn 枢轴椎体(见第 5 章)移动。枢轴椎体有时会高或低一个节段,一般为 C2、C5、T4、T9、L3 和 L5/S1。

肌肉需要稳固的支持以发挥最佳作用,支持由其他肌肉提供,这就构成了肌肉链。站立时双足是肌肉链的固定处。所以双足对于姿势具有特定的意义。

另外一个增加稳定性并且有助于各个平面内协调运动的因素是肌肉呈双纽线排列。根据 Wahrig[165] 所述,双纽线就是呈"8"字形排列。

实际上,除腹直肌外,所有肌肉或多或少地斜向或交叉走行。肌肉形成肌肉链,构成环路,协调地通过各个平面(图 8.1)。

Littlejohn 枢轴椎体和肢体的关节几乎恰好位于双纽线的交叉处或者环路的中心。在此我们会发现 Littlejohn 模型既是结构性的又是功能性的。

肌肉的双纽线排列使得所有平面内的平滑运动非常省力,势能就有可能转化为动能,由此产生了螺旋或弹簧效应(见第 3 章"步态分析")。另外一个好处是对于血管、胸部和腹部的压力降低。

注意:我们要转移的负荷越大,肌肉就越费力,因为我们不能再利用活动的动量。这同时也增加了对于关节、呼吸和循环的负担。肌痉挛和关节僵硬有同样的作用。

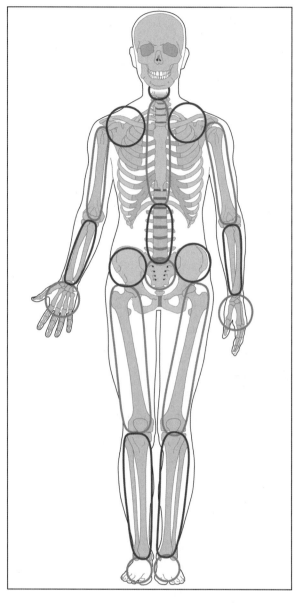

图 8.1　运动单位

8.1　肌肉链

在后面的章节中,我们将介绍许多肌肉链模型,部分有相似之处(Busquet 和 Chauffour 都来自法国的学校),其他则非常独特。每一位作者都从独特的角度描述了他们的模型。

与整脊医师或理疗师相比,Rolfers 治疗师所强调的某些方面是不同的。另外,我们介绍了颅部整脊疗法、Zink 模式和 Littlejohn 脊柱模型的力学理论。并且,我们确定了运动系统的主要功能之一——步态反映了脊柱和骨盆的状态,正如 Sutherland、Zink 和 Littlejohn 的模型所述。

对我们而言,很明显是肌肉构成了这些模型。这与 Sutherland 颅骶理论毫不矛盾。无论模型是由头颅、躯干还是肢体启动,身体的其余部分都会适应同样的模式(省力并且减轻大脑负担)。从颅骶理论的角度出发,这非常重要,因为这使得主要呼吸机制得以无压力地发挥功能。这也解释了 Sutherland 技术治疗过程中为什么以损伤模式来调整身体节段或头颅。这使基本呼吸机制能够尽可能自由地屈和伸。

我们提出的肌肉链模型主要在 2 个方面与其

他模型不同。

- 我们认为脊柱和上肢的屈和伸是交替的,就像下肢一样。屈的定义是弓形物两端的聚拢,而伸是指弓形物两端的远离

脊柱包括 3 个弓,其中 2 个是后凹,1 个是前凹。也就是说,颈椎的屈为后屈,胸椎为前屈,而腰椎又是后屈。

有意思的是这种关于脊柱屈伸的观点与 Sutherland 模型是一致的。头部的屈与脊柱 3 个弓的伸是对应的。头部的伸则相反。

我们发现上肢的屈和伸也是交替的(上臂伸、肘屈、腕伸、手指屈,就像书写时手臂的位置)。我们认为前臂的中立位是肘部微屈而前臂处于旋前和旋后的中间位置。

- 我们认为,身体每一侧只有 2 个肌肉链:屈链和伸链

如 Sutherland 所述,外旋和外展与屈曲对应,而内旋和内收与伸展对应,形成如下组合:屈曲 + 外展 + 外旋、伸展 + 内收 + 内旋。

> 我们再次指出头部屈曲与顶面的伸展对应。
> 肌肉的双组线形排列使脊椎间的肌筋膜链得以延续,并连接了左右两侧,对肢体而言亦是如此。

拮抗肌的对抗和伸屈的交替是形成扭转模式的神经生理基础。

在介绍肌肉链之前,我们想先介绍骨骼的运动功能单位。

头部

- 蝶骨与面部骨和额骨
- 枕骨与颞骨、顶骨和下颌骨

脊柱

- 寰椎 + 枢椎
- C3 ~ T4
- T4 ~ T12
- T12 ~ L5
- 骶骨

下肢

- 髂骨
- 大腿

- 小腿
- 踝关节上份
- 踝关节下份和足

上肢

- 肩峰
- 上臂
- 前臂
- 腕关节
- 指

这些单位像齿轮一样共同发挥作用。在介绍肌肉组成的肌肉链之前,我们必须再次强调大脑只识别功能,不能识别单块肌肉。活动由肌群来执行(主动肌和协同肌)。

如果活动涉及的面不止一个,参与的肌肉会发生改变。也有可能参与的只是某一肌肉的一部分。这种可能是由肌肉的多节段神经支配造成的。在肢体,尤其是臂和腿的远端部分,肌肉的区分变得困难。如果治疗师不能通过视诊搞清楚,可能就需要触摸每个组成部分并进行比较。

在此书的临床部分,我们会发现我们可以通过简单的试验来找到主导肌肉链。

■ 屈链

屈链主导与头部的伸展(内旋)相一致(图 8.2 ~ 8.5)。

头部

- 枕骨向后
- 蝶枕基底部软骨结合降低
- 蝶骨:体部降低
- 蝶骨大翼向后内
- 周围颅骨处于内旋位

脊柱

- 枕寰枢:枕骨屈曲、寰椎相应向前。相关肌肉:头后直肌和头长肌

注意:中心腱也能将蝶枕基底部软骨结合拉向伸展状态。不是肌肉而是脏器的重量产生了向下的拉力。此模式下就是如此,因为胸部处于呼气状态不能帮助提起脏器。

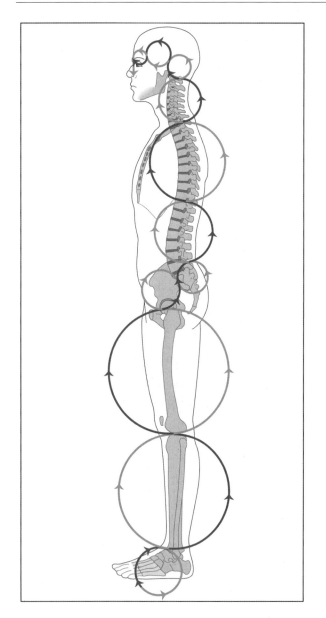

图 8.2　屈曲模式(浅色)和伸展模式(深色)主导下的各运动单位的行为

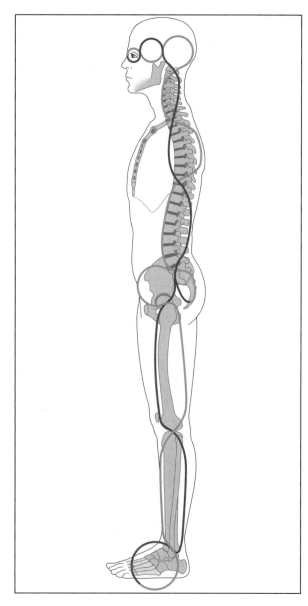

图 8.3　屈链(深色)和伸链(浅色)

- C3~T4：在伸展状态，前凸整体都增加。相关肌肉：C3 和 T4 间的椎旁肌、头半棘肌、头最长肌、头夹肌、颈夹肌
- T4~T12：胸椎处于屈曲状态，肋骨处于呼气位。相关肌肉：肋间肌和腹肌

注意：一些读者可能会感到意外，我们将腹肌看作胸部肌。从胚胎学上讲，腹肌属于胸部节段，而且它们的神经支配来自胸部节段(T5~L1)。腹肌通过与下 7 对肋骨的连接将胸部拉向屈曲状态。

- T12~L5：腰椎处于伸展状态。相关肌肉：腰部椎旁肌，腰方肌

注意：腰方肌与第十二肋以及腹部筋膜连接，保持肌肉链的连续性。

- 骶骨：骶骨下垂。基底部朝向前下而尾骨朝向后下。相关肌肉：腰骶部的多裂肌

注意：胸腰筋膜也与此段相关，其下部为多裂肌和腰方肌的附着处。

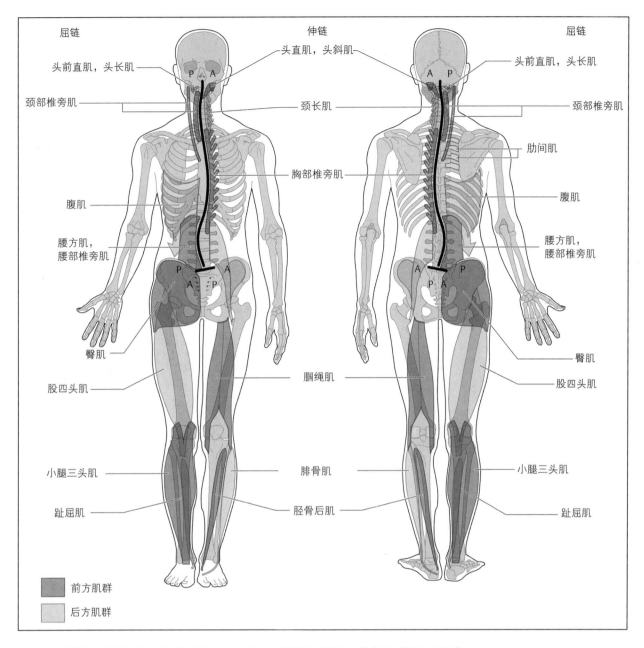

图8.4 前面观:屈链(右半身)和伸链(左半身)。后面观:屈链(右半身)和伸链(左半身)

下肢

- 髂骨:髂骨在腹肌和臀肌的共同牵拉下向后旋。相关肌肉:腹肌,臀肌,阔筋膜张肌
- 髋:髋处于伸展状态。相关肌肉:臀肌

注意:一方面腹肌与臀肌通过髂嵴形成连续的肌肉链,另一方面腰方肌与臀肌通过胸腰筋膜形成连续的肌肉链。由于臀肌将髂骨向后拉,所以必须在股骨上得到牢固的支持。这由下面2种机制实现。

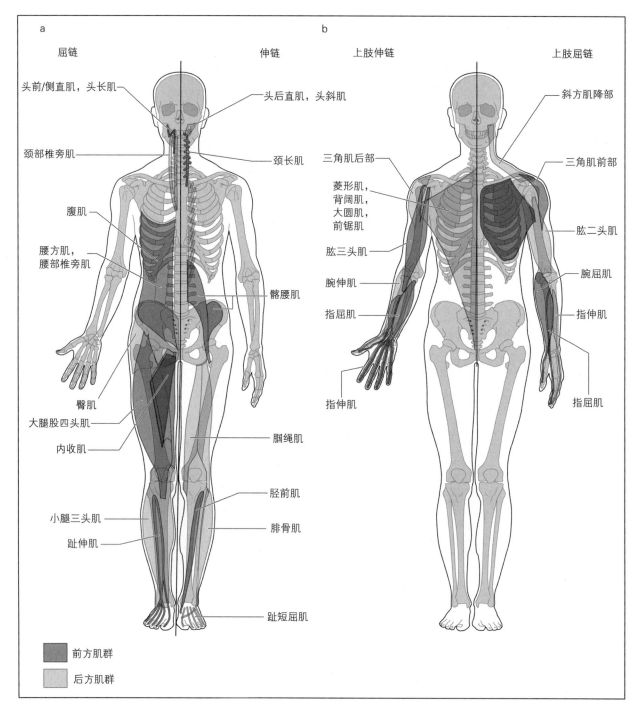

图8.5　a.前面观:右侧屈链和左侧伸链;b.前面观:上肢右侧伸链和上肢左侧屈链

- 臀大肌通过髂胫束与阔筋膜张肌相连。阔筋膜张肌阻止髋外旋,这使臀大肌能够对髂骨施加一个拉力。臀大肌的下层与股外肌相连,股外肌也由同样的动作模式所激动。股外肌的拉力进一步稳定了臀大肌
- 髂骨旋后抬高了耻骨后支。从而内收肌受到

牵拉,短缩的长度在另一端即股骨上得到补偿。髂骨旋后时,内收肌将下肢拉向内收内旋位。这样的结果是下肢处于以下位置:伸展+外展+内旋
- 膝:膝伸直。相关肌肉:股四头肌

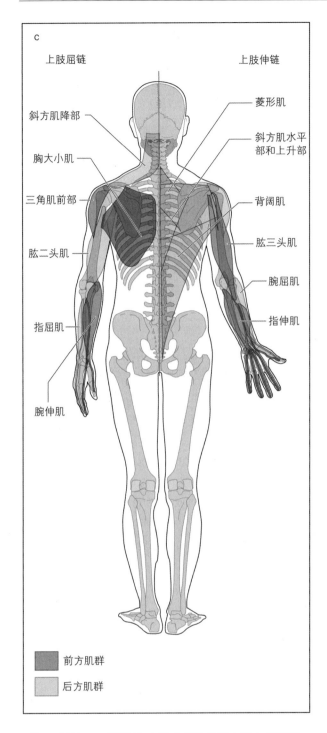

图 8.5(续) c.后面观:上肢右侧伸链和上肢左侧屈链

• 踝关节上部:踝关节上部跖屈,距骨向前压至踝臼和跟骨之间。相关肌肉:小腿三头肌和屈肌

• 踝关节下部和足:屈链为主导导致足外翻并足弓下降。距骨在这里起主要作用。距骨无肌肉附着,被踝臼的压力压向前内侧。这将重量传导至足内缘。骰骨外旋,足舟骨内旋。相关

肌肉:趾长屈肌,胫前肌,踇长伸肌,趾长伸肌

上肢

• 肩胛骨:肩胛骨位于外展位,肩盂朝向前外。这表现为圆肩(Janda 上交叉综合征)。相关肌肉:斜方肌下段,胸小肌

肩下压或上抬取决于拉力较大的肌肉。

• 上臂:上臂处于内收内旋前伸位。胸大肌由于胸廓处于呼气位而受到牵拉。它将上臂移动至内收内旋位从而恢复原来长度。肩前部对背阔肌有一个拉力,背阔肌通过伸肩恢复正常长度。相关肌肉:胸大肌,背阔肌,大圆肌,肩胛下肌

• 前臂:肘屈曲位,前臂旋前位。相关肌肉:肱二头肌,肱肌,旋前肌

• 手:腕伸展。相关肌肉:掌伸肌

• 指:指屈曲。相关肌肉:指屈肌

这里出现了屈和伸的转换,还有就是伸展—内收—内旋占主导。与下肢不同,下肢全部是伸,而这里出现了屈。我们将此解释为原始屈曲的遗留,我们是从半身痉挛了解原始屈曲的。

▪ 伸链

我们发现,伸链与头颅屈曲模式共同存在(见图 8.2 ~ 8.5)。

头部

• 枕部向前

• 蝶枕基底部软骨结合升高

• 蝶骨:体部升高

• 蝶骨大翼向前外

• 周围颅骨处于外旋位

脊柱

• 枕寰枢:枕骨伸展,寰椎相对靠后。相关肌肉:头后大、小直肌,头上、下斜肌,胸锁乳突肌

注意:斜方肌下部可将枕部移向伸位,但其主要功能在于肩部。

• C3 ~ T4:颈椎拉直。相关肌肉:颈长肌

• T4 ~ T12:胸椎拉直。相关肌肉:胸部椎间肌,上、下后锯肌以及胸部筋膜

注意:胸椎拉直使胸廓呈吸气位。这是通过腹肌的双向抑制实现的。膈肌被抬得更高,这使膈肌处于更佳工作位置。

- T12～L5:腰椎前凸消失。相关肌肉:髂腰肌
- 骶骨:骶骨上抬。基底后移,尾骨前移。相关肌肉:盆底肌

注意:盆底抬高,因而更加有效。

下肢

- 髂骨:骶髂关节使髂骨旋前。相关肌肉:髂腰肌,缝匠肌,股直肌,内收肌
- 髋:髋处于屈曲状态。相关肌肉:股直肌,缝匠肌,内收肌(包括大收肌),髂腰肌

注意:髂骨旋前与髋屈曲使臀大肌拉伸,这通过加大外展和外旋来补偿。梨状肌辅助骶骨后移,但同时将大腿外旋。这样的结果是下肢屈曲并外旋外展,这与头颅屈曲模型相对应,正如 Sutherland 所述。

- 膝:膝屈曲。相关肌肉:腘绳肌

髂骨旋前使坐骨结节后移,从而使股后肌紧张。这可以通过屈膝缓解。

注意:站立时,屈膝常不明显,甚至经常膝反屈。髂骨与骶骨反向旋转造成骶结节韧带紧张,这种紧张的相对缓解造成了膝反屈。于是,整个骨盆倾向于前倾,身体通过臀后移来保持平衡。这种患者表现为"假性前凸过度"。下腰椎屈曲,下胸椎作为补偿呈现前凸。典型的例子是孕妇和啤酒肚男性。

- 踝关节上部:足背伸。距骨被向后压向踝臼和跟骨之间。相关肌肉:胫前肌,趾背伸肌
- 踝关节下部和足:足内翻。足底肌加大了足弓。趾屈曲。由于占优势的屈肌不同,而呈现槌形趾或爪形趾。相关肌肉:屈肌,腓骨肌,胫后肌

上肢

- 肩胛骨:肩胛骨内收,附于肋骨上。肩部后拉,肩盂朝向外侧。相关肌肉:斜方肌,菱形肌,前锯肌

注意:胸部吸气位和胸椎伸直参与了这种表现。

- 上臂:上臂屈曲或者说比屈曲模式的伸展的程度轻。相关肌肉:胸大肌锁骨部,三角肌,喙肱肌

注意:肩通过肩峰固定结构向后保持稳定,胸小肌和胸大肌通过向上拉来支持肋骨。背阔肌由于肩的后移而相对松弛,从而胸大肌可以与三角肌前束以及喙肱肌一起将上臂向前拉。肩盂向外使上臂外旋。三角肌加大外展时,出现如下姿势:屈曲—外展—外旋。

- 前臂:肘伸展位,前臂旋前。相关肌肉:肱三头肌,旋前肌,肱桡肌
- 手:腕屈曲(或者说伸展的程度轻)。相关肌肉:掌和指屈肌
- 指:指伸展。相关肌肉:指伸肌

8.2　总结与结论

■ 屈链

这种模式可以是双侧或单侧。双侧屈链模式时呈现脊柱后凸、下肢伸直并且易出现扁平足。肩向前拉,臂屈曲并内旋。胸廓凹陷,腹部不同程度地前凸。

根据 Sutherland 所述,在头颅水平是伸展模式,蝶枕基底部软骨结合伸展,周围骨内旋。鼻旁窦更窄小,小脑幕更为倾斜,头更小,面部更长。

胸廓处于低位降低了膈肌,这对中心腱形成一个拉力,此拉力进一步加强了头颅的伸展位。胸廓处于低位为腹部脏器提供的支持较少,更利于下垂。

值得注意的是这种位置与瘦长者、被动类型相对应。一些作者也将颅骶机制的伸展状态称作被动状态。这种观点考虑到了主动屈曲状态的复原。屈曲位与放松位相对应。这是重力作用于机体的位置。

脊柱弯曲增加,导致韧带紧张。骶骨的下垂和髂骨的后旋拉紧了腰骶连接处的韧带。骨盆后旋和髋伸展拉紧了髋关节前方的韧带。

膝伸展通过交叉韧带固定膝。只有足不固定,与膈肌共同成为薄弱点。脊柱和下肢的这种生理性自固定机制降低了维持稳定所需的肌肉活动。

这可以解释肌张力降低和瘦长体型。

■ 伸链

这种模式可以单侧或双侧出现。在伸展模式（头颅屈曲）中，脊柱伸展而肢体屈曲。机体准备活动或正在活动。头颅屈曲是颅骶节奏基本呼吸机制的活跃状态。

蝶枕基底部软骨结合屈曲（升高），而周围颅骨外旋。颅骨的孔开放，静脉窦增宽。一切都为了良好的循环而准备。

小脑幕抬高，与胸腔和盆腔的膈肌相似。甚至足底腱膜也拱起，适于迈步前进。

胸廓的吸气位和膈肌的高位支持了腹部脏器并且保护下腹部免受过大压力。膈肌高位降低了对中心腱的拉力，从而使蝶枕基底部软骨结合能够屈曲。

8.3　扭转

人体一侧形成主导链时就形成了扭转模式。"交叉伸展反射"导致扭转模式的形成，结果是脊柱侧凸。如果这种情况在儿童早期发生，就会形成一个大的 C 形弯曲，因为脊柱前凸尚未完全形成。肌纤维的交叉以及机体两边筋膜平面的延续使得扭转更易形成。这在躯干部更为明显，例如躯干部后方的背阔肌和臀大肌有相同的纤维走行，前方的胸大肌和腹外斜肌有相同的纤维走行。

这种纤维排列出于功能需要。步行时，骨盆带和肩带向相反方向移动，这已经解释过了。这导致躯干扭转。结构适应于功能，这种交叉的肌肉链可随意延续至肢体，例如我们可以将后方的背阔肌和臀大肌中的肌肉链通过股外肌向尾端延续，股外肌通过髌韧带延续至膝内侧缘。这里出现了后方链延续至前方链的情况。

前方一个相似的肌肉链如下所述。例如，如果从左侧胸大肌开始，那么通过右侧腹外斜肌，到达右侧髂骨。右侧的内收肌使肌肉链延续至右腿。股二头肌短头将大收肌中央部分延续至腓骨头。大收肌在前方延续为股内肌，股内肌与腿另一侧连接起来，与股外肌相似。自此，肌肉链可通过胫骨前肌或腓骨肌延续。

肌肉之间的连接和自一侧至对侧与自后向前的延续构成一个环路网络，与双纽线相当。

脊柱侧凸畸形以及脊柱侧凸姿势，是在机体 3 个平面中发生的整体改变。骨骼的前后弯曲得以保持。就像整个躯干围绕一个垂直的轴旋转，而双足留在原地不动。脊柱的力学特性和肌肉的敏感性极有可能在脊柱侧凸和其他脊柱变形中起了重大作用。Busquet 等对此增加了一种内脏学说。对于脊骨神经科医师而言，运动系统尤其是双足起了关键作用。极有可能他们都是正确的。

这 3 种观点医生都应考虑到，并将其应用到治疗计划中。这里我们不能忘记，肌肉总是起主动作用。根据功能与结构原则，肌肉应适应于环境。

Louisa Burns[163] 和其他的研究者曾表明，这种过程开始得非常早。所以，对于脊柱侧凸患者，在寻找病因时绝不应忽视肌筋膜链的治疗。对于姿势不正患者也是如此，不管其原因是创伤还是日常生活中的过度用力或者用力不当。

8.4　一些肌肉或肌群的特性

这里我们不会详细讲述解剖，只讲述下述肌肉和肌群的要点和可能的特性。
- 胸锁乳突肌
- 斜角肌
- 膈肌
- 髂腰肌
- 旋髋肌

■ 胸锁乳突肌

胸锁乳突肌（图 8.6）包括 2 块肌肉，尾端附着于胸骨柄和锁骨，头端附着于上项线。胸锁乳突肌在头部附着于枕乳缝，对 Sutherland 而言，枕乳缝

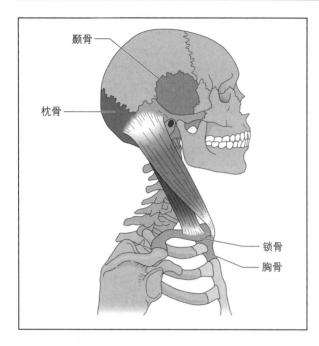

图8.6 胸锁乳突肌

对于头颅稳定性具有特殊意义。枕乳缝的限制制约了基本呼吸机制的活动。基于这个原因,胸锁乳突肌具有特殊意义。

功能

双侧

- 双侧胸锁乳突肌共同收缩颈椎将下颌拉向胸部
- 对于头部过伸者,胸锁乳突肌将下颌向前拉并帮助颈肌使头部伸展
- 胸锁乳突肌在后方出现突发的推力时(如挥鞭伤)防止颈椎过度伸展
- 胸锁乳突肌是吸气肌
- 胸锁乳突肌对空间定向很重要

单侧

- 单侧紧张时,胸锁乳突肌使头部屈曲并转向对侧,在此过程中,下颌上抬
- 与斜方肌一起,胸锁乳突肌使头部单纯侧屈
- 脊柱侧凸者,胸锁乳突肌与斜方肌一起加强头部

神经支配

- 副神经
- 颈椎节段 C1 ~ C3

胸锁乳突肌倾向于短缩(姿势肌)。由于其走行方向以及大量的适应性的改变方式,很难比较胸锁乳突肌的长度。通过触摸此肌寻找扳机点或硬结来确立诊断。

■ 斜角肌

斜角肌(图8.7)通常包括3块肌肉:前斜角肌、中斜角肌和后斜角肌。有时存在第四块肌肉即小斜角肌,但多数情况小斜角肌并不存在,而是由椎胸膜韧带所替代。

前斜角肌起自 C3 ~ C6 横突,止于第一肋骨的斜角肌结节。中斜角肌起自 C2 ~ C7 横突,止于第一肋骨。

在这2块斜角肌之间有斜角肌间隙或者叫"胸廓入口",锁骨下动脉和臂丛通过此处。斜角肌痉挛会刺激这些结构。

后斜角肌附着于 C4 ~ C6 横突后结节,延伸至第二肋骨。

最后,小斜角肌头端起自下2个颈椎的横突前结节,延伸至胸膜顶。斜角肌易于痉挛,但也可短缩以及纤维化,这取决于功能。扳机点可出现类似正中神经痛的症状。斜角肌之于颈椎相当于髂腰肌之于腰椎。斜角肌主要使颈椎屈曲,也可在需要时辅助形成脊柱前凸。这种互相矛盾的功能也许是其易于痉挛的原因。

斜角肌与头长肌和颈长肌都属于椎前肌。它们被颈深部筋膜和 Sibson 筋膜的一部分所包覆,Sibson 筋膜构成上胸部的隔。这样,它们与中心腱和内脏部分就建立了连接。

功能

双侧

- 前斜角肌可屈曲颈椎
- 所有斜角肌共同在前方平面内稳定颈椎
- 它们是参与吸气的重要肌。肌电图研究显示它们与膈肌一起兴奋。通过上拉胸廓上口从而上拉胸膜顶,它们阻止膈肌在吸气时将肺拉向尾端。它们负责高位胸部呼吸

单侧

- 单侧斜角肌可使颈椎侧屈

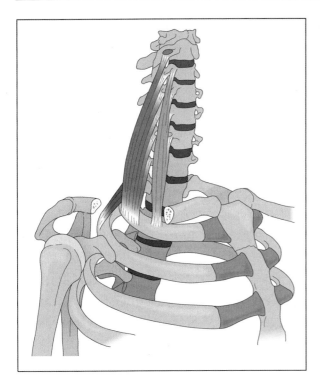

图 8.7 斜角肌

神经支配

- C3 ~ C8

■ 膈肌

关于膈肌 Still 曾经讲过类似于这样的话:"因

汝而生,因汝而亡。"[140]这完全正确,因为膈肌实际上影响了所有的生命功能(图8.8)。

- 肺的气体交换通过吸气与呼气时压力的改变来调节
- 细胞代谢也通过引发呼吸的压力改变来激活。吸气时产生一种离心力,这种离心力被周围肌所拮抗。这就产生了节奏性的压力改变,这种改变影响扩散和渗透。吸气将血液吸至胸腔。腹部脏器被压缩,头部静脉窦和颈部静脉增宽
- 膈肌上下移动有节奏地稳定了所有的脏器,围绕着它们的生理运动轴
- 当需要时膈肌可辅助保持姿势。腹腔和胸腔压力的改变可以调整脊柱姿势。因此它可以稳定躯干,同时有助于肢体活动
- 经过膈肌的血管和神经结构也很重要

由于膈肌功能极多,每位患者的膈肌都处于功能失常状态。膈肌将胸腔与腹腔分开,包括 2 个部分。

- 纤维部分即中心腱,脏器附着处
- 周围肌部,负责膈肌的运动

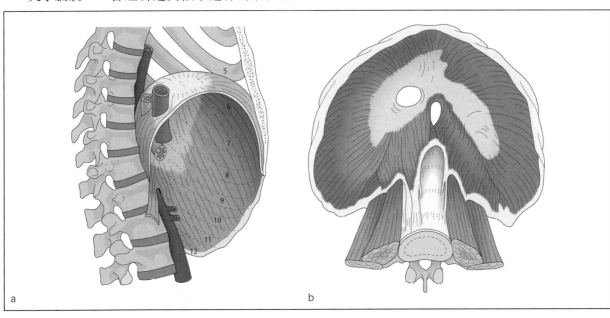

图 8.8 膈肌

肌部附着于下5对肋骨和上3个腰椎。神经、血管和脏器通过膈肌的裂孔。肌纤维大致从头端中央向尾端外侧走行,从中心腱到周围部分走行。

神经分布

- 运动:一对膈神经(C3～C4/C5)
- 感觉:中心腱由一对膈神经支配,与肌部的后部一样
- 周围肌部的感觉由T7～T10节段支配

呼吸运动及其对运动系统的影响

以下肌肉参与呼吸运动。

吸气

- 初级吸气肌
  - 膈肌
  - 斜角肌

  在静息情况下,只有这2种肌肉正常活动。

- 附属呼吸肌
  - 斜角肌
  - 斜方肌
  - 胸大肌
  - 胸小肌
  - 腰方肌
  - 髂腰肌
  - 前锯肌
  - 菱形肌
  - 背长伸肌
  - 肋间肌

这些肌肉是否参与运动取决于呼吸深度,按从头到尾的顺序,首先参与辅助呼吸的是肋间肌。

在呼吸过程中(图8.9),膈肌收缩使中心腱下降,这降低了胸腔压力,从而导致吸入空气。同时,腹腔内压力升高并传导至腹壁。这些变化与呼吸深度成比例。

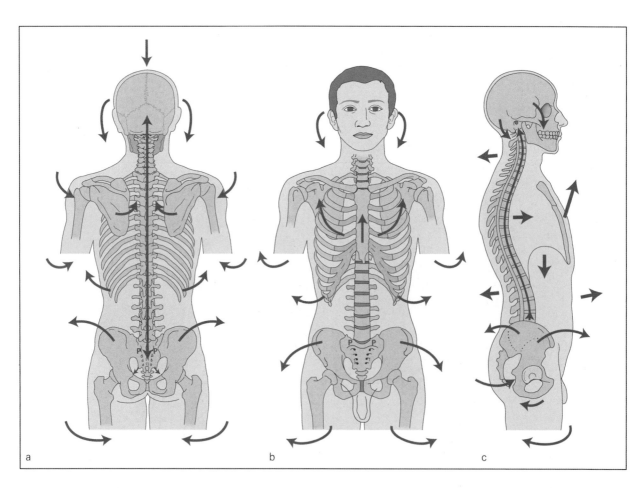

图8.9   a,b.吸气相周围骨的活动;c.吸气相躯干骨的活动

中心腱向下运动直至被腹腔压力所阻止。然后,膈肌附着在肋骨上的纤维将肋骨向上拉。胸腔与胸骨被抬高。在此过程中膈肌由斜角肌支持。肋间肌使肋骨相互稳定。深吸气时,其他吸气肌也同时起作用。

脊柱必须保持稳定以提起胸腔并扩张肋骨。这由腰椎的髂腰肌、腰方肌和胸部的背长伸肌群负责。

腰方肌和髂腰肌还使下2对肋骨及上腰椎保持稳定,这使膈肌有稳定的支撑。

固定肩胛骨的组织稳定了肩胛骨并使前锯肌和胸肌能够提起肋骨。

斜角肌伸展颈椎。在吸气末,胸锁乳突肌是收缩的。它将胸骨向上拉并阻止枕骨屈曲,从而可以继续保持向前平视。

腹肌的功能比较奇特,它们控制腹部脏器。吸气时骨盆、头颅和肢体都发生了什么?

中心腱向下运动将腹部脏器向下、向前挤压。这对盆底和腹肌都施加了压力。对盆底的压力将耻骨支向后拉,将骶骨尖与尾骨向前拉,将坐骨结节向内拉。这将髂骨翼向前外拉。盆底对尾骨的牵拉使得骶骨底向后呈上举位。这些运动由髂腰肌支持,髂腰肌将腰椎拉向屈曲并将耻骨支向后压。

骨盆的运动就像我们在伸展模式中所说的。这与颅骶节律的屈曲运动相一致。

下肢出现屈曲—外旋—外展。颈椎伸展和肩胛骨内收将肩关节向外旋。肩的屈曲—外展—外旋变得更为容易。

吸气时,胸廓上口抬高。颈部筋膜像帐篷顶一样拉紧。这将颞骨拉向外旋。胸锁乳突肌和斜方肌将枕骨拉向伸展,这与颅骶屈曲相符。

项韧带被动性地支持这种作用。颈椎伸展使其紧张。避免这种牵拉的一种方法是将头后部向前下拉,即拉向颅骨屈曲位。

膈肌向下的运动与相应的中心腱紧张由胸部上提拮抗,这使得蝶枕基底部软骨结合可以向头端移动。

因此吸气与 Sutherland 所述的基本呼吸机制的屈曲模式完全符合。屈曲时与吸气时一样为主动状态。呼气时相反,为被动状态。

呼气

- 静息时的呼气通常是被动过程,在此过程中组织的弹性使身体结构恢复原始位置

- 在深呼气时,主要是腹肌为主动。一些人认为肋间内肌是呼气肌,与胸横肌一样(Mac Conail, Basmajian[164])

膈肌和斜角肌放松,就像深吸气时激动的辅助呼吸肌。深呼气时,腹肌变主动。腹腔内容物被压缩并向上推,而胸部同时被拉向尾端。

在骶髂关节,出现髂骨后旋伴膨胀。四肢内旋。胸部呼气位通过肋骨将上胸椎拉向屈曲,将颈椎拉向前屈。颅骨恢复到原始位置。与吸气时的位置相比,这与伸展—内旋相符合。枕骨的位置与骶骨的位置相一致。

注意:值得注意的是在吸气和呼气时头部均保持水平。我们认为这是胸锁乳突肌、斜方肌和枕下肌的联合作用所致。

■ 髂腰肌

髂腰肌(图8.10)可能是整个肌筋膜系统最为有趣的肌肉。髂腰肌的功能是争议最多的。由于其附着点尤其是其纤维走行,髂腰肌可以调整髋、骨盆和腰椎的相对位置。

对 Basmajian[164] 而言,髂腰肌是对于身体姿势最重要的肌肉,能在额状面和矢状面内调整脊柱和骨盆。

Lewit[86] 认为,腰大肌经常引起髂窝的腹痛或者出现类似于胆绞痛或肾绞痛的疼痛。腰大肌直接参与呼吸,因为它起自 T12 和膈肌内侧拱形韧带。

Bogduk[14] 认为,腰大肌痉挛对腰椎间盘产生极大的压力。Fryette[56]、Kuchera[82]、Di Giovanni 和 Schiowitz[49] 等将腰大肌综合征作为急性腰痛的主要原因。

腰大肌被认为是姿势肌,即含有 I 型纤维的肌肉。实际上我们经常发现短缩的髂腰肌,但就像经常痉挛的肌肉一样。根据 Lewit[86] 所述,腰大肌收缩导致胸腰连接处的疼痛,髂肌的紧张导致骶髂关节的疼痛。

腰大肌紧张会导致腰丛受到激惹。腰大肌起自 T12 ~ L4 (L5)的椎体和其间的椎间盘,以及 L1 ~ L4 的横突。腰丛从上述二肌的肌腹间走行。髂肌起自髂窝。

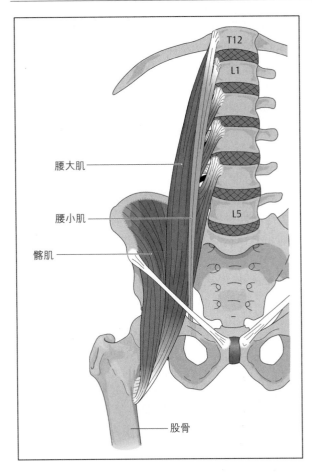

图 8.10　髂腰肌

髂肌和腰肌会合并向下走行至腹股沟韧带下附于股骨小转子。腰小肌起自腰大肌肌腹,尾端附着于耻骨嵴和腹股沟韧带。

髂腰肌由髂筋膜紧紧包裹。髂筋膜是膈肌筋膜向尾端的延续,在骨盆与腹股沟韧带相连接。

髂腰肌相当于肾的平滑的轨道并与其他脏器相关。其走行是从后—内—头端向尾端—前—外。在耻骨嵴水平肌纤维改变方向,向后—外走行。

髂腰肌从髋关节前方经过,由一个滑囊与髋关节隔开。在耻骨支处肌纤维方向逆转的作用是在肌紧张时使髂骨前旋,因此腰大肌支持了髂骨的牵拉。

功能

双侧

- 双侧髂腰肌是身体最强壮的屈髋肌。下肢固定时,它们将髂骨翼拉向前并造成骨盆前倾
- 当骨盆被阻止前倾时,它们可以屈曲腰椎

单侧

- 它们可以使腰椎向一侧侧屈。如果脊柱在此处能够形成前凸(根据 Fryette 所述,易于屈曲),则椎体向前凸。如果骨盆不能前倾(腹肌或盆底肌紧张),腰大肌使腰椎屈曲、侧屈并向一侧旋转

神经支配

- 腰椎节段 L1、L2(L3)

■ 旋髋肌

旋髋肌(图 8.11)由梨状肌、孖肌、闭孔内肌、闭孔外肌组成。这些肌肉均邻近关节,其力臂较短,难以进行有力的活动,因此,这些肌肉的主要作用是保持髋关节的位置,调整股骨旋转以适应髋骨的旋转,其目的是使股骨头位于髋关节的中央。这些肌肉与盆底肌协同作用,承接骨盆。站立或单腿站立时,梨状肌和臀大肌稳定骶骨的对角轴。梨状肌起维持身体姿势的作用,趋向于缩短,通过坐骨大孔离开骨盆。它与臀部神经、阴部神经、坐骨神经及营养盆底肌的血管关系密切。梨状肌收缩激惹这些结构,引起假性神经痛或会阴功能障碍。下肢外旋并缩短。疼痛向外放射至骶髂关节、臀部和大腿后方。在极少数患者中,疼痛可以延伸至膝关节后方。长时间地坐或蹲,双膝互相挤压,会导致疼痛,这是由于梨状肌受到了拉伸(在梨状肌损伤的情况下)。

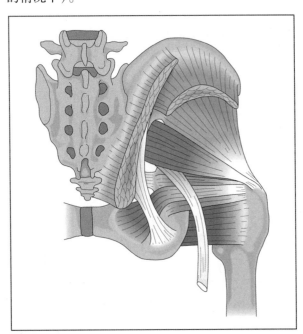

图 8.11　旋髋肌

功能

就像已经提及的，旋髋肌对髋关节有固定作用。它们可将髋外旋、外展并轻度伸直。髋屈曲大于60°时，梨状肌的作用是内旋髋。

■ 总结

我们可以继续讲述这些有趣的肌肉和肌群，但我们打算到此为止。在总结本章之前，我们想强调一下前面的肌肉。

- 舌骨肌对于颈椎的稳定作用肯定很小。它们主要参与下颌的活动（张口），而下面的肌肉稳定舌骨。它们的功能是吞咽、打哈欠、说话和呼吸。它们的主要功能是在头颈部活动时阻止气管、食管的塌陷
- 这些肌肉发挥屈曲头部功能时，口必须要由咀嚼肌关闭。主要是椎前肌和胸锁乳突肌发挥屈曲颈椎功能（当头部屈曲时）
- 肋间肌稳定躯干并参与躯干旋转。从这个角度看，肋间肌是腹斜肌的协同肌

这些肌肉主要功能是辅助呼吸肌。当其起支持作用时也是如此。腹肌尤其是腹直肌是胸长肌的拮抗肌，这强调了腹肌是附属于胸肌的。

它们几乎参与了躯干和下肢的所有活动。他们通过压缩腹部脏器和胸腔，对躯干更多的是稳定作用而不是活动作用，这支持了脊柱。

腹肌和腰部多裂肌在下肢肌之前参与步态（腹横肌最先参与）。

脊柱屈曲或伸直时，除了旋髋肌，我们介绍的所有其他肌肉（胸锁乳突肌、斜角肌、膈肌和髂腰肌）都支持其他肌肉。

- 胸锁乳突肌使上位颈椎伸直，当下位颈椎屈曲时，使之屈曲
- 斜角肌可以屈曲颈椎。当颈部椎旁肌使颈椎前凸时，斜角肌功能改变为支持椎旁肌
- 膈肌可根据需要屈曲或伸直颈胸连接
- 髂腰肌可辅助使腰椎前凸或伸直

当腹肌和盆底肌使骨盆后倾时，腰大肌使腰椎后凸。旋髋肌的作用被低估了。行走时，重量从矢状面移向额状面。骨盆的运动从脊柱的屈伸改变为外展—内收（以保持平衡）。旋髋肌帮助稳定骨盆并使股骨头与髋臼关系协调。结果，骨盆的各种功能异常常常使这些肌肉拉伤。

（魏广福　译）

9 姿势

本章重点介绍姿势对机体的影响。姿势问题作为运动功能障碍，特别是脊柱功能障碍的一个潜在原因，经常被忽视。手法治疗师非常熟悉肌肉骨骼系统对整个生物体的重要性。在描述运动系统时，Korr[10]谈到了"生命的主要机器"。Kuchera[12]认为肌筋膜组织具有重要功能。

- 保护机体免受热、机械和化学刺激的损害
- 支持和姿势
- 连接机体各个系统
- 血管和神经的通路
- 细胞呼吸作用和肺内气体交换
- 启动运动

Still[26]确信运动系统功能障碍，特别是脊柱功能障碍是所有身体疾病的原因，只有在脊柱功能恢复正常的情况下治疗才能成功。考虑到整个身体的敏感性与相应脊柱节段对应，这是有道理的[8,9,24,25]。这也解释了为什么这么多人会发生背部疼痛。

在医学界，毫无疑问，精神或情绪问题可能表现为身体上的疾病。研究也似乎证实，大约 1/3 的慢性背部疾病有精神或情绪因素。大量器质性疾病是由情绪压力引起的或至少受其影响(例如应激性溃疡)。Upledger 提出的情绪性囊肿理论是一个有趣的模型，用于解释情绪如何导致身体功能障碍，表现为可触及的组织变化("情绪性囊肿")。

虽然这一理论尚未得到科学证明，但治疗成功的案例似乎证明其是正确的。情绪引发身体疾病的机制尚不清楚。有以下几种可能的解释。

- 神经元的相互连接可以解释脊柱的功能障碍
- 神经内分泌反馈回路可以解释纤维肌痛患者体内的激素水平失衡
- 由肌筋膜组织局部张力变化引起的生物力学和电磁现象[22]

基于以上这些原因，值得注意的是，在肌筋膜组织中已经检测到了压电现象和电磁场[22]。较新的研究表明，筋膜中存在可收缩细胞。这支持了筋膜独立反应的结论。这些现象为 Buckminster Fuller 的张拉整体模型增添了新的内容。现在有医疗设备可以通过产生电磁场来治疗愈合不良的骨折。这些医疗设备所使用的频率可以明显地刺激愈合过程。有趣的是，这个频率与人手产生的电磁场完全相同[22]。

如果考虑到神经反射弧(内脏—躯体，躯体—内脏，内脏—内脏，躯体—躯体)与人体各部位之间的关系[10,12]，我们就可以理解为什么 Still 认为，整骨医生需要将筋膜的病变视为疾病的首要原因并且给予治疗[26]。因此，对于关注整体治疗的手法治疗师来说，找到患者主诉的原因非常重要。这些症状也可能由内脏或者颅内的病变造成。

9.1 影响姿势的因素

姿势是肌肉骨骼系统对抗重力的结果。任何偏离理想姿势的行为都会增加整个机体的压力。Kappler(1982)将完美姿势定义为一种身体质量分布方式，它能够使肌肉和韧带保持正常的张力以抵消重力的影响。当一个人直立时，姿势主要取决于3个因素。

- 该人员所站的地面水平度如何
- 他们的脚作为与地面的接触点的状况如何
- 骶骨作为脊椎根部的基础,因为脊柱保持身体各平衡器官的平衡状态

注意:有人认为枕寰枢(OAA)复合体的错位会导致骶骨适应,这是有道理的。如果骶骨的基部是水平的,那么 OAA 复合体也必须是平衡的。然而,由于颅部的病变也可能是始动因素,我们倾向于将 OAA 复合体作为影响姿势的第四因素。

足部的 3 个弓必须在两侧达到最佳平衡。理想情况下,胫骨应垂直定位在足部上方(冠状面),以使身体的重量在足部 3 个弓之间平衡地分布。这确保了朝向骨盆的力的传递处于合适的状态。这些都说明了肌筋膜牵引对姿势的潜在影响。

骶髂部位的连接由腰骶连接和 2 个骶髂关节组成。通过关节、韧带和肌肉的相互配合来提供姿势的稳定性。最佳定向力可以为关节提供足够的压力,而不需要通过肌肉力量来稳定骨盆。

基本的肌肉和韧带张力确保关节面一致性。在腰骶连接交汇的三股力量相互抵消。影响骶骨基部的重力被由双腿向上的两股力中和。这种机制仅在骶骨的基部是水平的情况下起作用。即使骶骨岬的最低程度倾斜也会改变上述力线并导致骨盆不稳定。如果发生这种情况,就会招募肌肉来重建骨盆的稳定性。这会相应影响整个运动系统。它改变了骨盆的位置,从而改变了脊柱和下肢的位置。

Robert Irvin 进行了一项研究[155],该研究发现,接受经典整骨疗法但未取得持久疗效的慢性背痛患者,如果在整骨疗法的基础上,将他们的骶骨底部用矫形器矫正,其一般症状会有 70% 的改善。

最常见的位置不正有以下几种。

- 足弓下陷(扁平足)
- 足的后部(包括距骨和跟骨区)外翻(扁平足、外翻足),足外翻
- 骶骨基部侧向倾斜

这 3 种畸形都可以通过矫形器进行矫正。在

Irvin 进行的一项放射学研究中[155],他发现 98% 的接受 X 线检查者的骶骨底部在冠状面上平均倾斜 1.2 mm。

骶骨底部倾斜(冠状面)有很多原因。

- 骶骨功能障碍:骶骨的前基底也较低
- 髂骨功能障碍:髂骨向前旋转会使同一侧的骶骨底部升高,向后旋转会使同一侧的骶骨底部降低
- 双腿不等长:由于外伤、手术和足部位置不当而导致的先天或获得性差异

脊柱对骶骨底部倾斜的适应通常是三维的,可以导致 C 形(很少)或 S 形脊柱侧凸。S 形脊柱侧凸进行自适应是最经济的,也是保持平衡的最简单方法。然而,在新生儿和儿童中,我们只发现了 C 形脊柱侧凸。

脊柱侧凸和脊柱侧凸姿势中的旋转和侧弯的方向总是相反的(根据 Fryette,中性位置—侧弯—旋转)。功能性脊柱侧凸(脊柱侧凸姿势)可发展为结构性脊柱侧凸(结构适应功能)。

机体试图通过在病变部位的上方和下方以相反的方向调整身体各部分来补偿姿势失衡。这会导致旋转和侧弯的方向发生改变。这些变化是在关节附近产生的[12]。

Zink 模式就是一个例子:Littlejohn 的脊柱生物力学模型提供了力学解释。

对脊柱侧凸和后凸的治疗取决于脊柱的弯曲是功能性的还是结构性的。对于功能性、非固定的弯曲,治疗的目标是改善姿态。对于结构失衡,主要目标是减轻疼痛并使所有结构和系统实现最佳功能。在任何情况下,都应考虑导致结构失衡的所有原因。

- 眼睛
- 前庭器官
- 颅内以及枕寰枢复合体
- 颞下颌关节
- 器官
- 脊柱—骨盆
- 足部

纤维化、挛缩和粘连的患者必须接受更长时间

的特殊治疗。动态矫形器可以刺激特定的低活性肌肉链,通常有很好的治疗效果。它们还能够通过前庭脊髓束影响身体重心的变化,从而达到平衡状态。

通常情况下,脚的结构变化必须通过静态矫形器来稳定,以防止过度紧张的肌肉产生伤害性反射。双腿长度差大于 3 mm 时,无论是先天性的还是后天原因导致,都应通过矫正使其长度相等。

9.2　重力对运动系统的影响

当人一站起来,重力就不断地影响着运动系统。根据 Fryette 的说法,"重力可以杀人"[9]。然而,如果运动系统处于平衡状态,重力有助于稳定运动系统,例如通过章动原理稳定骶髂关节。重力线穿过骶髂关节和髋臼之间的股骨轴,在维持骶髂关节稳定的整个过程中,重力是始动因素[15,16,20]。然而,由创伤或肌筋膜张力引起的姿势失衡会破坏正常的重力线[23]。

这需要机体的适应。这些适应是由可收缩纤维(至少在初始阶段)来实现的。姿势的变化可以防止重力造成的对机体的不良影响。然而,姿势的改变同时也限制了机体进一步适应重力的机会,在最坏的情况下,它可能是脊椎或四肢任何部位疼痛的原因。该原因可以从肌梭的极端敏感性和肌肉链的运作方式中找到。

例如,治疗不当、严重或反复的旋后损伤(旋后外旋损伤或踝关节扭伤)可能导致跟骨外翻。它会导致身体的重量转移到足内侧纵弓。这可能导致脚踝叉的内旋,并可能导致腿部的内旋和一侧骨盆的前倾。骨盆扭矩使脊柱全长发生适应性改变,一直向上到枕寰枢(OAA)[15,20]。如果这种姿势异常伴有器官功能紊乱,例如胃炎,则可能导致中胸段脊柱(T5~T9)功能障碍或 OAA 运动受限。这些功能障碍可导致胸椎、颈部和头部疼痛,以及耳鸣、眩晕等。如果这种情况持续较长时间,则会导致脊髓敏化(刺激阈值慢性降低)。这可能导致非常轻微的刺激(寒冷、压力、体力消耗)就会引起胃部问题、头痛等的复发。这类患者的治疗主要是去除所有刺激因素,包括姿势失衡。如果任何刺激因素仍然存在,那么任何不良刺激都可能在任何时候再次触发整个临床症状,因为脊髓的敏化节段没有正

常化。

在姿势的维持过程中,除了肌肉组织作为一个执行器官外,姿势接收器对于保持直立姿势也极其重要[2,3]。肌梭的敏感性使其能够快速精确地适应身体重心的突然变化。这些机制不受意识支配,可能受到某些特定模式的调控。这个过程非常重要,因为它们持续存在,并且对身体的消耗非常少(遵循经济规律和减少疼痛)。

目前还没有完全了解哪些肌肉参与了姿势的维持以及它们在姿势维持过程中发挥了多大的作用。这些肌肉必须能够对姿势的变化做出快速反应,并且重新建立平衡。时相肌适合这项任务,因为它们含有丰富的受体。然而,长期的姿势失衡会招募更多的肌肉参与姿势的维持,这些肌肉能够长期保持紧张状态。这些肌肉主要含有强直肌纤维。这是一个非常简单的例子。实际的过程可能要复杂得多。

中枢神经系统能够使姿势的变化完全适应于瞬间的需要,但应注意以下几点。

- 通常,抵抗重力的因素是被动的。骨架包括其骨骼、关节和韧带都被设计为自动"锁定"直立姿势,只需稍做调整即可保持平衡[5,6]
- 脊柱弯曲度增加,导致韧带紧张度增加
- 骶骨旋前和髋骨旋后可导致骶髂韧带、骶结节韧带和骶棘韧带紧张度增加,这可以稳定和收紧骶髂关节
- 骨盆向后倾斜,髋股韧带紧张度增加
- 足部会倾向于形成足弓下落(扁平足或平底足),这会使足底腱膜和所有韧带紧张度增加[15]

总的来说,上述变化与身体屈伸模式相对应。

在这种理想的情况下,重力的中心线在冠状面上从枕骨大孔的前缘穿过整个脊柱准确到达两脚之间。在矢状面中,重力线通过外耳道穿过肱骨头的中心,穿过股骨大转子,到达腓骨头前面和外踝前面。

重力将胸腔与膈肌及其附着的器官向下推。而肺部总是保留一定量的空气(残气量),结肠也保持充气状态,二者的作用抵消了重力的这种效果。它们共同为胸腔提供了一个气垫并防止其下垂。

9.3 关键区域

整骨医师、脊椎指压治疗师和脊骨神经科医师都同样清楚姿势对于机体健康的重要性。这3种专业医师对姿势不正的原因有不同的解释,相应地,治疗方法有些不同。他们意识到了脊柱的重要性,在身体的不同区域发现了失稳的主要原因。他们治疗的成功证实了他们方法的有效性。

我们问自己,为什么整骨医师将骨盆(和枕寰枢复合体)看得如此重要,脊椎指压治疗师将寰椎看得如此重要,脊骨神经科医师将足看得如此重要。这3个区域有什么共同点对姿势影响如此重要?并非完全出乎意料,我们在解剖上发现了一个有趣的答案,或者说是身体上这些区域的生物力学。

枕寰枢复合体、髂腰骶连接和足有2处重要的共同点。

- 在这3处区域,都有一块骨的运动取决于其所承受的压力,肌肉的直接稳定作用是其次的
  - 寰椎的作用类似于枕骨和枢椎之间的半月板
  - 在整体上,它对枕骨和枢椎的作用是相反的
  - 骶骨的运动对于脊柱和髂骨是相反的。来自脊柱的压力将这种作用施加到骶骨上
  - 距骨没有肌肉附着,它的活动完全取决于压力。踝臼的方向和跟骨的位置决定了距骨的活动方向
  - 我们可以将这3块骨的行为比作球轴承中的一个球
  - 球使活动滑畅,并使将压力向另外的方向传递成为可能

- 在这3处区域,都有一个压力的重新分布
  - 身体的重量通过寰椎分布到枢椎的椎体和小关节上(Mitchell:颈椎小关节有承重作用)(图9.1)

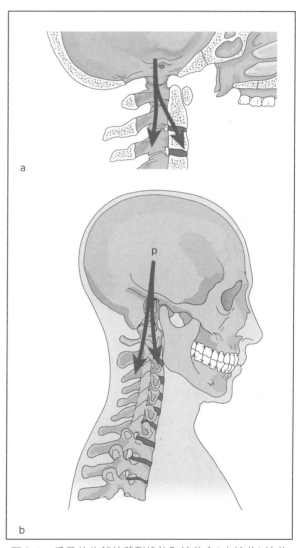

图9.1 重量从头部转移到椎体和关节突(小关节)关节(在矢状面上)

- 在腰骶连接处,重力传递到另一个平面
- 自骶骨岬,重力向双髋关节方向传递(图9.2)
- 距骨将站立和行走中的体重分布到跟骨结节以及骰骨和足舟骨方向,即足的外侧缘和内侧缘(图9.3)

注意:在这些区域,重力在不同的平面内重新分布。

- 枕寰枢:在矢状面内,枢椎的小关节和椎体
- 腰骶连接:在额状面内,在双髋关节方向
- 足:在水平面内,自距骨到跟骨和骰骨以及足舟骨

这再次证明了结构适应于功能。行走时,身体的重心会发生变化。

- 脊柱内发生重心从后向前的转移
- 骨盆中是从右至左和从左至右
- 在足部是从跟骨到第五跖骨头和第一跖骨头

这些区域的功能障碍或者结构改变导致这种力量传导方向失误,进而导致肌肉的张力增加。然后肌肉的拉力改变进一步发展,结果是整个运动系统做出适应,形成不同的姿势模式。

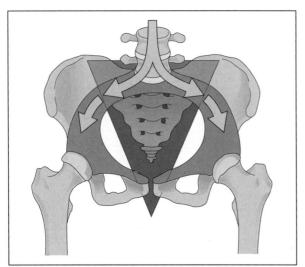

图9.2   重量在冠状面上从脊柱转移到双侧髋关节

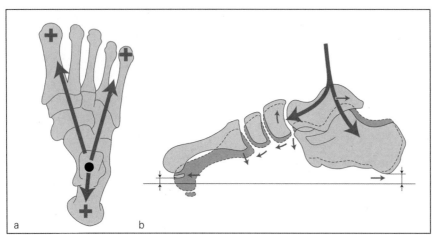

图9.3   水平面上重量在踝部的转移

9.4 保持平衡

粗略地说,身体的平衡系统可以分类如下。

- 传入通路:受体和感知通路
- 控制中心:皮质、小脑、网状结构和皮质下核(基底核、基底节)
- 传出通路:锥体束和锥体外系[24,25,28]

传入通路包括脊髓前索(脊髓丘脑前束和脊髓丘脑侧束)和脊髓后索(脊髓薄束或 Goll 柱和脊髓楔束或 Burdach 柱)。脊髓前索主要通过丘脑向皮质传导压力、触觉、温度和疼痛的感觉。这些束还含有向皮层下中枢传导的纤维,如网状结构、橄榄核和顶板。这些是锥体束的传入纤维。脊髓后索负责传递本体感觉和精细触觉。它们还与皮层和皮质下运动中心存在联系。

虽然传出通路的锥体束是造成目标性运动的原因,但锥体外系在自动作用中起主要作用。维持平衡主要是潜意识过程。但是,机体可以有意识地防止即将发生的失衡。

直立的步态和协调的、有针对性的运动需要复杂的肌张力和平衡调节。大脑或皮质下运动区域不参与这些调节作用,而由小脑和前庭系统负责[24,28]。

小脑将由大脑启动的运动序列进行整合,并将它们转化为有针对性的、协调良好的运动。为此,小脑会接收有关肌肉的激发状态的信息、身体的空间位置以及来自皮质和皮质下运动区域的信息。小脑通过脊髓小脑束从肌梭接收信息。前庭核提供有关身体在空间中的位置和运动的信息。与锥体束和锥体外系相同步,神经纤维会将由皮质和皮质下细胞核预先编程的机体运动模式传到小脑。

小脑对运动的影响是间接的。虽然运动模式的"粗略"实施计划是由大脑皮质提供的,但是小脑可以通过调节敏感性和运动区域来使运动变得更为准确。小脑通过将传出的信息传递到丘脑、红核、前庭核和橄榄核来调节肌肉运动。这需要小脑正常运作。这预示着为机体平衡器官提供有效的支持以及来自姿势感受器的正确信息。

■ 实际意义

躯体功能障碍(阻塞、肌肉损伤等)可以将错误信息传导至小脑。脊柱病变会对所有传入和传出刺激产生干扰。眼睛运动障碍和前庭器官功能障碍对前庭系统产生负面影响。

小脑、内耳和脑干由椎动脉供血。上胸椎(通过交感神经系统),以及特别是颈椎的病变会对这些血管产生负面影响。这导致血管功能障碍,并因此导致由这些血管供应的核团的功能障碍。从这个角度来看,枕下区域有着特殊的作用。椎动脉在该区域特别脆弱,因为它位于寰椎双弓内,并在进入头部之前穿过寰椎弓。肌肉紧张很容易阻碍血管内血液的流动。病变导致的交感神经过度敏感可能发挥更重要的作用,因为它导致血管收缩。

大量的传入信息汇集在上颈段(通过三叉神经、迷走神经、颈丛和脊髓),这可能解释了 OAA 功能障碍的高发病率。它也可能解释了寰椎复位的积极治疗效果。

■ 姿势受体

平衡由中枢神经系统控制的潜意识反射弧调节。肌肉是效应器官,姿势(位置觉)受体是信息的来源。以下受体对维持平衡尤为重要。

足、关节和肌肉本体感受器

来自肌肉、关节和肌腱受体的本体感受提供来自运动系统的信息以维持平衡。肌腱提供有关肌肉长度的信息,而肌腱中的高尔基体受体可测量肌肉紧张度。Pacini 小体是加速度探测器,存在于皮肤、肌腱、肌肉和关节囊中,它们记录运动的加速度。足底皮肤中的 Merkel 细胞提供了足部压力变化的信息[2,3,16,25]。

前庭系统

前庭系统在维持平衡方面起着重要作用。它

的感觉细胞在内耳。在内耳获得的信息通过前庭神经传递到大脑,在大脑内,它们与负责感觉运动的其他大脑中心一起控制平衡[8,24,25,28]。

前庭系统与耳蜗一起存在于颞骨岩部的骨迷路中。它被外淋巴液包围,前庭系统主要包括以下结构。

- 3个半规管,其末端扩展为膜壶腹
- 2个囊,椭圆囊(前庭小柱)和球囊(前庭小囊)

半规管、壶腹和2个囊内也充满了内淋巴液。

壶腹、椭圆囊和球囊含有纤毛,纤毛是前庭系统的感觉器官(椭圆囊和球囊中的耳石和平衡石)。半规管彼此成直角,相对于各自的空间平面倾斜45°。

当头部运动时,内淋巴开始振荡,刺激感觉细胞。壶腹纤毛在三维空间平面上对旋转运动有反应,而椭圆囊和球囊中的平衡石只对直线运动有反应,因此对重力的影响也有反应。

前庭蜗神经将这些刺激传导到脑干菱形窝底部的4个前庭核。然后主要投射到大脑的3个区域。

- 小脑:前庭小脑
- 眼外肌的运动核
- 脊髓

眼

眼球运动必须与躯干和颈部的运动相协调。这对于保持水平前视、在躯干移动时保持对物体的聚焦或在运动中跟随被观察物体是非常重要的。这可以通过将视觉区域与运动平衡区域协调的环路实现。

足底、关节和肌肉以及前庭系统和眼睛的本体感受器可被视为平衡的主要器官。此外,还有一些其他因素对于姿势的维持也很重要,因为它们支撑着保持身体直立的肌肉,而在机体功能障碍的情况下可以产生负面影响。

- 空腔压力
- 咀嚼器官
- 枕下肌
- 腰骶连接

空腔压力

胸腔和腹腔的压力有助于躯干的直立。因此,

我们需要考虑到这些空腔中的压力变化会导致姿势的适应性改变[5,23]。

浆膜和其附着的器官(韧带和系膜)的感觉支配传到脊髓节段。刺激,尤其是伤害性刺激(甚至阈下刺激或潜意识的)传导到脊髓,可能会改变脊髓相应节段的椎旁肌肉的张力。

然而,空腔压力可能还会通过另一个非常重要的机制间接影响姿势。胸式呼吸是静脉循环的主要动力。呼吸相关肌肉,特别是膈肌对于躯干和头部的静脉和淋巴管的作用,等同于肌肉泵对于四肢的静脉和淋巴通道的作用。

头部、躯干和脊柱的静脉没有或很少有功能性静脉瓣膜。通过胸腔和腹腔之间的恒定压力差实现静脉回流和向心脏的淋巴流动。胸腔内的压力低于腹腔内的压力。在吸气期间,膈肌的向下运动增加了腹压并降低了胸压。这使得吸入空气成为可能,同时,血液和淋巴(乳糜池位于膈肌周边部分的正下方)被泵送到心脏。向心脏方向泵送血液和淋巴液的体积与吸入空气的体积相关。膈肌和胸腔在吸气过程中膨胀得越多,泵到心脏的血液和淋巴就越多。

心包附着在脊柱、胸骨和横膈膜上,以及静脉的筋膜附着于上胸廓,这都使得心脏可以接收在吸气期间泵送的血液。如果没有胸腔内静脉淋巴泵系统的支撑功能,人的心脏会很快出现过载。

胸腔和腹腔之间的压力梯度会在一些生理和病理条件下发生改变。最先试图重建生理压力梯度的结构是横膈膜。如果腹腔内的压力增加,则横膈膜立即向上移动并处于呼气位置。此时机体表现为浅呼吸,尤其是吸气,伴随心率增快。不久之后,辅助呼吸肌越来越多地被招募,这进一步中和了循环的变化。如果发生这种情况,胸腔会保持在吸气位置,这会影响姿势。

机体的病理状态、术后或可能产生器官粘连的炎症,这些可能导致胸腹腔压力的持续变化,并会对辅助呼吸肌造成持续压力。这将导致姿势适应。腹部压力增加导致脊柱过伸(脊柱伸直,四肢外旋和外展)。腹压的降低导致相反的姿势(脊柱前凸,四肢内旋和内收)。

咀嚼器官

咀嚼器官不是主要的平衡器官的一部分。然而,下颌的位置对颈椎姿势尤其是 OAA 起着重要作用。下颌旋前导致颈椎的伸展和枕骨在寰椎上的屈曲位置。缩下颌时则恰恰相反[13]。

OAA 的位置和脊柱弯曲的形状相互协调。颈椎的伸展导致整个脊柱伸直,就像脊柱前凸会使脊柱的 3 个生理弯曲变深一样。

错位咬𬌗是导致头颈部疼痛的颞下颌关节功能紊乱的常见原因。牙齿的根部非常敏感,甚至可以察觉极小的非常态。咀嚼肌通过调整咀嚼的方式来进行适应,久而久之可能导致颞下颌关节功能障碍。

一种常见的咬𬌗不正是交叉咬𬌗,也就是上颌和下颌未正确地彼此对齐。由于牙齿需要接触以便咀嚼和维持自身的稳定性,它们会"生长",换言之,它们会调整方向以重新建立接触。这导致咀嚼功能的紊乱和咬𬌗问题。然而,这所带来的真正的麻烦不是美不美观,而是咀嚼肌的不均匀受力和颞下颌关节的运动行为的紊乱。

咀嚼器官的功能障碍可导致姿势问题或可加重现有的脊柱功能障碍。这个过程有一个神经学的解释。

- 三叉神经支配整个颅部的感觉,除了后枕部和咽部
- 上颌骨和下颌骨分别由三叉神经第二支和第三支提供感觉支配
- 三叉神经的核团位于延髓并向下延伸至 C3 水平
- 中间神经元将这些核团与上 3 个颈椎节段的神经核相连接,同时与这些节段的运动核连接起来
- 来自三叉神经脊束核的神经冲动可以影响上颈段的其他核团,并导致 OAA 关节的肌肉不平衡和错位

以下肌肉完全或部分由这些节段支配。

- 头后大、小直肌
- 头前外侧直肌
- 头长肌
- 头上斜肌和头下斜肌
- 头半棘肌
- 头最长肌
- 胸锁乳突肌(SCM)
- 斜方肌
- 前、后斜角肌

咀嚼器官的功能障碍可以影响上述这些肌肉并且可以导致 OAA 过度紧张和运动受限。颞下颌关节功能障碍与受累颞下颌关节一侧的 OAA 活动受限有关。

还应注意咀嚼系统和骨盆之间的联系。正如我们稍后将在介绍 Meersman 检查时会提到,我们发现臀部外旋肌和病变侧颞下颌关节肌肉张力增加。

上颈椎和头部的"姿势肌肉"

微观研究表明,颈部短肌的肌梭数约为臀肌的 9 倍。颈部短肌负责头部的正确位置。为这些肌肉提供神经支配的上颈段神经通过神经元与前庭核相连。前庭核与内耳的前庭器官以及控制眼睛运动的核团(动眼神经、滑车神经、外展神经)相连。这在功能上非常重要。

- 除了前庭系统,眼睛是维持姿势的第二重要器官
- 二者都通过前庭颈反射使头部保持"水平"
- 前庭系统通过位置反射使头部处于眼睛和前庭系统都能最佳地起作用的位置

在我们看来,枕下区对于姿势的维持非常重要,因为这个区域的功能障碍会改变整个姿势系统的功能。以下重要系统或结构与脊髓的上颈段相关联。

- 脑膜、鼻窦和咀嚼器官通过三叉神经
- 胸腹部器官和颅后窝通过迷走神经,迷走神经与 C2 神经相关
- 舌骨肌通过颈神经环(舌下神经环)

除了这些神经连接,还通过肌筋膜与整个运动系统相连。这些神经支配的结构的病理性刺激可通过神经元相互作用影响上颈段的功能。颈部筋膜张力可改变 OAA 关节的位置。

腰骶连接和骶髂关节

骶骨是脊椎的底座。骶骨基部位置不正将不可避免地影响脊柱和下肢。这些变化会立即引起 OAA 的适应性改变(反之亦然)。颅部整骨医师对这个过程的解释是:硬脑膜提供了骶骨、C2 和枕骨

之间的连接。法国姿势学家 Villeneuve 认为与神经连接有关,但没有给出具体解释。英国伟大的骨科医生 Littlejohn 认为,寰椎与枕骨和颈椎的关系,就像骶骨与髂骨的关系一样。不管怎么解释,这些联系在临床实践中经常被发现。

有趣的是,在 OAA、腰骶连接和踝关节的主要区域中,均有一块骨,其行为几乎或根本不由肌肉决定,而是由影响它的力决定:寰椎、骶骨和距骨依赖于直立姿势时的重力。因此,它们是姿势问题的重要指标。

■ 总结:保持平衡

像所有身体其他系统一样,平衡系统由受体、神经通路、控制中枢以及效应器官和结构组成。

9.5　体格检查

检查患者的第一步是发现主要干扰因素的位置。换句话说:身体的哪个区域出现了显性功能障碍。还应该检查肌筋膜结构和运动系统的一般状况。

- 是否有迹象表明可能有慢性病变导致筋膜挛缩和粘连。如果是这种情况,治疗显性功能障碍通常是不够的。还必须处理挛缩和粘连的结构。建议为患者进行物理治疗和自我康复训练(定位、伸展等)
- 病情是否危急。除了诱发因素之外,还经常需要治疗肌肉紧张或扳机点
- 在许多情况下,急性病变通常是慢性病变积累的结果。如果是这样,在慢性病变(通常是疼痛症状的原因)得到解决之前,需要缓解疼痛

在每种情况下,我们都应该记住脊柱总是参与这个过程并需要治疗,有 2 个原因。

- 持续的致病性刺激迟早会导致脊髓节段敏化的现象。这会造成慢性脊柱的功能障碍
- 脊柱的功能障碍和位置不正会通过肌肉链影响头部和四肢。这会使姿势发生改变并导致长期的姿势感受器功能障碍

在这一点上,我们希望读者注意到我们将要描述的体格检查都是在临床当中应用到的。当然还

肌筋膜结构是效应器官、前庭系统以及与它相联系的皮质、小脑、网状结构、中脑的某些核团和脊髓,是可以提供抑制或刺激反应的调节器官。受体存在于整个机体中。内脏和颅骨的某些区域可以对平衡系统产生负面影响。

脊柱起着核心作用,因为来自整个身体的所有信息都在脊柱进行整合。已经证明,病理性和特别是伤害感受性的刺激会影响脊髓节段的正常功能。

颈枕关节、腰骶连接和踝关节对姿势的维持发挥着核心作用,因为它们是身体的中心重力线穿过身体的不同层面。因此,这些区域对诊断和治疗特别有价值。

有许多其他体检方法可以达到相同的目的,但这里没有介绍。所有这些检查方法都有一个共同点:它们很少可重复,因此几乎没有统计学意义。但是,对于操作熟练的检查者来说,它们具有诊断价值。

■ 方法

影响区域

确定关键病变所在的主要区域:颅骨、内脏或体壁。

寻找关键病变

关键病变是导致整个病理模式的功能障碍,包括所谓的继发性功能障碍。通常但并非总是,患者不再将关键病变视为主要痛苦,因为它通常由继发性功能障碍代偿。在大多数情况下,疼痛是由代偿性继发性功能障碍引起的。关键病变通常是功能受影响最大的功能障碍。在大多数情况下,关键病变表现为很大程度上的运动受限,但有时它表现为创伤后的活动度过大。

从姿势学的角度来看,重要的是要记住,随着年龄的增长,足弓会逐渐失去紧张度和变松弛。这个过程有多种可能的原因(微创伤、鞋子不合脚、姿势不平衡等)。这种张力的丧失可能成为干扰因

素,并且导致患者身体其他部位疼痛和功能障碍。

对于一些老年患者,肌筋膜结构无法恢复。这需要矫形器帮助矫正(支撑)足弓并"人为"补偿由于足弓塌陷(扁平足)引起的姿势不平衡。然而,在许多情况下,整个运动系统的运动限制,配合着动态本体感觉矫形法和物理治疗,足以矫正足弓。

鉴别诊断

医师应考虑以下几个问题。

- 作为手法治疗师、物理治疗师或整骨医生,我可以帮助这位患者吗
- 我可以与专科医生(眼科医生、正畸医生、神经病学家、心理学家或术后专家)合作帮助这位患者吗
- 这是一个需要专科医生(外科医生、神经科医生或内科医生)的病例吗

完整的病史回顾和临床检查将有助于回答这些问题。

在下一节中,我们将介绍一些临床指标和检查,以提供有关姿势系统功能障碍的信息。

■ 姿势分析

站立位检查

各个运动单元如何对矢状面和冠状面的重力线做出反应? 在大多数情况下,2个平面中最不平衡的运动单元是关键的病变单元。

身体的以下哪个部位在正面是最能引起注意的(图9.4)?

- 足部位置:跟骨,足部的舟骨结节,前足
- 骨盆:骨盆移位,骨盆扭矩
- 肩带不对称:肩高,肩胛骨位置,锁骨
- 头部位置:侧弯,旋转

身体的以下哪个部位在矢状面上最能引起注意(图9.5~9.7)?

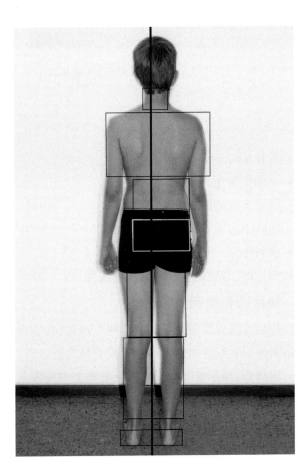

图9.4 各个运动单元的评估和冠状面上的垂直线

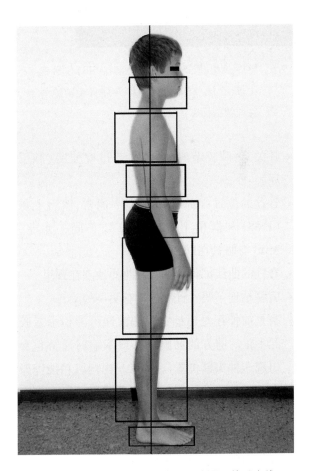

图9.5 各个运动单元的评估和矢状面上的垂直线

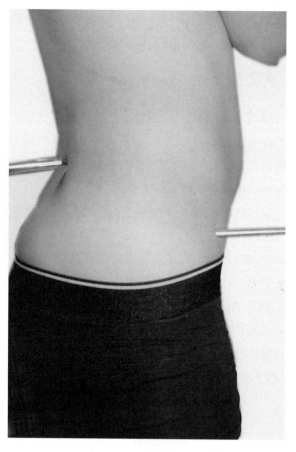

图 9.6　髂后上棘(PSIS)和髂前上棘(ASIS)位置的比较(在这种情况下,可作为髂骨旋前或骨盆前倾的标志)

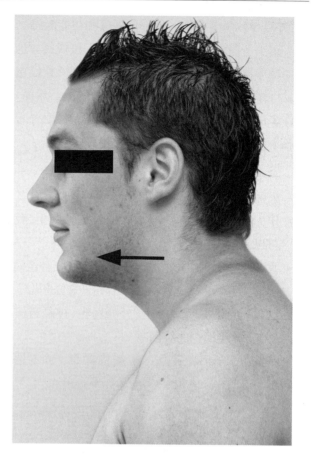

图 9.7　颞下颌关节功能障碍和颈椎病变患者头颈部的前移

- 膝关节:膝关节弯曲,膝关节过度伸展(膝反屈)
- 骨盆的位置:前倾还是后倾? 通常,髂后上棘(PSIS)和髂前上棘(ASIS)处于同一水平,ASIS 与耻骨在同一直线上
- 脊柱的曲线如何? 各个弯曲的顶点在哪里
- 肩膀粘连了吗? 肩带是否有明显的旋转
- 头是前伸还是后缩? 头部前伸可能预示着咬𬌗不正。前方的筋膜紧张或挛缩时通常也会出现这种头部位置,这经常是由内脏功能障碍引起的

以下是器官下垂的指标(图 9.8)。

- 扁平胸,尤其是上部
- 双侧肩胛骨之间的挛缩

- 肋骨相对于垂直线的倾斜角度小于 45°
- 小的上腹角,下胸部扁而宽
- 肋缘下方的腹壁收缩
- 肚脐下方腹部突出
- 虚弱体型
- 常见的,骨盆的前倾和头部的前伸

骨盆带和肩胛带的比较

骨盆带或肩胛带明显不对称吗? 通常,在表现出最明显不对称性的区域中会发现明显功能障碍。

- 肩胛带:预示着颈椎、头部、上肢和上中胸椎的病变
- 骨盆带:预示着下肢、骨盆、下胸椎和腰椎的病变(图 9.9)

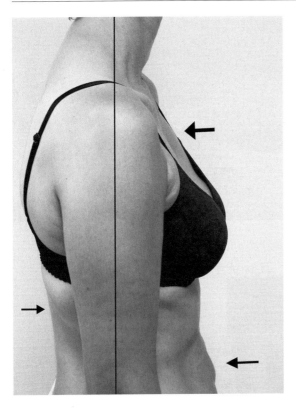

图 9.8　器官下垂的可见迹象：胸部扁平，肋骨下方回缩，肋骨倾斜角度

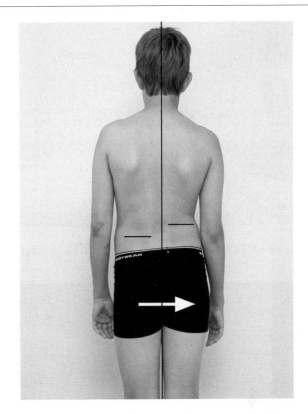

图 9.9　腿长差异和骨盆向长腿移位，髂嵴高度差异和腰三角变化

■ 鉴别诊断：体壁—内脏—颅部

体格检查

- 头部姿势的明显不对称性可能预示着颅部显性病变
- 如果骨盆位置比肩带更明显不平衡，则主要问题可能出现在身体的下半部分

听力检测

患者放松，站立，闭眼。检查方法如下。

- 治疗师站在患者旁边，在不施加压力的情况下，将一只手放在患者头上，另一只手放在骶骨上

通过该检查，您可以感觉到患者被筋膜张力拉向哪个方向。

枕部和骶骨的牵引试验

患者仰卧，检查方法如下。

- 将双手放在枕骨下或单手放在骶骨下方
- 逐渐施加更多牵引力以感受活动受限的高度。

活动受限的高度预示了脊柱功能障碍的信息

- 如果主要病变是在下肢或骨盆中，当拉动骶骨时，您会很快感受到患侧的活动受限。如果病变是颅骨或颈椎，当拉动枕骨时，您可以立即或很快感到活动受限

这些检查可以帮助您快速描述运动限制最明显的身体区域。

改进 1

该检查方法的改进版可以帮助治疗师确定内脏对活动受限的影响。检查方法如下。

- 将一只手放在枕骨下，另一只手放在患者的胸骨上（图 9.10）
- 轻轻地将患者的头部向颅底方向牵拉，以感觉张力是在脊柱方向还是在胸骨方向。如果是内脏原因引起的活动受限，前筋膜会紧张
- 然后尝试将胸骨推向下方，您将立即感觉到放在枕骨上的手受到的牵引力。如果前筋膜松弛，您将胸骨向下方移动时，枕骨上不会感到有牵引力（图 9.11）

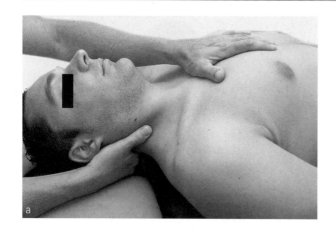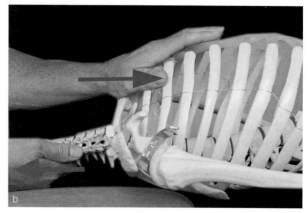

图9.10　a.检查颈部筋膜张力;b.颈椎牵引试验,以区分内脏和体壁张力

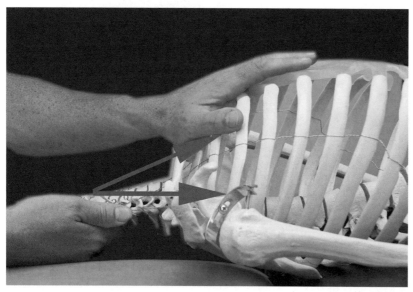

图9.11　头部牵引试验:向前方的张力表示内脏病变,向后方的张力表明体壁病变

改进2

检查方法如下。

- 将一只手放在骶骨下面。将另一只手放在患者腹部上,手指指向头部(图9.12)
- 用手放在腹部,施加轻微压力并用五指检查腹部筋膜张力
- 然后将骶骨向下拉,直到你感觉到某一侧有活动受限
- 用放在腹部的手,减少腹部筋膜张力,感受脊柱的反应。如果张力减小,这表明内脏张力对脊柱活动性产生显著影响

■ 检查姿势受体

一旦治疗师确定了病变最为严重的身体区域,就需要更详细地检查该区域。

- 颅部:眼睛,颞下颌关节,前庭系统
- 内脏:腔压,器官附着
- 体壁:脊柱,足

眼的检查

会聚试验

患者取坐位或仰卧位。检查方法如下。

- 在患者面前拿一支带有亮色或彩色尖端的铅笔,让患者将双眼聚焦在铅笔尖上

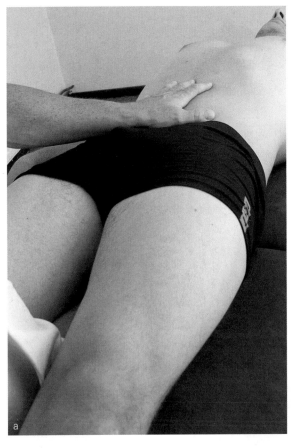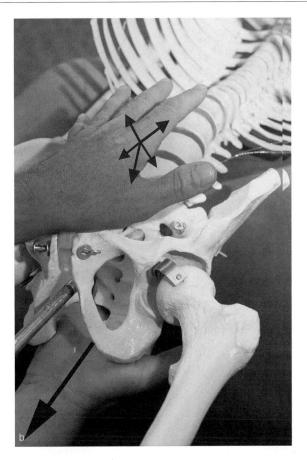

图 9.12　通过牵引骶骨来区分骨盆或脊柱功能障碍是内脏源性还是体壁源性

- 向所有方向移动铅笔,观察双眼是否能以相同的速度跟随铅笔进行移动
- 将铅笔的尖端移向患者鼻子的根部,观察 2 个瞳孔是否跟着铅笔移动(图 9.13)。如果一只眼睛的眼外肌较弱,则该眼睛通常不能像另一只眼睛一样快速地跟随笔尖移动。如果存在会聚问题,当铅笔靠近鼻子移动时,受影响的眼睛的瞳孔不能随铅笔的尖端到某一点。有时,瞳孔会明显地做出侧向回避运动或者患者会眨眼

遮盖试验

患者取坐位。检查方法如下。

- 遮住患者的一只眼睛,检查者在距离患者面前大约一条胳膊的距离处竖起一根手指,让患者用未覆盖的眼睛注视手指
- 打开被遮挡的眼睛,观察其瞳孔。如果能观察到该瞳孔的运动,表明这只眼睛有运动功能障碍

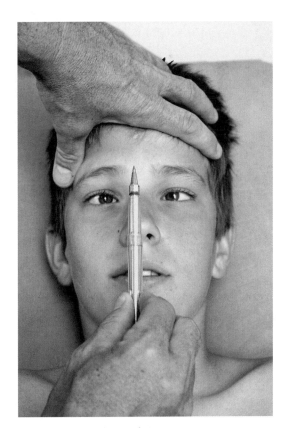

图 9.13　眼睛的会聚试验

　　如果眼部检查显示可疑结果,应咨询眼科专家。

检查咀嚼器官

检查方法如下。

- 将食指放在耳道前方的颞下颌关节上以及颞骨的颧突下方
- 嘱患者张嘴和闭嘴,触摸下颌的功能状态

　　在生理状态下,2个髁突应进行相同的滚动和滑动运动,并且不会产生回避运动。患者的嘴张开的宽度应该能达到在下颌和上颌之间侧向放置3个中指。紊乱的滑动运动或口腔开口不足表明咀嚼器官功能障碍,应该进一步检查。可以进行以下测试以确定这些功能障碍是否影响运动系统。

OAA 平移检测

患者取仰卧位。检查方法如下。

- 双手握住患者的头部,指尖放在寰椎的横突上
- 左右平移寰椎并比较两侧活动的幅度(图9.14a)。如果存在显性颅部功能障碍,则平移将被限制在一个方向上

　　在第二阶段,重复相同的测试。检查方法如下。

- 这次,患者在牙齿之间咬住2个牙科棉球(图9.14b)
- 患者吞咽3次后,重复如前所述平移测试并比较两侧活动的幅度。如果颞下颌关节功能紊乱对脊柱功能障碍起重要作用,则平移检测将显著改善,因为棉球抑制了咀嚼器官(三叉神经脊束核)发出的冲动

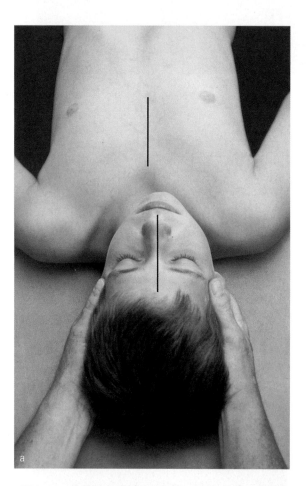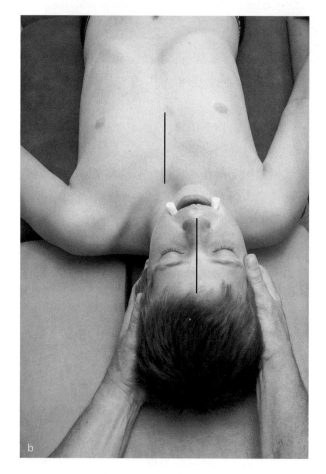

图9.14　枕骨的平移试验:没有(a)和有小的牙科棉球(b)

髋关节旋转测试（Meersman 测试）

患者取仰卧位。检查方法如下。

- 首先测试髋关节的内旋，然后用牙科棉球测试，就像之前讨论的 OAA 平移测试一样

如果该测试的结果是阳性，当使用牙科棉球时，髋关节内旋障碍将显著改善。如果是这种情况，颞下颌关节功能障碍是盆腔功能障碍的重要因素。

腔内压的检查

患者直立并放松。检查方法如下。

- 用一只手触摸椎旁肌张力
- 将另一只手放在患者腹部，施加轻微压力，并感觉这是否会降低椎旁肌张力。如果椎旁肌紧张度没有降低，则肌紧张不是由内脏功能障碍引起的

检查足底受体

足部的错位或畸形会影响骨盆的位置。因此，除了检查脚之外，还应对骨盆进行视觉检查，通常有以下规律。

- 足弓塌陷（扁平足）可导致同侧骨盆前倾
- 足弓高耸（弓形足、高弓足）可引起同侧骨盆的后倾
- 腿长差异导致长腿的足弓塌陷
- 腿长差异导致骨盆平移并向较长腿的一侧旋转
- 足弓塌陷（扁平足）导致腿部内旋和踝叉内旋
- 足弓高耸（弓形足、高弓足）导致腿部外旋和踝叉外旋

需要区别足部病变的 3 种情况如下。

- 由于脚部阻塞导致的足弓变化：治疗主要是手法复位
- 由于腱膜和韧带的结构变化导致的足弓变化（支持系统，老年患者常见）：治疗主要是支持性矫形器
- 由于肌肉功能不全引起的足弓变化：治疗主要是动态矫形和肌肉康复

视诊可以初步发现造成足部功能障碍的病变区域。另一个指标是骨盆明显的姿势不平衡，这被称为上升链。足功能障碍通过肌肉链导致骨盆错位。如果足部病变在发病中起重要作用，是造成骨盆功能障碍的原因，则可通过运动试验（如下文所述）进行鉴定。

骨盆下落试验

该测试可以识别腰骶连接功能障碍。

患者站立，双脚分开约 30 cm。检查方法如下。

- 站在患者身后，观察骨盆和下腰椎的情况
- 让患者在不抬起脚的情况下弯曲一侧膝关节并让骨盆下落。骨盆向屈曲膝关节的一侧下降并朝向前方略微旋转。下腰椎向另一侧弯曲

在下腰椎或骶髂关节功能障碍时，两侧对比将发现不平衡的情况。

单腿站立

患者站立位。检查方法如下。

- 站在患者身后，患者抬起一条腿（髋关节和膝关节屈曲约 90°），观察另一条腿的行为

足部功能障碍会造成受影响腿的本体感觉功能障碍。这表现为单腿站立起始时的姿态不稳定。

仰卧位下肢旋转试验

患者仰卧位。检查方法如下。

- 检查两条腿的内旋和外旋是否有差异，注意最明显的旋转受限

旋转受限下肢的牵引试验

患者仰卧位。检查方法如下。

- 将患者的两条腿旋转到先前确定的功能障碍的体位
- 从这个位置，向下方施加渐进牵引力。如果有明显的阻力表示存在功能障碍。该测试可用于识别功能障碍的部位（足、膝、髋或骶髂关节）

足部病变造成运动限制的相关体检

在患者站立位、坐位和仰卧位时观察足是很有趣的。如果患者仰卧或坐着时足的形状与站立时相比发生变化，则病变通常是肌源性的。如果是这种情况，仰卧位可以观察到高张力或收缩的肌肉群。

■ 总结

除了创伤、颅骨和内脏原因之外，姿势不平衡也是疼痛症状和运动系统功能障碍的常见原因。姿势不平衡如果得不到解决，治疗常常不能取得好的效果。姿势不平衡是由机体平衡系统，特别是受体的功能障碍造成的。

对患者进行系统化的体格检查使医生能够快速识别病变的来源。即使治疗师并不能够总是自己解决所有问题,并需要眼科医生、术后专家或其他专家的帮助,他们也不应忽视肌肉的作用。

创伤、内脏、姿势和情绪障碍会影响所有肌肉。持续的功能失调可导致肌筋膜组织的结构改变。这会带来触发点和肌紧张。由此产生的循环问题(首先是静脉和神经系统,然后是动脉)最终影响整个机体的健康。

9.6 下肢长度差异

真正的下肢长度差异是常见的。
- 10%的人下肢长度差异超过 1 cm[27]
- Friberg[27] 使用放射线检查了 359 位无症状的士兵,发现 56% 下肢长度差异为 0 ~ 4 mm,30% 差异为 5 ~ 9 mm,14% 差异为 1 cm
- 慢性腰痛患者中的 2/3 存在放射线能发现的下肢长度差异

下肢长度差异导致骶骨底倾斜以及整个脊柱的补偿(脊柱侧凸扭屈)。另一方面,骶骨底倾斜,不论其原因是什么,总是导致髂骨旋转,髂骨旋转又影响了下肢长度。这被认为是功能性下肢长度差异。

在用鞋垫补偿长度差异之前,必须要弄清要解决的是结构性还是功能性差异。检查这个的唯一可靠的方法是在整个机体的躯体功能障碍都得到治疗以后行 X 线检查。这很重要,因为髂骨旋转导致下肢位置改变,这可以使下肢长度改变超过 1 cm[7]。要达到此目的,必须在站立时对骨盆和双下肢进行 X 线摄片。X 线片的测量误差范围为 1 ~ 5 mm[12]。

■ 下肢长度差异造成的骨盆和脊柱的姿势性改变

- 下肢较长侧的髂骨后旋,下肢较短侧的髂骨前旋
- 髂嵴在下肢较长侧较高
- 整个骨盆向下肢较短侧屈斜,并向较长侧旋转
- 骶骨底向下肢较短侧屈斜
- 整个骨盆向前
- 多数情况下腰椎前凸增加,尤其是在腰骶连接处
- 腰椎常规的中立位—侧弯—旋转向下肢较短侧旋转,胸椎向下肢较长侧旋转,颈椎转向下

肢较短侧
- 下肢较长侧肩较低,下肢长度差异超过 1.5 ~ 2 cm 者例外
- 头部向下肢较短侧屈斜
- 骨盆向下肢较长侧转移,导致下肢较短侧的腰三角较大

注意:
- 在大约 80% 的人中,腰椎向下肢较长侧侧屈,脊柱前凸增加。在其他人,没有任何侧屈或者下肢较短侧侧屈。如果结构损害使其不能向下肢较长侧侧屈就出现这种情况
- 肩的高度明显受到斜方肌和肩胛提肌张力状态的影响。上位颈椎的问题可以影响肩的位置
- 髂骨功能失常影响站立时的下肢长度(功能性下肢长度差异)和髂嵴的位置以及髂后上棘和髂前上棘的位置
  - 如果是真正的下肢长度差异,髂嵴较高,但髂后上棘较低(取决于下肢长度差异)并靠后,而髂前上棘较高并靠后(髂骨后旋)
  - 髂骨前方功能失常,髂嵴较高,但是髂后上棘较对侧高,髂前上棘与对侧相比更低、更靠前
- 开始时,脊柱形成向下肢较长侧侧屈的整体 C 形侧凸来进行适应。然而,整个肌骨骼系统会非常迅速地做出反应,形成一个 S 形弯曲。这就分散了压力,并使眼和平衡器官保持水平位

■ 下肢长度差异对肌骨骼系统的影响及其症状

多数下肢长度差异是无症状的,除非创伤或用力过度导致疼痛。即使出现症状,多数情况只有明显的差异才会被注意到。一些患者诉说他们发现

自己的骨盆倾斜或者医生在学校查体时已经告知其存在脊柱变形。

未纠正的下肢长度差异导致整个运动系统的肌筋膜紧张。腰骶连接往往是疼痛最先出现的地方。然后,脊柱被累及,直至头部。肌筋膜组织在凹陷处短缩而在凸起处被拉伸。

当一种额外的力量影响到身体的某一区域,适应性调整能力被耗竭时就会在该区域出现疼痛。在腰骶连接处,髂腰韧带在凸起侧(下肢短)被拉伸。这导致局限性疼痛沿髂嵴放射,在腹股沟区放射至大腿内侧。我们在韧带附着于髂嵴或L4、L5横突处常可发现压痛点。同侧的髂骶韧带也常被拉紧。除了局限性疼痛,还能产生大腿外侧的疼痛。在腰椎凹侧,腰方肌上的压痛点也很常见。根据Lewit[86]所述,同侧的斜角肌会紧张。

腰骶连接处更为常见的功能障碍包括在下肢较短侧的骶骨单侧前方的功能障碍,骶骨向前扭转伴向下肢较长侧的旋转,以及L4或L5的伸展—旋转—侧屈障碍。

当骶骨向后扭转时,骶骨底通常在下肢较长侧向后。较长的下肢受压更多。这里我们常常发现髋关节病、膝关节病(胫骨外髁),以及内收肌、腰大肌和臀肌的紧张。坐骨神经痛在下肢较长侧更多见(60%)。

在下肢长度存在差异时,我们常发现较长下肢侧后足外翻并该下肢内旋。在下肢较短侧,我们发现更多的是足内翻。这解释了为何这种患者的下肢较短侧的鞋跟外侧会更快穿破。这些现象被多个不同的研究所证实[27]。

- Taillard和MOrscher(1965):下肢较短侧的竖脊肌、臀大肌和小腿三头肌的肌电活动增加
- Strong(1966)发现在下肢长度异常所致脊柱侧凸患者的凹侧肌肉的肌电活动增加,较长下肢的姿势肌的肌电活动也增加
- Bopp(1971)描述了下肢较长侧大转子、小转子、腰椎横突和耻骨的疼痛
- Mahar等(1985)在一项放射学研究中发现人为加长下肢导致骨盆明显地向下肢较长侧移动
- Wiburg(1983,1984)描述了较长下肢对髋关节的影响。骨盆向下肢较长侧的移动减小了髋关节的受力面积,导致对骨的压力增大

- Gofton和Trueman(1971)在其研究中发现,髋关节病患者中的81%也存在下肢长度差异,这影响到了较长的下肢

▪ 下肢长度差异的诊断

髂嵴高度所反映出的少于1.5 cm的下肢长度差异的诊断只能依靠放射线获得。对于这样的病例,推荐首先进行整骨疗法,也就是使其活动度恢复正常,充分地治疗肌筋膜结构以防止这种功能障碍发展到变形的程度。误诊率仍相当高。

所以Kuchera WA和Kuchera ML[12]建议从测量到的差别中减去25%。然而,触诊和视诊可以清楚地提供下肢长度差异的提示。下面这些临床体征如果同时存在就提示下肢长度差异。

- 同一侧的髂嵴和大转子较高
- 髂嵴较高侧的髂后上棘和髂前上棘较高
- 髂嵴较高侧髂后上棘靠后并且髂前上棘靠上、靠后
- 双足并拢时出现向下肢较长侧的转移
- 下肢较长侧臀横纹较高
- 下肢较短侧腰三角较大
- 下肢较短侧肩较高。这里我们建议触诊较低的肩胛骨
- 下肢较长侧足内翻,下肢较短侧足外翻
- 如果存在下肢长度差异,休息位时重量向下肢较短侧转移,较长的下肢轻微外展并膝屈曲。这类人也常分腿而立
- 当躯干极度屈曲时,在下肢较长侧出现较高的下外侧角

患者卧位时的检查也可提供线索。

- 仰卧位屈膝时,下肢较长侧膝较高
- 俯卧位屈膝时,下肢较长侧大腿较长(膝更靠尾端)并且/或者小腿较长(足跟较高)

如果这些体征的大部分都存在并且髂嵴高度相差1 cm,就可以怀疑存在下肢长度差异。让患者步行,如果发现在行走中骨盆在可疑下肢较长侧被抬高,而对侧髋屈曲更为明显,这种怀疑就得到了验证。

▪ 是否应该纠正下肢长度差异

Kuchera WA和Kuchera ML[12]写道,近来的研究证实骶骨1.5 mm的倾斜就会影响腰椎肌肉的张

力并导致腰痛。

Klein 等[76]曾进行了一项有趣的研究。11 位 1.5～15 岁的孩子中的 7 个,通过鞋的调整进行补偿 3～7 个月后,下肢长度差异完全恢复正常。在这项研究中,长度差异范围为 1.3～1.9 cm。Irvin[29]写道,下肢长度差异的完全纠正(直至骶骨底水平位的位置)使 1/3 所谓的特发性脊柱侧凸恢复正常。

这提示如果存在真正的下肢长度差异(先天性或获得性),推荐使用鞋垫。患者应同时接受手法治疗以帮助机体进行调整。

少于 3 mm 的差异通常不必纠正。较大的差异要逐渐进行纠正。Irvin 建议开始最多抬高 3 mm。2 周后再进一步抬高 2 mm。这样,下肢长度每 14 天纠正 2 mm,直至骶骨底能测量到的倾斜完全纠正。

在整个过程的最后,再次进行骨盆 X 线检查,并进行可能需要的纠正。疼痛自骨盆向头端逐渐消失。

如果需要纠正的长度超过 8 mm,应该降低下肢较长侧鞋跟的高度,因为过度纠正一侧会过多地改变步态,导致并发症。

Kuchera WA 和 Kuchera ML[12]建议用鞋垫纠正 5 mm 及以上的下肢长度差异。如果差异更大,骶骨底的倾斜应通过使用鞋垫或增加鞋的高度来纠正 50%～75% 的 X 线测量到的差异(因为我们估计测量可能的误差约为 25%)。因此,必须要考虑到患者的全身情况和不平衡的持续时间。

- 对于关节炎或者骨质疏松症患者以及心理不稳定患者,开始时应增加 2 mm,间隔 2 周再增加 2 mm
- 对于肌骨骼系统无明显损害的患者,开始可以是 4 mm,每 14 天增加 2 mm
- 对于创伤或手术所致的下肢短缩,应立即纠正全部差异

鞋垫不应厚于 0.5 cm,否则会导致足部不适。如果需要垫高更多,可以增加鞋跟或降低下肢较长侧鞋跟。

因为只垫高足跟会导致骨盆向对侧旋转,如果需要纠正 1.2 cm 以上,建议调整整个鞋跟的高度。只垫高足跟或脚掌影响骨盆旋转。因为下肢长度差异与骶骨底倾斜常伴有骨盆旋转(旋向下肢较长侧最多见),在调整鞋的高度时常常需要考虑这个

因素。原因很明显,骨盆旋转导致脊柱侧凸。

- 足跟垫将骨盆移向对侧
- 前脚掌垫将骨盆移向同侧
- 平的鞋垫将骨盆移向同侧,因为前脚掌垫的作用大于足跟垫

伴有骨盆旋转的下肢长度差异,下面这些规则可以纠正骶骨底。

- 骨盆旋转少于 5 mm:按上述原则增加鞋的高度
- 骨盆旋转为 5～10 mm:开始先垫高前脚掌 3 mm,间隔 2 周,垫高足跟 3 mm
- 骨盆旋转超过 10 mm:首先用鞋垫纠正骨盆旋转,然后每间隔 2 周垫高前脚掌和足跟 3 mm

对于儿童,我们建议使用鞋垫纠正下肢长度差异,因为这增加了对下肢的压力,可刺激骨长度的增长。

患儿应使用鞋垫直至下肢长度相等。成人应尽可能规律地使用鞋垫。

上述方法是总的指导原则,可以根据需要做出调整。

■ 结论

真正的下肢长度差异非常常见。文献报道 50%～75% 的人下肢长度不一。对慢性腰痛患者的研究证明此类患者的下肢长度差异更为常见。对于此类患者我们主要治疗 5 mm 或更大的差异。

更近的研究证实骶骨底倾斜 1.5 mm 影响腰部的肌张力并可诱发腰痛,下肢长度纠正后症状改善高达 80%,Kuchera WA 和 Kuchera ML[12]进一步做出了证明。

这些事实强调了姿势对于背部问题的重要性。功能障碍和创伤导致骶骨底位置异常,对整个运动系统必然产生影响。肌筋膜组织的快速适应导致迅速出现结构改变,结果是整个机体的功能出现紊乱。接下来的整骨治疗必须要考虑到这个因素,并对肌筋膜组织进行相应治疗。医生在了解肌筋膜组织和肌肉链的生理和病理生理之后就可以对患者进行特异性的治疗,并为患者提供精确指导,比如拉伸哪个肌群、加强哪个肌群,拉伸短缩肌然后加强其拮抗肌。

(阎 芳 译)

10 诊断

治疗前,医师必须对患者进行个体化的病史采集和体格检查。

10.1 既往史

既往史对于诊断和鉴别诊断很重要,并且可以为医师提供对于治疗有帮助的线索。既往史应当包括有关外伤、手术以及疾病和治疗的问题,还有症状的类型、持续时间和形成过程。医生必须进一步了解患者的营养状态。

10.2 体格检查

检查包括以下方面。
- 视诊
- 触诊
- 动作试验
- 鉴别试验

■ 视诊

我们观察患者站立位和仰卧位的姿势,记录姿势的不对称、肌紧张和组织改变。在站立位,我们可以对机体的某个区域进行一系列的全面运动试验,从而根据这些显著特点来进行评估。

观察患者如何采取其自然姿势并且双足紧并在一起站立非常有趣。我们通过影响他们的平衡能力来了解其姿势模式。

在仰卧位时,地心引力的因素被排除。我们就可以发现运动模式是功能紊乱(或结构改变)导致肌肉不平衡的表现。

注意:我们不提倡进行大样本的步态分析。通常诊所的规模不合适,并且这样做非常花费时间,得到的信息量又相当少。我们更倾向于通过髋下垂试验、单腿直立和肩部活动来分析步态。

■ 触诊

触诊一方面给医生提供结构所处位置的信息,另一方面是组织状态的信息。除了观察站立位和卧位的姿势,触诊还可提供关于主导肌肉链和关节组成部分所处位置的信息。而且,触诊可以帮助区分疾病是处于慢性还是急性过程。这些发现可以通过运动试验得到证实。

■ 动作试验

全身的运动试验可以找出活动明显受限的部分。我们在躯干屈曲和侧屈时(图 10.1)观察动作是否协调。然后仔细进行干扰性或逃避性动作的检查。

进行节段性试验和触诊来检查肌肉或者节段性受限。通过不同的试验,我们最终试图发现患者的主要问题在于内脏、头部还是体壁。然后对经检查发现的主导区域进行具体的、充分的治疗。

现在我们介绍一种略微不同的但非常合理的检查。这种检查的基础是 Zink 模式和头部、骨盆、下肢的牵引试验。

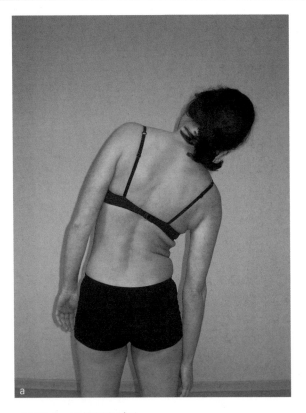 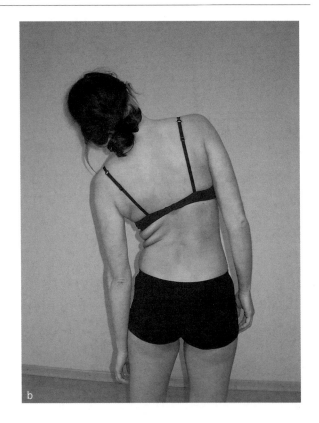

图 10.1 脊柱侧弯试验

迅速观察患者站立的姿势并做出粗略判断之后,让患者前屈(图 10.2)并进行髋下垂试验或者骨盆的移动试验。这提供了关于骶骨和腰椎的位置和活动的信息,以及可能的关于主导肌肉链的信息。

如果发现下肢明显有问题,则让患者单腿站立。这时,我们观察骨盆、膝和足的行为。下肢肌肉的神经肌性功能紊乱表现为肌肉失稳造成的姿势不对称,以及节段性"易化"造成的受体的不同表现。

屈曲试验可以对下肢和脊柱的主导链提供信息。髋下垂试验和移动试验可以为骶骨和下腰椎的位置提供信息。

仰卧位时,在测试 Zink 模式之前,我们观察髋(图 10.3)、下肢、骨盆(图 10.4)和胸廓下口(图 10.5)、上口(图 10.6)的旋转。然后进行头部和骨盆(或者下肢)的牵引试验以发现主导侧。另外,这种试验帮助定位主要的限制并且区分是上升链还是下降链。牵引时的阻力出现得越早,主要的动作限制就越近[137,148]。

在 Zink 模式中,我们不只检查连接处的扭转以发现在何处没有转化,也试图发现旋转模式最明显的表现在哪个连接,也就是说,在何处右旋明显区别于左旋。接下来,我们区分形成扭转模式的肌肉是后方的还是前方的(图 10.4 ~ 10.7)。

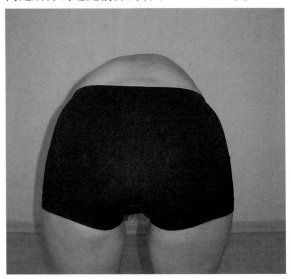

图 10.2 前屈试验

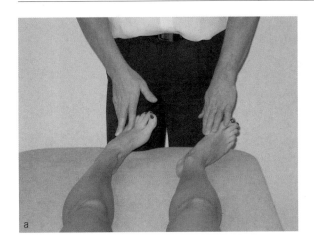

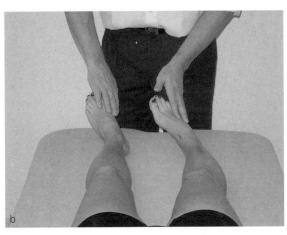

图 10.3　髋关节旋转试验,双侧对比

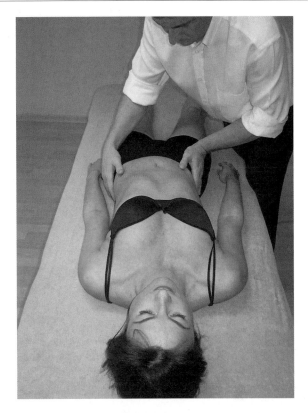

图 10.4　骨盆旋转试验

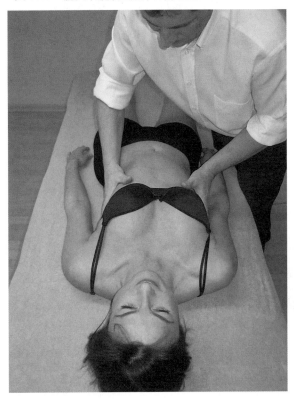

图 10.5　胸廓下口旋转试验

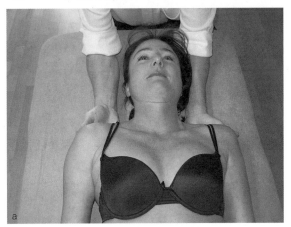

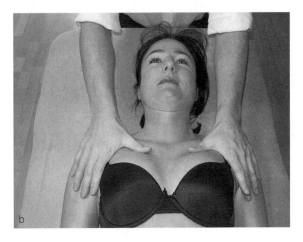

图 10.6　a.胸廓上口旋转试验;b.另一种检查方法

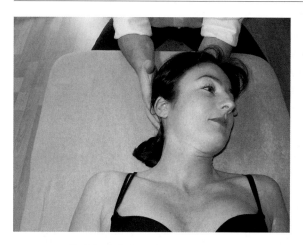

图10.7　枕寰枢关节旋转试验

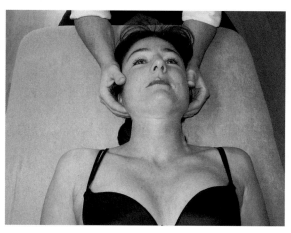

图10.8　寰椎关节平移试验

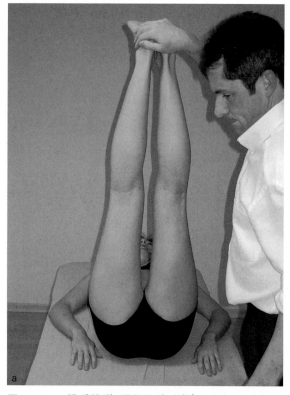

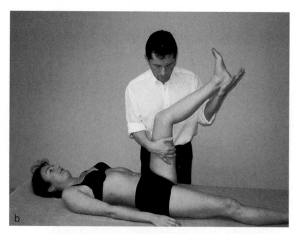

图10.9　a.股后肌群(腘绳肌腱)测试。在左侧,股后肌群收缩,坐骨结节升高;b.另一种检查方法

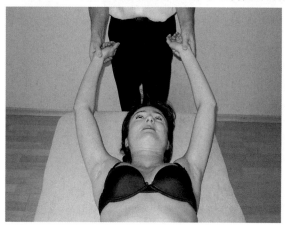

图10.10　胸肌的检查

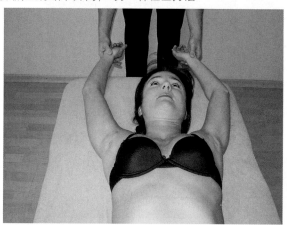

图10.11　背阔肌的检查

每个连接反映了身体的特定区域。在前面的章节对此已有表述。解剖的(肌肉)和神经的互相关联(图 10.8 ~ 10.11)可以解释这些。在此我们进行一简短的总结。

枕寰枢复合体

- 枕下肌:C1 ~ C3 节段

胸廓上口

- Sibson 筋膜:C4 ~ T4 节段

胸廓下口

- 膈肌、腹肌、第六到十二肋骨:T5 ~ T12 节段

骨盆

- 腰大肌、骨盆底:L1 ~ S4 节段

（阎　芳　魏广福　李　慧　译）

11　治疗

一旦我们确定某种占主导地位的模式,则需要进一步详细检查所有可能节段上(或神经上)与之相关的结构,以尽可能制订具体化的治疗方案。治疗原则是:发现、治疗、观察。

从整骨科学的角度,肌筋膜结构也发挥着重要的作用。

- 在急性疼痛病例中,我们通常会找到明确的扳机点。由此常引起所谓的"假性神经痛"。例如:斜角肌扳机点的表现类似正中神经痛,臀小肌扳机点类似 L4 水平坐骨神经痛
- 所谓的"沉默扳机点"可影响肌肉的正常活动

而导致肌肉失去平衡
- 肌肉挛缩和纤维化常导致复发

如果在疼痛的急性期能够快速镇痛,复发的风险会明显降低。要达到这一目标,治疗师需要做到以下方面。

- 明确主要的病变位置(内脏、骶骨或颅骨)并进行治疗
- 在急性疼痛病例还需治疗扳机点
- 在慢性疼痛病例还需使病变肌肉链中挛缩的肌肉恢复正常

11.1　肌肉能量技术

肌肉能量技术(MET)在手法治疗师中应用极其普遍。不论是理疗医师、按摩技师、整骨医师还是手疗医师,他们皆运用 MET 或由此衍生出的各种类似技术以达到松弛紧张肌肉或强健无力肌群、活动关节或牵拉筋膜的治疗目的。该技术广为流行的原因是风险低,而且即使应用不太精确亦能达到治疗效果。最早运用此类技术治疗痉挛和肌肉挛缩的是 Kabat 医师。

整骨医师将治疗关节功能障碍的肌肉能量技术的发展归功于 Fred Mitchell。他发表的 2 篇介绍肌肉能量技术治疗骨盆机械性紊乱的论文(1948,1958)引起了整骨学界的关注。Mitchell 受到其他整骨医师(T. J. Ruddy 和 Carl Kettler)治疗方法的启发而发展了该技术。而且,他还援引了 Still 本人的言论:"在肌肉和韧带恢复正常之前尝试恢复关节功能,就像是把马车套在马的前面一样。"

之后 MET 技术进一步发展,许多学者对这一技术的疗效和肌筋膜结构的神经生理学特性方面进行了很多研究。

可能其他执业医师(理疗医师、按摩医师)亦

与整骨医师一样,各自创立了相似的肌肉治疗技术。不同领域的专家之间活跃地交换信息和参加会议。这包括 Fred Mitchell、Jr.、Stiles、Greenman、Liebenson、Lewit、Janda、Grieve 和 Norris 等。这也是 MET 发展的科学过程。

■ 定义

肌肉能量技术是指患者在特定的方向上以精确控制的姿势拉伸肌肉并精确对抗治疗师施加的阻力的一种整骨方法。

肌肉能量技术适用于以下疾病。
- 治疗关节活动受限
- 牵拉紧张的肌肉和筋膜
- 刺激局部循环
- 通过神经肌肉机制改变肌肉张力

肌肉能量技术要求患者同时进行拉伸肌肉、吸气和呼气、向某个方向活动关节等。有鉴于此,此种治疗不适用于昏迷、不合作的患者或不能理解并完成治疗医师指令的患者。

■ 适应证和禁忌证

适应证和禁忌证是基于肌肉能量技术的定义而制订的。

适应证

- 降低肌肉高张力、痉挛状态
- 紧张低张力肌肉、强健肌力弱的肌肉
- 拉伸挛缩和纤维化
- 松解粘连
- 矫正关节功能障碍
- 刺激局部的静脉淋巴循环
- 缓解疼痛
- 改善运动及姿势异常
- 终止疼痛引起的恶性循环

禁忌证

除了整骨治疗最常见的禁忌证，肌肉疗法还有以下禁忌证。

- 治疗师和患者之间交流和协作障碍
- 治疗节段存在未愈的骨骼或肌肉损伤

■ 最适宜应用肌肉能量技术的先决条件

- 最重要的先决条件之一就是精确诊断。治疗医师必须查明引起疼痛、活动受限、运动失衡或运动姿势异常的原因。例如：
- 颈肩部的疼痛可以有多种原因，均可导致肌肉改变
  - 颈椎关节阻滞
  - 扳机点
  - 颈椎间盘病变
  - 反射痛
  - 创伤后韧带疼痛
  - 由于其他肌群挛缩，对过多的姿势或功能性拉伸引起的反应性高张力或痉挛

根据病因不同，治疗焦点和选择 MET 技术不同。

- 伸髋受限的原因可能如下
  - 髋关节（关节病早期或进展期）
  - 慢性髂腰肌收缩
  - 髂腰肌挛缩（伴腰椎不适）

治疗医师要通过仔细诊断来明确主要的病变是在肌肉、筋膜还是在关节，也就是说 3 个方面以哪个为主，因 3 个方面常同时存在。

集中治疗主要的影响因素，才能取得最佳治疗效果。因而诊断技术与治疗技术同等重要。

- 精确评估患者的自主神经状态非常重要。典型的例子是纤维肌痛症患者，多有抑郁症状，且伴有急性疼痛。对于此类患者，选择适当的时机做出正确的诊断、选取正确的治疗部位是治疗成功的关键
- 治疗技术的选择同样重要。治疗技术需要针对损伤机制。需要适合患者的自主神经状态，同时不可产生疼痛，并能迅速显示出持久的可测量的疗效
- 精确介入。满足上述要求的治疗技术，能在适当程度上改善病变关节活动，松弛高张力或痉挛的肌纤维，沿正确的方向牵拉缩短的筋膜

■ 肌肉能量技术的基本要求及提高疗效的因素

治疗医师必须具有良好的触觉，以及区分急慢性功能障碍的能力。他们应该能感知受累高张力肌肉的纤维束，并能感受到在哪个方向上可牵拉该肌肉，以及何时肌纤维对牵拉产生反应。

对于肌肉能量技术治疗关节病变，重要的是治疗医师能感知关节在 3 个维度上活动的受限，在不牵拉肌肉（避免牵拉反射）的情况下纠正关节模式。感受肌肉受限非常重要。肌肉受限是先于关节活动受限和筋膜受限的。

总的来说，在治疗肌肉或筋膜病变之前应先解决关节活动受限的问题。尤其适用于关节活动障碍导致肌张力增高的患者。但对于另外的患者，则应在治疗关节之前先松弛紧张的肌肉。

患者应配合治疗师的指令。患者需要学会放松，能感知收缩与舒张之间的差异。患者应能够按照所要求的程度收缩肌肉。

MET 的辅助措施包括呼吸、眼球运动和想象。

呼吸

- 吸气有利于收缩，呼气可减弱收缩
- 让患者在治疗部位应用"呼吸带入"是有帮助的
- 吸气应缓慢而连续进行
- 在吸气前患者应先紧张肌肉

眼球运动

- 眼球运动对治疗颈椎尤为重要

- 一般来讲,患者眼睛应看向肌肉收缩的方向

想象

- 大脑想象运动方式帮助收缩和舒张

■ 肌肉能量技术的衍化

在介绍不同的肌肉能量技术之前,我们先解释几个术语。

等长收缩:初始长度与收缩后长度值保持不变,治疗医师的力量与患者的力量相互抵消。

向心等张收缩:收缩时肌肉变短,患者的用力超过治疗医师的阻力。

离心等张收缩:收缩时肌肉长度增加,肌纤维受到牵拉。

生理学原理

涉及的生理学原理如下。

等长收缩后舒张

肌肉收缩后,舒张要容易得多。在舒张阶段,原先处于紧张状态的肌纤维更易于被拉伸。舒张期不等同于潜伏期,后者要短得多。

等长收缩后舒张(PIR)包括Golgi肌腱器官的激活,导致10~15 s的抑制。在舒张阶段,肌群被拉长直至出现再一次收缩。

交互神经支配或拮抗肌抑制

收缩主动肌可舒张拮抗肌(在同一运动模式下)。这也正是各种不同肌肉能量技术的基础。

肌肉增强技术

所谓等速收缩的发生约为4 s,运动范围尽量适应运动方式。收缩应接近最大限度。

向心收缩与离心收缩均需完成。快速重复的短阵收缩效果尤佳。

同向肌肉能量技术

这种MET适用于牵拉肌肉或松解粘连,主要

是一种等张离心收缩。

为尽可能多地松解纤维化的肌束,肌肉收缩应达到足够强度。治疗师需要用力以牵拉收缩肌肉。我们推荐预先牵拉待治疗肌肉直到患者感受到牵拉,然后再让患者收缩肌肉,治疗师用力要小得多。

缓解肌肉痉挛或高张力的肌肉能量技术

为达此目的,最适合运用等长收缩方法,可采用等长收缩后舒张或拮抗肌抑制方法或二者联合。只需将肌肉或肌群牵拉到极限,这点非常重要。患者收缩肌肉的程度不应超过收缩最大值的20%。

高张力肌束的收缩以刚刚可被触及为最佳。在紧张的肌肉中,高张力肌束最先收缩。采用等长收缩后舒张还是应用拮抗肌抑制方法取决于高张力肌肉的疼痛程度。当应用拮抗肌抑制方法时,收缩会更强。治疗效果源于被动拉伸,这应是完全无痛的。

以肌肉能量技术恢复关节功能

同时应用等长收缩后舒张和抑制拮抗肌的方法。首先以抑制拮抗肌的方法治疗骶骨损伤,然后以等长收缩后舒张方法矫正关节功能紊乱。在这2种情况下,等长收缩都是最常用的。

由于目的在于抑制姿势性肌肉纤维(Ⅰ型),因此建议稍微延长轻微收缩的时间(5~7 s)。

肌肉能量技术可导致治疗部位轻微的麻木感,持续约24 h。这种麻木感很可能由组织代谢废物释放所致。

在肌力失衡的病例中,首先应拉伸高张力肌肉或缩短的肌肉,然后才能进行无力、低张力肌肉的强健治疗。Janda以抑制拮抗肌原理对此做出了解释。

11.2　肌筋膜松解技术

Paula Sciarti和Dannis J. Dowling也将肌筋膜松解技术解释为"肌筋膜—韧带—肌腱—骨骼—内脏治疗技术"。这意味着是结缔组织构成了机体系统之间的内在联系。

Still认为结缔组织非常重要,很可能他也利用了肌筋膜松解技术。Van Buskirk介绍的Still技术即最好的证明。肌筋膜松解技术旨在松解结缔组织。结缔组织是由肌肉、皮肤、筋膜、肌腱、韧带、关

节囊、浆膜、中胚层结构等所构成,治疗应采取整体形式。

在诊断和治疗中常用到术语"松弛/紧张""直接/间接"以及"3 个维度"。

■ 松弛/紧张

这一术语描述的是组织状态的 2 种极端情况。二者均为病理状态,并皆引起平衡失调。如果 1 块肌肉或 1 个肌群张力过高或短缩,则必然处于紧张状态。其拮抗肌肉或肌群则张力过低或处于松弛状态。

肌筋膜松解技术旨在通过神经肌肉反射重建平衡,从而改善生理功能。

■ 直接/间接

这 2 个术语对治疗很重要。直接治疗是对紧张的组织进一步轻微地收缩,组织内受体激活而引起舒张。间接方法是使紧张的组织靠得更近,可降低张力及抑制组织受体。

2 种技术均需具备良好的触觉。多数筋膜组织并非仅由单一方向排列,而是多个方向排列。

直接治疗时包括向组织持续施压,来感受紧张的方向。间接治疗时,我们则将"松弛"贯穿于整个治疗之中。

■ 3 个维度

诊断和治疗包括检测组织在 3 个维度的活动度。基于治疗方式的不同,分别采取"松弛"或"收缩"的方法。治疗医师的双手同时操作,边触诊边治疗。

推荐应用增强疗效的各种辅助方法。

- 呼吸
- 四肢活动
- 眼球运动
- 联合使用以上辅助措施

因所治疗方式不同,辅助措施用来帮助直接或间接方法。

■ 临床应用

患者取坐位、仰卧位或俯卧位。治疗师的策略如下。

- 双手接触治疗区域,检查组织活动度,感受双手之间组织在不同维度上的紧张度。触及紧张时,治疗师应确定具体的治疗方案
- 在行间接治疗时,手向不引起收缩的方向移动,使组织靠近
- 治疗的方向随时变化。依据每一新的方向随时做出相应的调整
- 当直接治疗筋膜时,以双手在 3 个维度上触压筋膜组织从而增加双手之间的筋膜张力
- 使组织一直维持紧张状态直至治疗者触知头尾方向的和谐运动或者手下清晰触到患者的呼吸。吸气和活动四肢有助于增强紧张度。在此,有意思的是"吸气"的部位恰是被治疗处。患者活动四肢时,治疗者需告知收缩或放松的部位,然后患者完成相应的动作调整

基于与肌筋膜松解技术相同的原理,还有许多其他治疗方法。在此不再详述,仅将名称罗列如下。

- 牵拉—抗牵拉技术
- 易化体位松解技术
- 功能技术
- 韧带平衡松解
- 放松技术
- 颅部整骨技术

11.3 神经肌肉技术

神经肌肉技术(neuromuscular technique,NMT)是另一种很有趣的肌筋膜病变治疗方法,主要由 1 个或几个手指或手掌边缘行深部组织的按摩。Stanley Lief 于 20 世纪 40 年代首先创立该技术作为治疗前的准备。

Lief 是一位按摩医师和整骨医师。像那时的其他按摩医师一样,他也相信关节病变仅是疾病、神经痛、循环障碍的部分原因。他认为脊柱病变来自椎旁组织的硬结。因此他审慎地逐渐开始做深部按摩,并特别尝试治疗结节、组织回缩、肿胀和活动受限。

他感到非常吃惊,经神经肌肉治疗不仅解决了

运动受限问题,还对远处区域产生了治疗效果。他认为,该方法不仅能治疗肌肉病变,还能通过神经系统反射性治疗其他疾病,因此称此技术为"神经肌肉治疗"。

实际上,这一方法的治疗效应也的确应该是通过反射实现的。运用该技术我们可以有效治疗扳机点、Chapman 反射点以及其他反射点。另外,通过深部按摩可以作用于结缔组织,刺激局部循环,因而改善局部代谢。该方法可治疗特定区域病变,也可治疗全身病变。

■ 临床操作

让患者尽可能舒适地采取坐位或卧位。治疗时操作步骤如下。

- 治疗者以手指压向深部组织,直至感觉到轻微的抵抗,但又不产生痛感
- 然后将手指以 2 ~ 3 cm/s 的速度向前移动
  - 当遇到硬化组织、结节或阻力时,减慢手指移动速度,压力维持不变
  - 通常移动 5 ~ 10 cm 的距离
  - 在硬结区域,连续按压数次,直至组织变软为止
  - 在结节部位,可采用摩擦或间歇性施压
  - 冲压方向可与肌纤维平行,亦可交叉
  - 扳机点通常需单独治疗

11.4　肌筋膜松解技术治疗缺血性压迫

这是一种有趣的肌肉硬结和扳机点的治疗方法。

■ 临床操作

治疗师操作步骤如下。
- 患者取舒适的坐位或卧位
- 治疗者找寻肌肉硬结、高张力纤维或扳机点
- 存在很痛的点(用力压)时,用指节或肘部

施压
- 让患者将待治疗肌肉在治疗师的指节或肘部以下来回移动
- 维持接触直至疼痛明显减轻
- 拉伸目标肌肉或肌群数次

（王胜涛　谢珺田　宋文阁　译）

第二部分

扳机点及其治疗

Trigger Points and Their Treatment

12　定义

扳机点(TP)是骨骼肌或肌筋膜高张力束内最易受激惹的区域。该区域触诊时有压痛反应。刺激扳机点还可引起以下特殊反应。

- 牵扯痛
- 肌紧张(亦可引起其他肌肉紧张)
- 自主神经反应

扳机点亦见于其他组织,如皮肤、脂肪组织、肌腱、关节囊或骨膜。与肌筋膜扳机点不同,此类扳机点并不固定,且难以定位,亦不引起牵扯痛。

（谢珺田　宋文阁　译）

13 扳机点的分类

■ 活跃的扳机点和潜在的扳机点

扳机点有活跃扳机点与潜在扳机点之分。活跃的扳机点在肌肉活动和静息状态下均可导致疼痛,而潜在的扳机点只在触压时才产生疼痛,但二者具有同等的诊断意义(见下文)。

在日常活动中,肌肉得到有效拉伸之后,特别是当维系扳机点的病变消失之后,活跃的扳机点可转化为潜在的扳机点。

反之,潜在的扳机点在沉寂数年之后亦可转变成活跃的扳机点。促成此种转化的因素为广义上的肌张力功能障碍,例如肌肉的过度活动或牵拉。

■ 症状

具有以下症状提示存在活跃的扳机点或潜在的扳机点。

- 受累肌肉主动和/或被动拉伸或缩短时受限,运动时可触及明显的僵硬感
- 受累肌肉无力
- 与每块肌肉相对应的特征性的疼痛。在活跃的扳机点,疼痛发生于活动时、休息时或受到触压时。而潜在的扳机点只有在诊断性触压时才有疼痛

肌肉僵硬和无力非常明显,尤其是经较长时间安静休息之后更是如此。典型的例子是晨僵或久坐之后站起时的肌肉疼痛。

一日之内或数小时之内,活跃扳机点的症状及触诊表现可发生变化。在扳机点病因去除之后症状仍会持续一段较长的时间。

扳机点引起的其他症状包括:
- 疼痛区域的整体改变,如局部血管收缩、出汗、泪液及鼻腔黏液分泌增加、竖毛反射增强(鸡皮疙瘩)
- 深部感觉障碍
- 头晕、眩晕
- 运动神经元功能改变、易激惹
- 肌肉协调收缩功能受损

■ 维系因素

构成扳机点的维系因素包括:
- 急性肌肉拉伤
- 长期负荷过重、肌肉疲劳过度
- 直接创伤
- 受凉(肌肉活动之前没有经过热身)
- 其他扳机点的影响
- 内脏疾病
- 关节炎
- 节段反射性功能紊乱(见第18章)
- 忧虑痛苦

(谢珺田　宋文阁　译)

14 扳机点的病理生理学

■ 扳机点局部紧张度增加及牵扯痛

扳机点局部紧张度增加可以用第Ⅲ、Ⅳ型神经纤维敏感性增强来解释。这些神经由游离神经末梢构成,在肌肉内形成了伤害性感受器。这类神经纤维对刺激敏感,意味着即使是轻微的刺激,患者也可表现放大的躯体反应。例如,这种反应可引起疼痛感受增强或引起明显的整体反应。从一般意义上说,伤害性传入纤维对刺激反应增强必然引起传出神经应答反应超出正常范围。针对这些现象的信号处理过程发生于相应节段的脊髓水平。

已知能增强第Ⅲ、Ⅳ型伤害性感受器纤维敏感性的物质有缓激肽、5-羟色胺、前列腺素及组织胺等。

来自第Ⅲ、Ⅳ型伤害性感受器纤维的传入冲动经放大上传到达中枢后,可使中枢对这些易化的信号产生错误的判断和反应,从而导致牵扯痛或紧张度增加。引起该反应的机制详见下文。

■ 汇聚投射

骨髓中的传出神经元与传入神经元之间存在2种旁路连接(图14.1)。

- 来自皮肤、肌肉或内脏的伤害性传入冲动传导至骨髓中的中间神经元,后者连接2种传入纤维,且亦与传出纤维相联系,因而可对刺激产生反应
- 在刺激信息传导至传出纤维之前,皮肤、肌肉或内脏的伤害性传入信号具有一个共有的终末传导通路

传入信号不仅传导至传出纤维从而对刺激产生反应,还通过脊髓丘脑束上传至中枢神经系统(CNS)。刺激信号传至中枢后,CNS并不能辨别冲动是来源于皮肤/肌肉,还是内脏(图14.1)。因为我们的机体,或者应该说CNS,已认识到外来的伤害性刺激,即有害刺激可对机体产生危害,所以将此类信息解释为来源于皮肤或肌肉,传导自内脏的疼痛刺激经脊髓丘脑束至中枢形成痛觉,则被认为是疼痛来自相应节段的皮肤。

来自扳机点的传入冲动亦可被CNS当作传导自内脏的伤害性传入刺激,痛觉产生在皮肤,即相应脊髓节段的反射区。

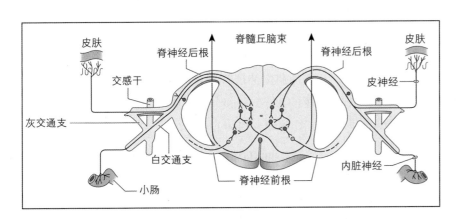

图 14.1 牵涉痛的产生(引自 Schmidt RF, Thews G, eds. Physiologie des Menschen. 29th ed. Berlin:Springer;2004.)

■ 汇聚易化

许多传入纤维可产生背景冲动,可以说它们产生的是一种基础噪声干扰信号,并非源于外部刺激或内脏刺激,但亦可解释为生理情况下由于离子通道改变引起刺激阈值降低所致。结果,动作电位极可能被触发。可以认为这是针对伤害性刺激的一种保护性机制,以便迅速识别伤害性刺激并立即做出反应。

如果反应在某皮肤区域的这种背景电活动被一系列源自内脏或扳机点的传入伤害性刺激所强化(汇聚易化),则经脊髓丘脑束传导至 CNS(见上文汇聚投射部分)后,会感觉到上述皮肤区域的强烈疼痛。

■ 轴突反射

传入神经的树状突可发出许多分支,从而可敏感捕获躯体不同区域的刺激信号。但这也可导致 CNS 对传入刺激的错误判断:轴突处无法辨别信号是否源自躯体不同区域,而只能认定疼痛感觉来自神经元支配的整个区域。

■ 交感神经(过度兴奋)

这些神经可能会推波助澜,释放一些介质,使疼痛区域的伤害性传入纤维进一步敏感化,刺激阈值进一步降低,从而产生持续性牵扯痛。也正是由于交感神经功能亢进,可导致其支配的疼痛区域内血液供应减少。

■ 代谢异常

扳机点区存在于肌肉内,表现出特征性的代谢异常。我们发现此处同时存在能量需求增加和能量以及氧缺乏。这种情况极易引起局部血液循环减少,于是导致恶性循环,最终在能量供应差的肌肉区域形成扳机点。代谢异常也可使已经存在的扳机点产生持续性疼痛。

■ 肌肉牵拉影响肌肉代谢

收缩的肌节受到牵拉伸展长度达到最大时,可对肌肉产生即刻效应(图 14.2)。首先减少了三磷酸腺苷(ATP)的消耗,其次降低了肌肉紧张度。

如果代谢异常已引起介质(如前列腺素)释放入肌肉内,则可启动某些与扳机点有关的病理机制,当代谢恢复正常,其浓度亦随之下降。随着代谢平衡恢复正常,伤害性出入纤维的易激惹状态亦得以纠正。

■ 高张力肌束(条索)

高张力条索是指扳机点周围的高张力肌束,因与周围肌肉相比硬度大得多,故触诊时非常易于触及。这种条索厚 1~4 mm,由于其高敏感性而尤其易于触及,与疼痛点亦有明确的分界。当肌纤维处于松弛状态并受到牵拉时,高张力肌束最易于触及。

肌束强力收缩或受到牵拉,或者按压肌束内的扳机点时,可引起局部疼痛,并在一定潜伏期之后出现牵扯痛。

正常肌纤维均包含相同长度的肌节。它们纵向排列,达最大容许长度。这样,肌钙蛋白和肌球蛋白就必然有一定程度的重叠。重叠过多或过少,均可导致肌力下降。

高张力肌梭的肌纤维在组织学上可明显辨认:肌梭内肌节长度差异明显,扳机点周围的肌节缩短且没有显示任何肌电活动——它们处于收缩状态,与之相反,我们发现靠近肌肉肌腱结合部的肌梭末端的肌节变长。

这一特殊情形可以解释为什么含有高张力肌梭的肌肉伸展性降低(肌节收缩)及肌力下降(变短的肌节和变长的肌节均不在正常范围)(图 14.2~14.4)。

■ 肌肉无力与易于疲劳

由于受累区域血液循环减少引发低氧血症,有扳机点的患者极易表现为上述症状。

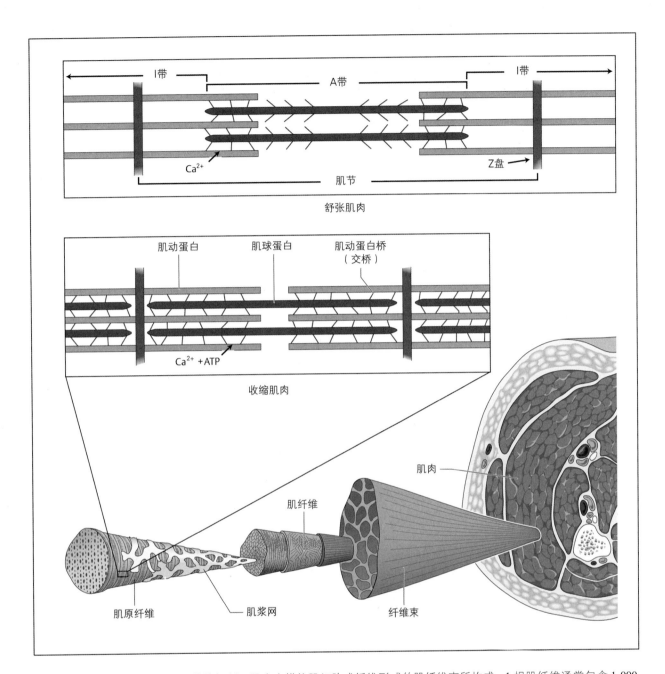

图 14.2 正常骨骼肌的结构和收缩机制。肌肉由横纹肌细胞或纤维形成的肌纤维束所构成。1 根肌纤维通常包含 1 000 根肌原纤维。每根肌原纤维外周缠绕有口袋样结构,即肌浆网。放大之后:三磷酸腺苷(ATP)和游离钙离子激活肌球蛋白交叉部位,结果暴露丝状的肌钙蛋白,从而使 Z 线相互靠近,收缩单位——肌节变短,继而肌肉变短。从两端的 I 带到 Z 盘的丝状肌钙蛋白片段不含肌球蛋白成分。A 带为丝状肌球蛋白的长度,如果只见 A 带,没有 I 带,表明为最大限度的收缩状态(引自 Travell and Simons,1999)

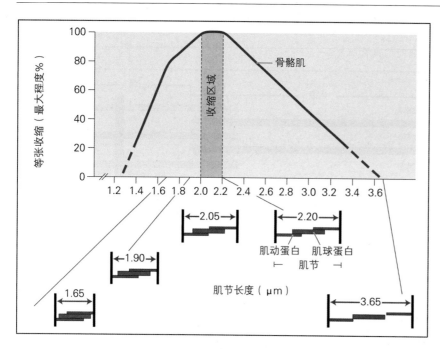

图14.3　等张收缩的肌肉张力取决于肌节长度(引自 Silbernagl S, Despopoulos A. Taschnatlas Physiologie. 7th ed. Stuttgart·Thieme;2007;67.)

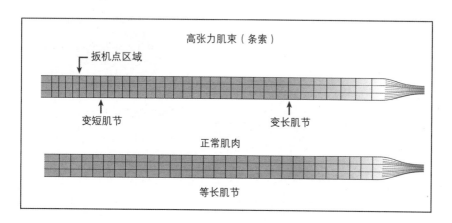

图14.4　正常肌肉肌节等长收缩与含有扳机点的肌肉肌节各种不等长收缩之间的比较。扳机点区域使得高张力肌梭紧张度进一步增加,因而导致肌肉顺应性降低(引自 Simons D. Myofacial pain syndrome due to trigger points. In: Goodgold J, ed. Rehabilitation Medicine. St. Louis, MO: Mosby Years Book;1988;686 - 723.)

（谢珺田　宋文阁　译）

15　诊断

以下步骤有助于扳机点的诊断。

■ 详细询问病史

为明确找到引起各种临床症状的有扳机点的肌肉,首先需要详细询问病史。

- 有无外伤史,疼痛如何开始发病的,有无过度用力或其他诱因
- 是在什么姿势下、做什么动作时出现的第一次疼痛发作
- 有无局部功能异常,如关节活动受限或椎间盘突出引起的节段性神经症状
- 有无与高张力易化肌肉同节段神经支配的内脏功能异常,即内脏躯体反射促使扳机点形成的原因

■ 绘制疼痛模式简图

在人体轮廓图形上绘出疼痛模式有助于进一步明确与典型疼痛模式相关的特定肌肉。首先疼痛模式应按症状出现的时间顺序分类。不同疼痛模式之间常有交叉重叠。此时应明确回答以下问题。

- 即使是复杂疼痛模式,我们能否确定疼痛出现的先后顺序,能否绘出特定的某些肌肉的疼痛范围
- 在复杂疼痛模式,有无规律性,如相同的节段性神经支配,提示躯体结构或内脏功能异常

扳机点引起的疼痛及紧张度增加可产生神经投射,并可扩展至扳机点周围。因而应注意由此引起的症状差异较大,这与具体引发疼痛的体位和肌肉活动有关。有鉴于此,主诉差异相当大,发作可不超过1天,亦可达数日之久。当疼痛不仅在活动时出现,静息时亦有疼痛之时,我们就说扳机点已对组织产生了较为严重的损害。

除疼痛之外,扳机点还可引起浅表或深部感觉敏感性异常。即使局部出现自主神经症状,如血管运动反应增强表现为扳机点刺激下皮肤苍白、毛囊战栗以及泪腺和鼻腔分泌物增多。

■ 检查肌肉活动

现在检查之前确定的肌肉活动。本文中我们关注的是日常运动过程中,能触发疼痛的体位及动作。我们也检查肌肉主动活动或被动活动时达到的最大活动度。并注意扳机点局部的疼痛以及牵扯痛。

有扳机点者可有以下表现。

- 主动抗阻检查时受累肌肉最大长度缩短,但无萎缩征象
- 当肌肉向心或离心收缩时可表现典型的疼痛形式或疼痛加重
- 主动或被动牵拉亦可触发牵扯痛
- 肌肉主动或被动牵拉受限

■ 寻找扳机点

现在我们在之前已经确定的肌肉寻找扳机点。检查自肌腹进行——既不靠近也不拉伸无关肌肉。用指尖触诊组织(图15.1),垂直于纵轴检查浅表肌肉(浅触诊)。遇到紧张度明显增高的带状区域即为包含扳机点的高张力肌梭。在肌梭内,找到最硬的点即为扳机点。持续按压此点,可诱发局部疼痛及牵扯痛。局部疼痛非常强烈、尖锐、自发性加剧,患者常表现出躲避反应:抽动,大声喊叫或肌肉从检查位置移开。

对于深部肌肉,则难以辨认高张力肌梭或因浅层结构的影响不能触知。为此我们采用压迫触诊法以在深部组织中找到扳机点。

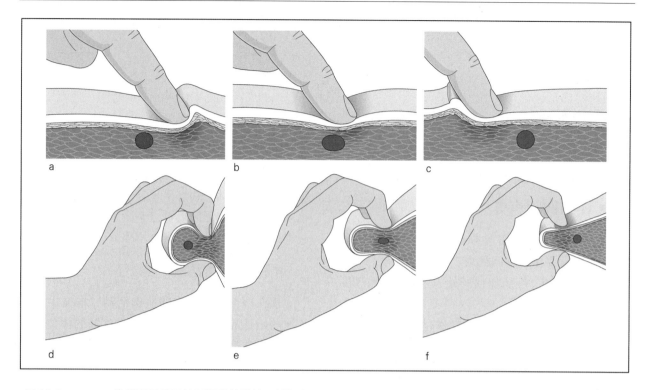

图 15.1   a～c.二维截面图显示触及紧张的肌梭及扳机点(黑圈所示)。二维触诊法仅适用于能从一侧接触到的肌肉,如冈下肌。a.开始触诊,推开皮肤;b.指尖从肌纤维上方滑过,可以触及紧张的纤维束,像绳索样结构;c.指尖滑过皮肤另一侧,迅速做上述动作时称快速触诊。d～f.截面图示捏夹住扳机点所在紧张的肌纤维束(黑圈示)进行触诊。捏夹触诊法适用于能被手指捏住的肌肉,例如可用于检查胸锁乳突肌(SCM)、胸大肌、背阔肌。d.用拇指和食指捏夹住肌纤维束;e.高张力肌纤维束从手指之间滑过时可以清楚触知其硬度;f.可清楚触知从指间滑过的紧张纤维束的边缘。通常可同时触知局部的抽搐反应(引自 Travell and Simons,1999)

在能用手指抓住的肌肉(如斜方肌),可用捏夹触诊法:肌腹截面自拇食指间前后滑过,即可找到高张力肌梭。在肌梭内,同样捏夹可触知扳机点。

当触知扳机点附近的肌梭或直接触知扳机点时,我们可觉察到肌梭内的肌纤维出现短暂的收缩。治疗医师会清楚地察觉到这种抽动。当垂直纵轴触诊肌梭时,这种局限的肌肉收缩非常清晰。当肌梭快速滑过手指时如同弹拨吉他琴弦,然后按在紧张的琴弦上抚动即可找到扳机点。这种局限性抽搐反应是扳机点的一个特征性表现(图 15.2)。

在表现为活跃扳机点的患者,要最终确定扳机点的位置,必须多次触诊,以出现重复性结果为准。

肌源性疼痛应与以下疼痛类型相鉴别:
- 神经痛
- 风湿病疼痛
- 肿瘤疼痛
- 心源性疼痛
- 炎症性疼痛
- 血管性疼痛

肌肉引起的疼痛典型发作常与受累肌肉活动或某些不良姿势有关。

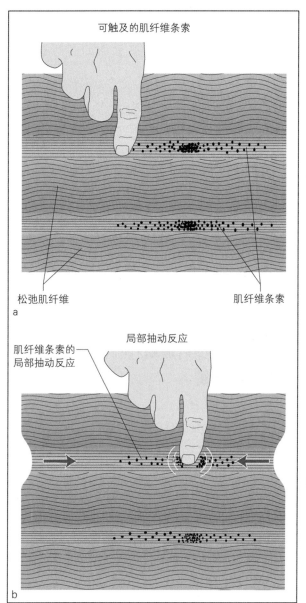

图 15.2　纵行肌肉横截面中的纤维条索、肌筋膜扳机点及局部抽动反应。a. 触及纤维条索(直线),周围系松弛的肌肉(波状线),黑点密度表示纤维条索的压痛敏感程度,扳机点为条索中最敏感的部位;b. 快速转动纤维条索上方的手指尖(指尖触诊),频繁引发局部抽动反应,并可观察到扳机点与周围肌纤维之间的皮肤滑动(引自 Travell and Simons,1999)

（谢珺田　宋文阁　译）

16 扳机点的治疗

治疗扳机点除了各种不同的技术方法以外,有2点非常重要。

- 维系扳机点的因素可迅速激活潜在的扳机点使之成为活跃的扳机点,亦可在间隔一定时间后再次激活扳机点,因此即使即刻治疗效果良好,亦不应忽视病因治疗。这些维系因素的治疗与肌肉的治疗同等重要
- 患者应积极参与治疗过程。因为患者更熟悉自己的身体,也易于明了姿势性疼痛与运动性疼痛的问题所在,从而主动配合完成受累肌肉或肌群的拉伸治疗计划

■ 拉伸—喷雾技术

该技术旨在不引起反射性拮抗肌收缩和明显疼痛的前提下通过充分拉伸肌肉消除活跃的扳机点。

凉水喷雾

凉雾喷至病变肌肉的体表投射区,以无冷感为度,可仅引起皮肤刺激,通过同水平脊髓节段分流传入信号,达到抑制反射性张力增高或痉挛的目的。

治疗医师应注意:

- 体表喷雾方向应与目标肌纤维的走行方向一致,避免皮肤表面结冰或局部冻伤
- 喷雾速度掌握在 10 cm/s,范围覆盖整块肌肉,一般不超过 45 cm,以 30°角喷至皮肤表面
- 治疗应包括牵扯痛的区域。在肢体,应从近端喷至远端;在躯干,应从头端喷至足端

被动拉伸

治疗医师应注意:

- 先给予 2~3 次喷雾后,开始被动拉伸肌肉。注意观察可能影响拉伸的紧张肌束,缓慢拉伸至最大长度
- 在整个牵拉节段持续不间断地向皮肤喷雾。为进一步放松,可让患者在牵拉时缓慢呼气,并向下凝视

> 凉水喷雾可通过脊髓水平机制起到分散疼痛信号的作用,从而有利于拉伸治疗。

主动拉伸

在拉伸—喷雾治疗后,应主动锻炼以维持被动拉伸所达到的活动范围。

■ 等长收缩后放松/肌肉能量技术/肌筋膜松解

治疗医师应注意:

- 首先牵拉肌肉至最大紧张限度,再进一步缓慢拉伸肌肉
- 要求患者紧张肌肉以对抗治疗医师施加的阻力。治疗者在使肌肉变短的方向上给予三维阻力(最大阻力的 25%),同时阻止肌肉活动(使之等长收缩)。施加阻力维持 3~7 s
- 患者要放松,治疗者引导肌肉进一步牵拉达到新的紧张限度
- 然后重复第二步骤
- 活动度达到正常之后,再主动锻炼以维持效果

■ 缺血性压迫/抑制手法

治疗医师应注意:

- 在扳机点处以手法施加压力。所致疼痛应可耐受,并能反映治疗进展
- 一旦疼痛消失(15 s 至 1 min),增加压力至另一个耐受阈值,反复上述治疗直至扳机点疼痛消失
- 主动锻炼以维持疗效

■ 深压按摩

治疗医师应注意:

- 用手垂直牵拉包含扳机点的高张力肌肉,沿整

个肌束以恒定速度进行。该操作亦可引起疼痛,但应在患者耐受程度以内。持续牵拉直至疼痛消失(2~3 min)

- 主动锻炼以维持新达到的活动范围

■ 拉伸锻炼

有效治疗需要医患之间紧密互动,共同完成整个治疗计划。为此,随后章节详述了如何教会患者可自行完成的各种锻炼方法。这些锻炼的目的是拉伸局部肌肉和拉伸整个肌群。选择这些肌肉是依据我们长期的临床经验。所有拉伸锻炼方法均经历了无数次临床实践,易教易学,没有基础者亦可以毫不费力地完成。我们相信上述优势可确保此类锻炼方法具有良好的依从性。

每一项锻炼方法每天应做 15~20 次。这些重复动作不必一鼓作气完成,而应分散到整天的日常活动之中。这也是提高患者接受程度和增加疗效的另一个重要方面。

这些锻炼方式旨在静态拉伸。通过锻炼可迅速拉伸肌肉增加活动范围,从而有效减低扒机点活跃程度,以及预防扒机点复发。部分患者经 1~2 周锻炼之后扒机点即可永远消失。

(谢珺田　宋文阁　译)

17 扳机点维系因素

存在扳机点维系因素就表示完成治疗后仅仅暂时缓解了患者的症状,只有找到并去除这些因素之后才能长期消除疼痛。

例如,摔伤或突然过度用力后在肌肉内形成了扳机点。如果在创伤之后迅速去除了扳机点,则机体很快即告康复。这种成功治疗在竞技体育中司空见惯,因为职业运动员经常接受专职医师的规范治疗。

如果创伤后没有即刻接受治疗,则机体会找到能缓解疼痛的体位及保护性动作以避免因增加肌肉负荷而产生痛感。这些保护性机制反过来可引起其他韧带、关节等的过度紧张而导致新的症状。原发的创伤淡出视线,而缓解现有症状则备受关注。如果通过体格检查仅发现和治疗原发的扳机点,而没有考虑之后形成的保护机制,则疗效既不会持久,也不可能满意。

部分扳机点维系因素如下。

■ 机械性因素

- 下肢不等长
- 坐位或站立不良姿势
- 脊柱畸形
- 斜颈
- 翼状肩
- 骨盆倾斜(髂骨或骶骨功能紊乱)
- 尾骨错位
- 上肢不等长

■ 全身性因素

在此指对肌肉能量平衡有不良影响的各种因素。肌肉能量供应减少可促使扳机点形成和持续存在。以下是一些可能的因素。

- 维生素 B 缺乏
- 电解质紊乱(如钙、铜、镁离子等)
- 痛风
- 贫血
- 低血糖
- 慢性感染
- 免疫功能低下
- 精神疾病

(谢珺田　宋文阁　译)

18 节段易化

脊髓节段神经支配是多方面的。躯体神经和自主神经系统均起自脊髓。另一方面，传入神经从后角进入脊髓，而传出神经则从前角离开相应脊髓节段。我们发现脊髓内 2 种类型的神经元皆具有大量的突触结构。传入冲动转递至中间神经元，使得原始冲动信号的双向调节成为可能。刺激信号可被强化，亦可被弱化。引发这一现象的机制部分是在脊髓节段水平，部分是受大脑中枢的抑制或激活系统的影响，如锥体外系。

如果考虑到以上因素的固有作用，我们可以把脊髓节段分为不同的部分。解剖发现传入神经来自不同的生骨节。因此神经不仅分布到骨骼，还分布到关节（包括软骨）、关节囊、筋膜、滑膜及韧带。深部感觉及疼痛正是通过这些神经元传导的。

相同节段神经支配的肌肉结构即为肌节。肌肉亦可通过相应的肌纤维和肌腱感受器提供深部的一般感觉及痛觉信息。

一个脊髓节段所支配的皮肤区域即为皮节。皮肤表面感觉是由此处传入神经介导的。

其他同一脊髓节段的神经支配区域即为体节。一般伤害性感觉及痛觉信息经传入神经传至脊髓。

以上概念同样适用于传出神经。各个区域的神经支配是从脊髓到传出神经：从此意义上说，皮肤、平滑肌、筋膜、内脏及骨骼肌受同节段传出神经所支配。

上述均可以说是属于脊髓节段的硬件。所谓软件是指"节段易化"。传入刺激信号大都在脊髓水平进行处理和调制，然后做出应答即传出神经所携带的信息。在某些情况下，这一处理过程接收的信息皆来自同一节段支配区域，但应答却可以扩散至几个节段水平。

例如，罹患十二指肠溃疡的患者，黏膜损害的信息通过躯体传入神经传至脊髓，而对这些信息做出的应答却不仅仅针对该脊髓节段支配区。一方面，客观上存在体节反应，即肠壁平滑肌张力增高、痉挛。我们可以想象到皮节的反应：同节段支配区域的腹壁表现为感觉过敏、循环异常（苍白或潮红）或自主神经改变。生骨节反应引起损害区域的筋膜收缩以使小肠的炎症局限化。另外，同节段支配关节亦可出现活动受限。最终导致肌节，即腹壁肌肉扳机点形成。随着机体的自我修复，十二指肠溃疡逐渐减轻直至愈合，但这一复杂的节段性反应却成为再次发作的病因。

即使溃疡已经愈合，肌肉和筋膜 2 个区域的反应仍在局部继续进行，尽管已无继续反应的必要。就肌肉而言，可以说应积极治疗将活跃的扳机点去除，否则持续的局部反应无疑将成为再次发作的病源。对于紧张的筋膜亦是如此。

> 对于每一块肌肉，本书皆列举其相关的器官，因为反应链也可以按相反的顺序来进行。发现一块肌肉存在扳机点，应注意同节段对应的器官，检查其潜在的功能并给予相应的治疗。如果只去除了扳机点而忽视了内脏功能异常，则既不能从根本上缓解肌肉症状，也不能避免以后的复发。

面对节段易化的挑战，治疗医师需摒弃片面的思维模式，运用神经解剖学理论，将所有症状置于大的节段范围内全面考虑。对于任何疼痛疾病，治疗者都不应仅局限于扳机点的治疗，如肩部活动疼痛，我们的机体要复杂得多。如果治疗者清楚认识到这一点，则所达到的疗效将更佳，亦将更为持久。

（谢珺田　宋文阁　译）

19 扳机点

19.1 与头颈部疼痛有关的肌肉

本章节所列的伴随有活跃扳机点的肌肉群是头颈部疼痛的重要原因,但尚需要与下列疾病相鉴别。

- 偏头痛
- 颞下颌关节炎
- 鼻窦炎
- 咽炎
- 喉炎
- 牙齿疾患
- 三叉神经痛等

■ 斜方肌(图 19.1 ~ 19.4)

起点

- 上项线中 1/3
- 颈韧带

- 从颈部到 T12 椎体的棘突和棘上韧带

止点

- 锁骨后缘外 1/3
- 肩峰中份
- 肩胛冈上缘

作用

- 肩关节外旋
- 上提肩胛骨
- 向后正中线内收肩胛骨
- 肩胛骨固定时,可伸展和侧弯胸椎

神经支配

- 副神经
- 来自 C3/C4 的本体感觉神经纤维

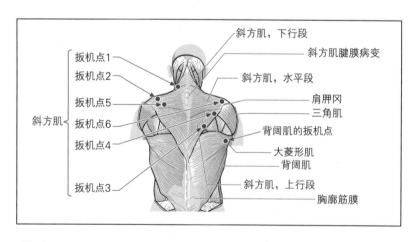

图 19.1

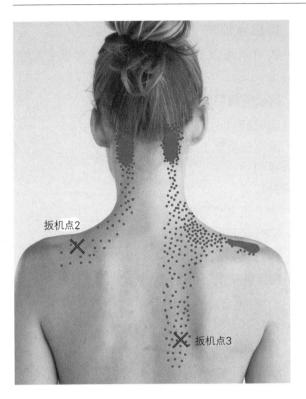

图 19.2

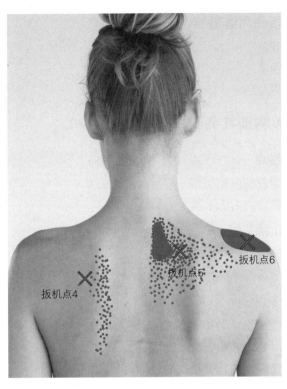

图 19.3

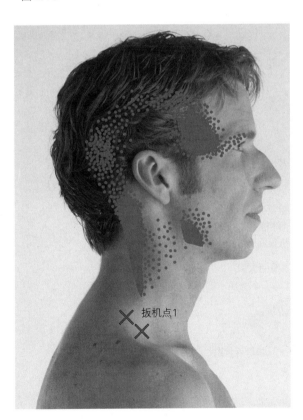

图 19.4

扳机点位置

斜方肌上可查到多处扳机点。

- 扳机点 1：斜方肌降部边缘处，可触及张力较高的条索状区
- 扳机点 2：扳机点 1 的后外方，肩胛冈中点附近的上方
- 扳机点 3：斜方肌降部外缘处，在肩胛骨内缘附近
- 扳机点 4：位于斜方肌升部、肩胛冈的正下方，在肩胛骨内缘附近
- 扳机点 5：肩胛提肌止点水平向外 1 cm 处
- 扳机点 6：肩胛上窝的外侧，靠近肩峰的位置

牵涉痛

- 扳机点 1：咽喉至乳突的颈部后外侧，头部侧面，特别是在太阳穴、眼眶和颞下颌关节区域
- 扳机点 2：乳突和上颈椎的后外侧
- 扳机点 3：乳突、上颈椎后外侧和肩峰
- 扳机点 4：肩胛骨内缘
- 扳机点 5：在 C7 水平和扳机点 5 之间的椎旁区域
- 扳机点 6：肩顶和肩峰周围区域

相关内脏器官

- 肝脏
- 胆囊
- 胃

■ 胸锁乳突肌(图 19.5 ~ 19.7)

起点

- 胸骨柄腹侧头端
- 锁骨内 1/3 上缘

止点

- 乳突外缘
- 上项线外侧 1/2

作用

- 使颈椎向收缩的胸锁乳突肌同方向侧屈和向对侧旋转
- 双侧胸锁乳突肌同时收缩可使颈椎前伸

神经支配

- 副神经

扳机点位置

- 扳机点遍及胸锁乳突肌胸骨头和锁骨头的全长

胸锁乳突肌胸骨头的扳机点

- 胸骨柄
- 眼眶以及眶上
- 面颊
- 外耳道
- 颞下颌关节周围
- 咽喉部和舌体
- 枕后直到乳突的位置

胸锁乳突肌锁骨头的扳机点

- 前额,也可能在双侧
- 外耳道
- 耳后局部

牵涉痛

- 胸锁乳突肌的扳机点可诱发面部疼痛,此种疼痛容易被误诊为三叉神经痛

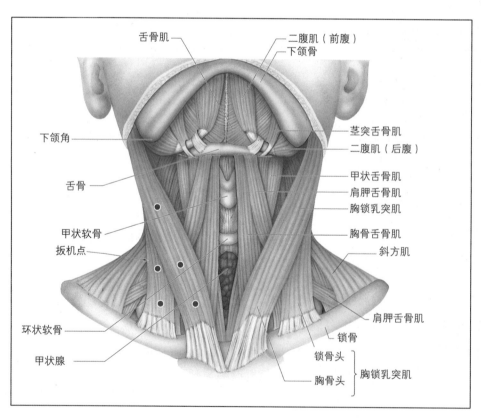

图 19.5

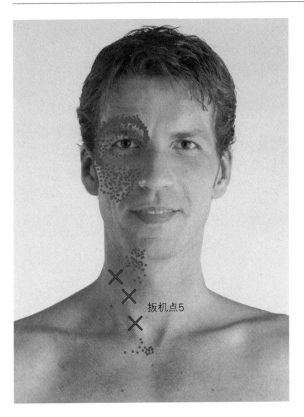

图 19.6

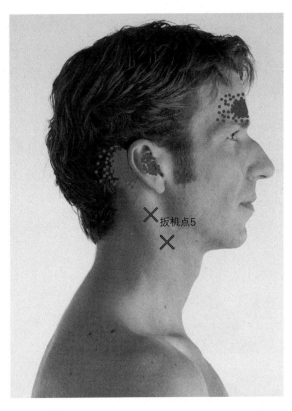

图 19.7

相关内脏器官

- 肝脏
- 胆囊
- 胃

■ 咬肌(咀嚼肌)(图 19.8,19.9)

起点

- 颧弓前 2/3
- 上颌骨颧突

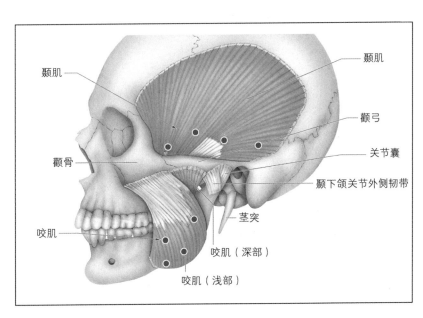

图 19.8

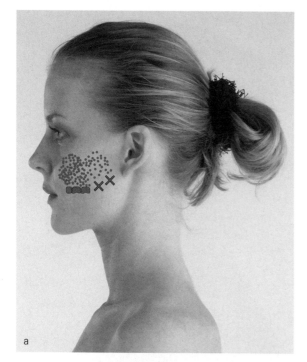
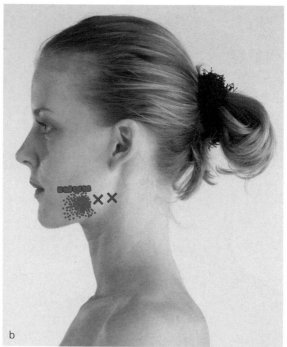
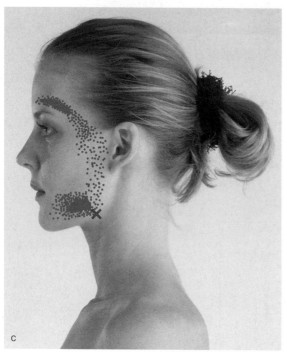
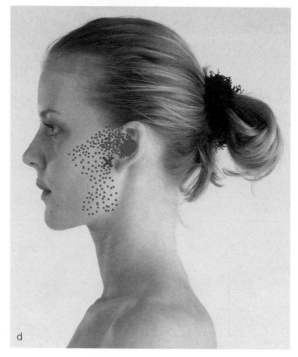

图 19.9

止点

- 下颌角外侧面
- 下颌骨下份

作用

- 提下颌(使口腔闭合)

神经支配

- 下颌神经(三叉神经的分支)

扳机点位置

- 扳机点遍及咬肌各处

牵涉痛

- 上颌骨和上磨牙

- 下颌骨和下磨牙
- 从太阳穴至眉弓上方的区域
- 颞下颌关节
- 外耳道
  按触扳机点有时会诱发耳鸣。

相关内脏器官

- 无

■ **颞肌(图** 19.8,19.10)

起点

- 颞骨,位于下颞线和颞下嵴之间的部位

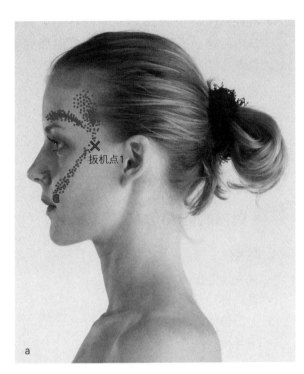

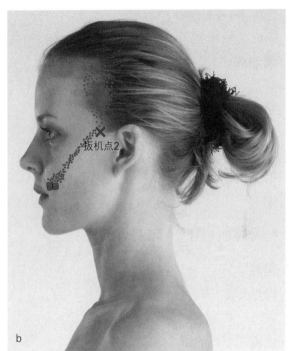

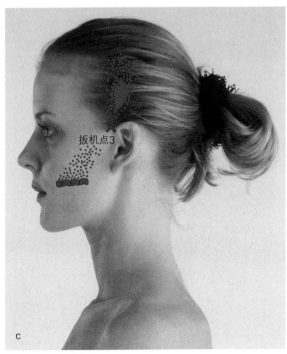

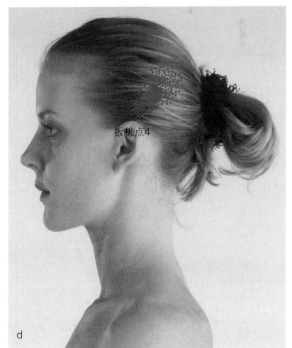

图 19.10

止点

- 下颌骨冠突的腹内侧

作用

- 抬下颌、后缩下颌

神经支配

- 下颌神经(三叉神经的分支)

扳机点位置

- 扳机点 1 ~ 3:颧突上方
- 扳机点 4:耳上

牵涉痛

- 从太阳穴至头顶
- 眉毛上方
- 上牙
- 眼睛后方

相关内脏器官

- 无

■ 翼外肌(图 19.11,19.12)

起点

- 蝶骨大翼下缘
- 翼突外侧板外缘

止点

- 下颌骨髁状突下方的翼状骨

- 下颌骨
- 颞下颌关节的关节盘

作用

- 张口(使下颌前伸,关节盘前移)

神经支配

- 从下颌神经发出的分支——翼外神经(三叉神经)

扳机点位置

- 翼外肌这块小肌肉的扳机点位于口内,需通过口内的触诊发现,大致位于翼外肌肌腹中部位置

牵涉痛

- 颞下颌关节
- 上颌骨

相关内脏器官

- 无

■ 翼内肌(图 19.11,19.13)

起点

- 翼突外侧板的内缘
- 翼状骨
- 上颌骨结节
- 腭骨椎状结节

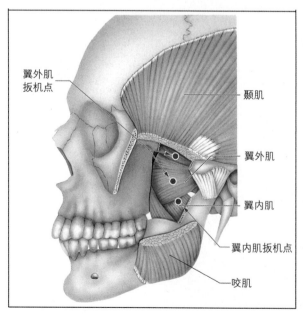

图 19.11

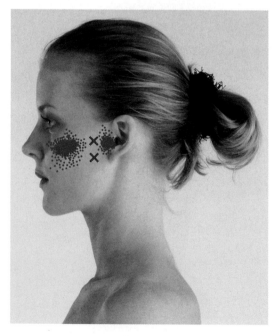

图 19.12

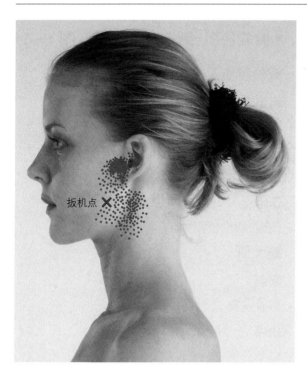

图 19.13

止点

- 下颌角内侧面

作用

- 下颌骨前移、上提和侧向移位(完成咀嚼动作)

神经支配

- 从下颌神经发出的分支——翼内神经(三叉神经)

扳机点位置

- 翼内肌这块小肌肉的扳机点位于口内,需通过口内的触诊发现,大致位于翼内肌肌腹中部的位置

牵涉痛

- 舌体
- 咽腔
- 喉
- 颞下颌关节

相关内脏器官

- 无

■ 二腹肌(图 19.14,19.15)

起点

- 腹侧头(前腹):下颌骨颏部背面的二腹肌窝
- 背侧头(后腹):乳突切迹

止点

- 中间腱(中间腱止于舌骨外侧)

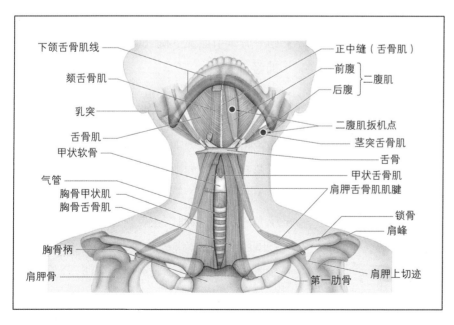

图 19.14

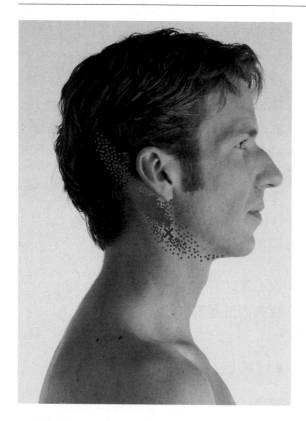

图 19.15

作用
- 上提舌骨
- 下颌前移
- 支持吞咽动作

神经支配
- 腹侧头(前腹):下颌神经(三叉神经)
- 背侧头(后腹):面神经

扳机点位置
- 沿二腹肌触诊可找到扳机点,其敏感点位于胸锁乳突肌内侧

牵涉痛
- 腹侧头(前腹)
  - 投射到胸锁乳突肌上份
  - 枕部
  - 颈部,靠近下颌的部位
- 背侧头(后腹):下切牙和下颌骨的下方

相关内脏器官
- 无

■ 眼轮匝肌、颧大肌、颈阔肌(图 19.16)

眼轮匝肌

起点
- 眶缘内面,泪囊壁

止点
- 眼睑韧带

作用
- 闭眼,协助流泪

颧大肌

起点
- 颧骨前缘

止点
- 口角外侧

作用
- 牵动口角向后上方运动

颈阔肌

起点
- 颈部下份和胸部上外份皮肤

止点
- 下颌骨下缘,面部下份皮肤,口角

作用
- 向下方牵引面部下份、口周和下颌部的皮肤

神经支配
- 面神经

扳机点位置

眼轮匝肌
- 眼睑和眉毛之间

颧大肌
- 嘴角外侧,在该肌肉止点附近

颈阔肌
- 锁骨上 2 cm 与胸锁乳突肌相交处

牵涉痛

眼轮匝肌

- 鼻梁
- 上唇

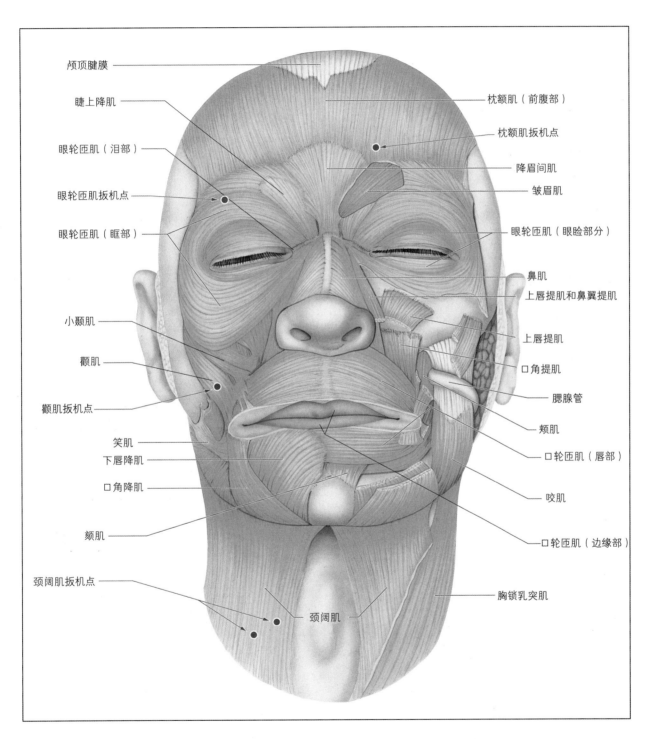

图 19.16

颧大肌

- 起源于扳机点,放射至鼻外侧和眼内侧,直到前额中份

颈阔肌

- 下颌
- 面颊
- 下巴

相关内脏器官

- 无

■ 枕额肌(图19.16~19.18)

起点

- 上项线,乳突
- 面部上份肌肉的纤维

止点

- 颅顶腱膜

作用

- 稳定颅顶腱膜(肌肉收缩可使头皮前后移动)
- 使前额起皱

神经支配

- 面神经

扳机点位置

- 额支:眉毛内上方
- 枕支:上项线上方,距正中线大约4 cm处(见图19.16)

牵涉痛

- 起源于眼眶,沿该肌肉走行的方向放射至同侧颅部

相关内脏器官

- 无

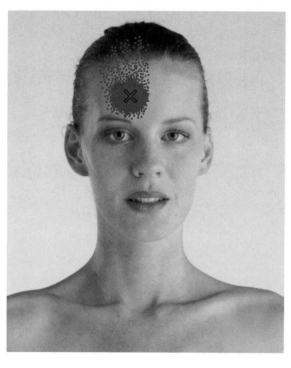

图 19.17

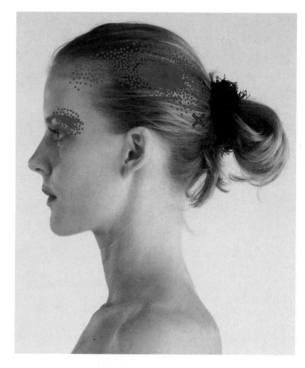

图 19.18

■ 头夹肌和颈夹肌(图19.19,19.20)

起点

- 头夹肌:项韧带下部和 T1~T3 的棘突以及棘上韧带
- 颈夹肌:T3~T6 的棘突以及棘上韧带

止点

- 头夹肌:乳突下部和上项线的外侧部
- 颈夹肌:C1~C3 的横突后结节

作用

- 一侧夹肌收缩使头转向同侧,双侧收缩使头颈后仰

神经支配

- 头夹肌:C3/C4 脊神经(背侧支)
- 颈夹肌:C5/C6 脊神经(背侧支)

扳机点位置

- 头夹肌:在该肌肉的肌腹,大致在枢椎棘突水平的位置
- 颈夹肌:其中之一在颈部与肩部交界水平,医师在触诊时,手指在斜方肌与肩胛提肌之间滑动触诊可找到该扳机点;另一个在该肌肉止点附近,相当于 C2/C3 椎体水平

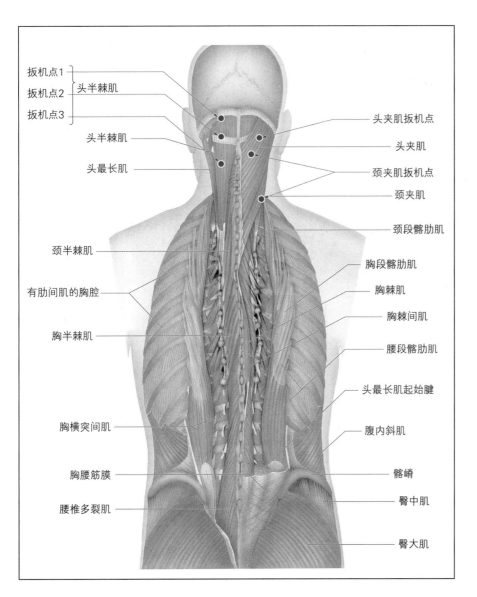

图 19.19

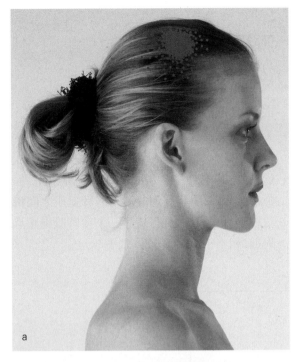

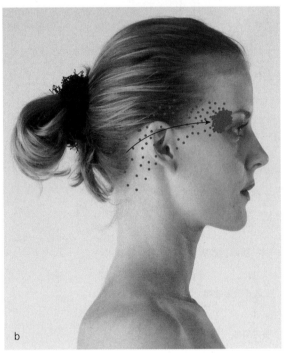

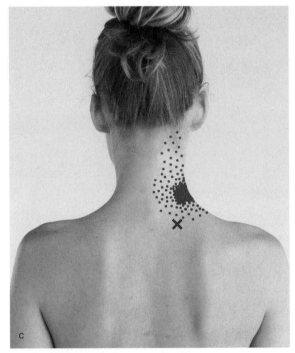

图 19.20

牵涉痛

- 头夹肌:疼痛可放射至同侧颅顶
- 颈夹肌:疼痛自颅顶放射至眼睛后方,有时至枕后,有时至颈部与肩部交界区或沿同侧颈部向上放射

相关内脏器官

- 肝脏
- 胆囊

■ 头颈部半棘肌、多裂肌(横突棘肌)(图 19.19,19.21,19.22)

起点

- 半棘肌:椎体横突
- 多裂肌:椎体横突

止点

- 半棘肌:椎体棘突(自起点大致斜跨 6 个椎体止于止点)
- 多裂肌:椎体棘突(自起点大致斜跨 2 ~ 3 个椎体止于止点)

上述肌群大致走行于 T6 至上项线和下项线

之间。

作用

- 两侧横突棘肌收缩可使躯干后伸,单侧收缩可使躯干向同侧侧屈

神经支配

- 相应节段的脊神经后支

扳机点位置

- 扳机点 1:颈部的基底部,C4/C5 水平
- 扳机点 2:枕部下方 2 ~ 4 cm 处
- 扳机点 3:位于上项线下方(见图 19.19)

牵涉痛

- 扳机点 1:沿颈部向上放射至枕下区域,也可向下放射至肩胛骨内缘
- 扳机点 2:自枕后放射至头顶
- 扳机点 3:疼痛区域自扳机点向外放射至太阳穴

相关内脏器官

- 心脏
- 肺脏/支气管

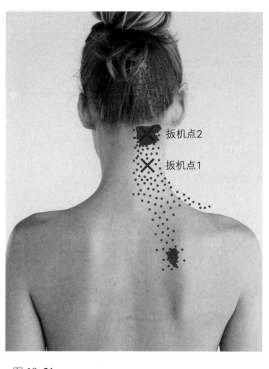

图 19.21

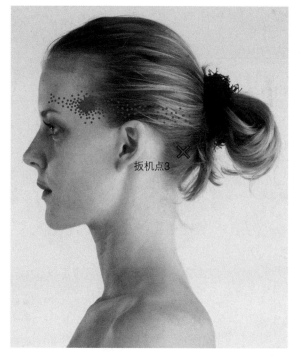

图 19.22

■ 头后大直肌、头后小直肌、头下斜肌和头上斜肌(图19.23,19.24)

起点

- 头后大直肌:C2 棘突
- 头后小直肌:寰椎后结节
- 头下斜肌:C2 棘突
- 头上斜肌:寰椎侧块

止点

- 头后大直肌:下项线的外 1/2
- 头后小直肌:下项线的内 1/2
- 头下斜肌:寰椎侧块
- 头上斜肌:下项线外 1/2

作用

- 头后大直肌:使头后仰以及转动寰枕关节使头转向同侧
- 头后小直肌:使头后仰
- 头下斜肌:转动寰枢关节使头转向同侧
- 头上斜肌:使头向同侧倾斜

神经支配

- 枕下神经(C1 脊神经的后支)

扳机点位置

- 在各肌的肌腹位置触诊,仅可触到不显著的肌紧张,不是典型的扳机点表现

牵涉痛

- 自枕部经同侧太阳穴放射至同侧眼眶和前额。疼痛位置不确定,不易准确定位

相关内脏器官

- 无

■ 拉伸颈侧部和颈背部的肌肉(图19.25)

起始姿势

- 笔直端坐位

步骤

- 患者抓住椅子的边缘,手放在要伸展的一侧(图示为右边)
- 患者将头转向对侧(图示为左侧),沿膝关节外侧垂直向下看,使颈部和颈部外侧区域充分伸展
- 保持该姿势 30 s

头部姿势的轻微变化,如转头或偏向一侧,能够改变伸展的定位。如果在颈部外侧感觉到了拉伸,说明姿势正确。

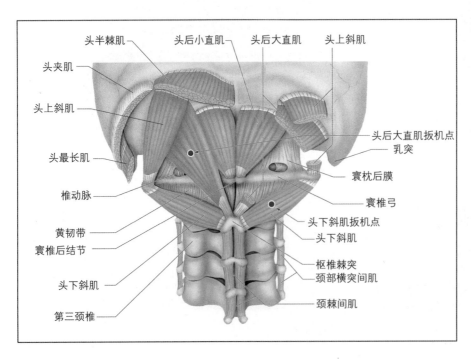

图19.23

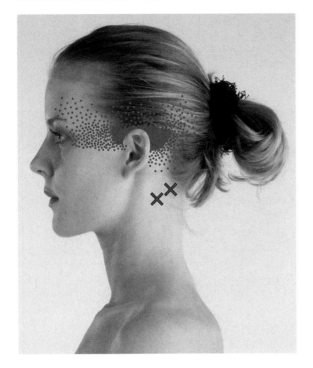

图 19.24

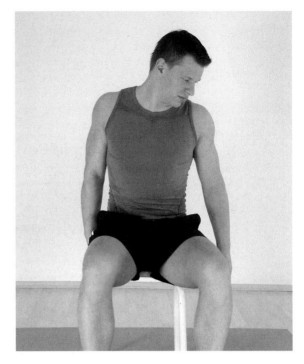

图 19.25　牵拉颈侧部及颈外背部肌肉

（林小雯　译）

19.2　与上胸部、肩部以及上肢疼痛有关的肌肉

■ 肩胛提肌（图 19.26a, 19.27）

起点

- C1 ~ C4 横突后结节

止点

- 肩胛骨内缘上端

作用

- 使肩尾角内旋,并且向内和头端上提颅肩角
- 颈部后伸（双侧同时收缩）以及颈椎向同侧旋转

神经支配

- 肩胛背神经（C5）和 C3 ~ C4 脊神经前支

扳机点位置

- 扳机点 1:位于颈部和肩部的交界区,将斜方肌向后推移可触诊到此扳机点
- 扳机点 2:肩胛内上角上方大约 1.3 cm 的位置

牵涉痛

- 自肩部放射至颈部
- 肩胛骨内缘
- 肩背部

相关内脏器官

- 肝脏
- 胆囊
- 胃
- 心脏

■ 斜角肌（图 19.28 ~ 19.30）

起点

- 前斜角肌:C3 ~ C6 横突前结节
- 中斜角肌:C2 ~ C7 横突后结节
- 后斜角肌:C4 ~ C6 横突后结节
- 小斜角肌:C7 横突前结节

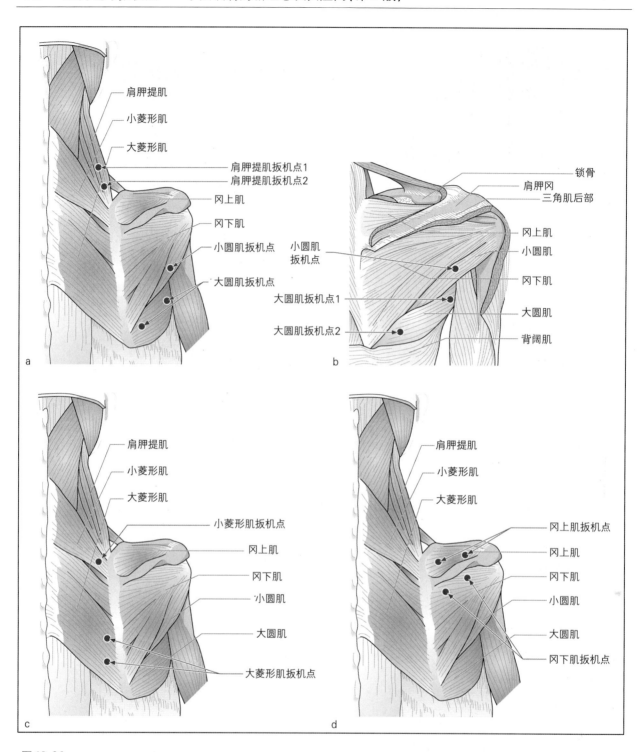

图 19.26

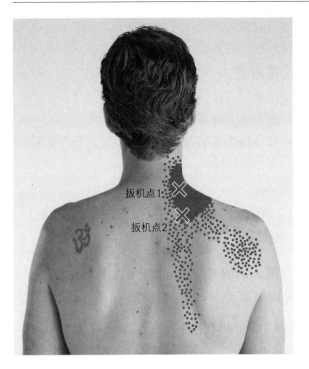

扳机点1
扳机点2

图 19.27

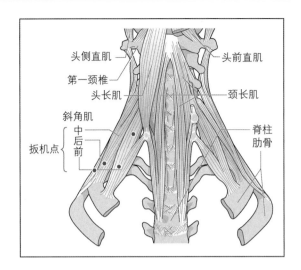

头侧直肌
第一颈椎
头长肌
斜角肌
中
扳机点　后
前

头前直肌
颈长肌
脊柱
肋骨

图 19.28

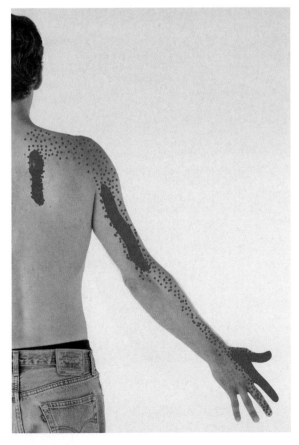

图 19.29

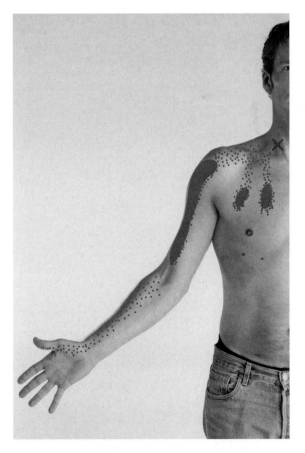

图 19.30

止点

- 前斜角肌:第一肋斜角肌结节
- 中斜角肌:第一肋上缘近肋骨颈处
- 后斜角肌:第二肋后外缘
- 小斜角肌:胸膜上膜

作用

- 吸气肌
- 前斜角肌:在肋骨固定的状态下,可额外增加颈椎侧屈的幅度
- 小斜角肌:绷紧胸膜顶

神经支配

脊神经前支。

- 前斜角肌:C5 ~ C6
- 中斜角肌:C3 ~ C8
- 后斜角肌:C6 ~ C8
- 小斜角肌:C7

扳机点位置

- 主要的扳机点位于锁骨上窝,按压颈椎横突也

可发现扳机点。总之,斜角肌的扳机点遍布于该肌肉的各处

牵涉痛

- 胸部
- 放射至上臂和前臂的前方和后方
- 食指和拇指的背面(小斜角肌:整只手的背面)
- 肩胛骨内缘

> 斜角肌的放射痛可与急性心脏事件的放射痛相混淆。

相关内脏器官

- 同大圆肌

■ 冈上肌(图 19.26d,19.31,19.32)

起点

- 冈上窝
- 肩胛冈

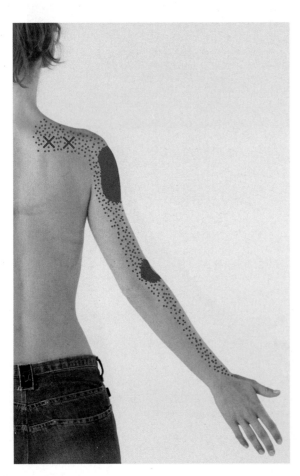

图 19.31

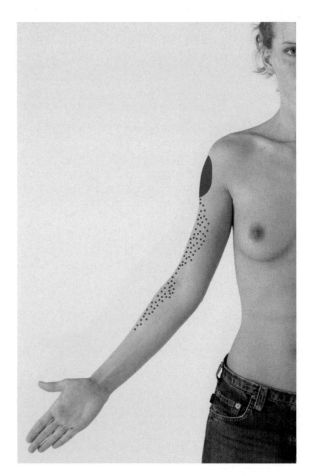

图 19.32

止点

- 肱骨大结节（近端骨面）
- 肩关节囊

作用

- 外展上肢
- 稳定肩关节

神经支配

- 肩胛上神经（C5 ~ C6）

扳机点位置

- 2 个扳机点可以在肩胛骨冈上窝很容易地被触诊到

牵涉痛

- 三角肌外缘
- 肱骨外上髁
- 上臂和前臂的外侧

- 肩顶

相关内脏器官

- 同大圆肌

■ 冈下肌（图 19.26d，19.33，19.34）

起点

- 冈下窝

止点

- 肱骨大结节（中份骨面）
- 肩关节囊

作用

- 外旋上肢
- 稳定肩关节

神经支配

- 肩胛上神经（C5 ~ C6）

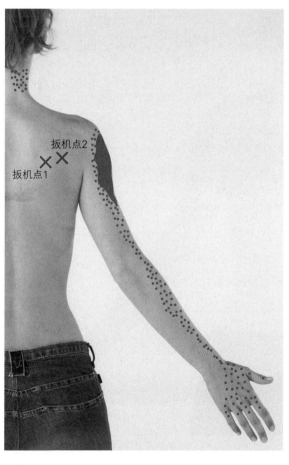

图 19.33

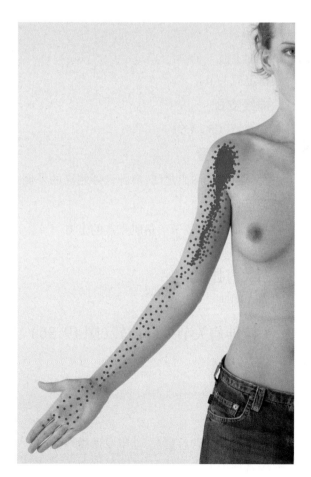

图 19.34

扳机点位置

- 扳机点 1 位于肩胛冈下方的冈下窝近肩胛骨内缘处;扳机点 2 位于扳机点 1 的外侧

牵涉痛

- 肩部前方
- 上臂和前臂的外缘和前缘
- 手掌桡侧和手背

相关内脏器官

- 同大圆肌

■ 小圆肌(图 19.26a,b;19.35)

起点

- 肩胛骨外侧缘(中 1/3),大圆肌上方

止点

- 肱骨大结节(下份骨面)
- 肩关节囊

作用

- 外旋上肢
- 稳定肩关节

神经支配

- 腋神经(C5~C6)

扳机点位置

- 冈下肌与大圆肌之间,肩胛骨外侧缘的外侧

牵涉痛

- 三角肌后方,位于三角肌止点的上方
- 上臂的后方

相关内脏器官

- 同大圆肌

■ 拉伸肩关节外向旋转(图 19.36)

起始姿势

- 坐位

步骤

- 患者双手在背后紧握,上半身微微弯曲
- 患者伸展上半身,同时继续紧握双手。该动作使肩关节向前拉伸

- 保持该伸展动作 30 s

如果肩关节内旋和后旋受限,患者可能无法在背后紧握双手。这种情况下患者可以把拇指"勾"进衣服的腰带里。随着时间的推移,肩关节活动范围有所改善,患者可以再背后双手合十。

■ 大圆肌(图 19.26a,b;19.37)

起点

- 肩胛骨外侧缘下 1/3,小圆肌起点的下方
- 肩胛下角

止点

- 肱骨小结节嵴

作用

- 内旋上肢
- 内收上肢
- 稳定肩关节

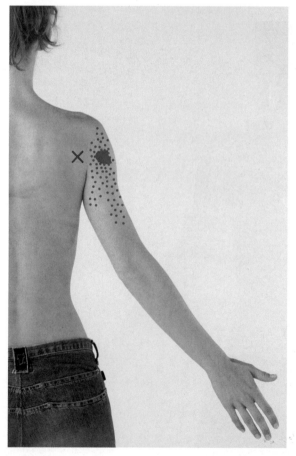

图 19.35

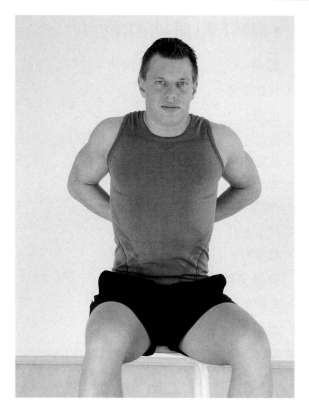

图 19.36 拉伸肩关节外向旋转

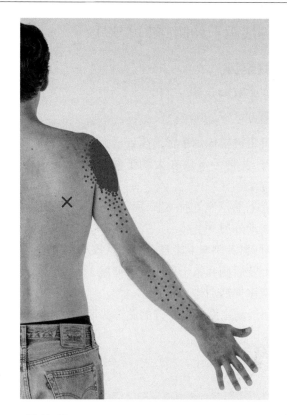

图 19.37

神经支配
- 肩胛下神经（C5 ~ C6）

扳机点位置
- 扳机点 1：肩胛下角附近
- 扳机点 2：大圆肌外侧缘与腋后襞交界处

牵涉痛
- 三角肌后方
- 沿肱三头肌长头放射
- 前臂的背侧

相关内脏器官
- 颈椎间盘膨出（C4/C5，C5/C6，C6/C7）是斜角肌、冈上肌、冈下肌、小圆肌、大圆肌以及三角肌扳机点形成的原因之一
- 心脏

■ 背阔肌（图 19.1，19.38）

起点
- 自 T7 以下所有胸椎、腰椎以及骶椎的棘突和棘上韧带

- 胸腰筋膜
- 髂嵴（后 1/3）
- 第九到十二肋
- 肩胛下角

止点
- 肱骨小结节嵴

作用
- 伸展、内收、内旋上肢
- 深吸气和用力呼气

神经支配
- 胸背神经（C6 ~ C8）

扳机点位置
- 腋后襞下方，肩胛骨外侧缘中份附近

牵涉痛
- 肩胛下角及其周围区域
- 肩部后方
- 上臂和前臂的后内方，包括第四和第五指

相关内脏器官
- 无

■ 伸展躯干外侧(图19.39)

起始姿势

- 站立并双脚分开

步骤

- 患者将被拉伸侧手臂抬高到最大外展,弯曲下手臂,并将手掌放在大约上胸椎区域的中心位置
- 患者上举拉伸侧肘关节,用另一只手牵拉使手臂被动外展
- 同时,患者侧弯上半身至对侧。该动作可能会对上臂后侧和躯干外侧进行伸展
- 保持该伸展动作30 s

这项运动主要伸展手臂的肱三头肌、大圆肌和背阔肌。

■ 肩胛下肌(图19.40,19.41)

起点

- 肩胛下窝

止点

- 肱骨小结节
- 肱骨小结节嵴(近端)
- 肩关节囊

作用

- 内旋上肢
- 稳定肩关节

神经支配

- 肩胛下神经(C6 ~ C7)

扳机点位置

- 肩胛下窝内,靠近肩胛骨外侧缘的部位

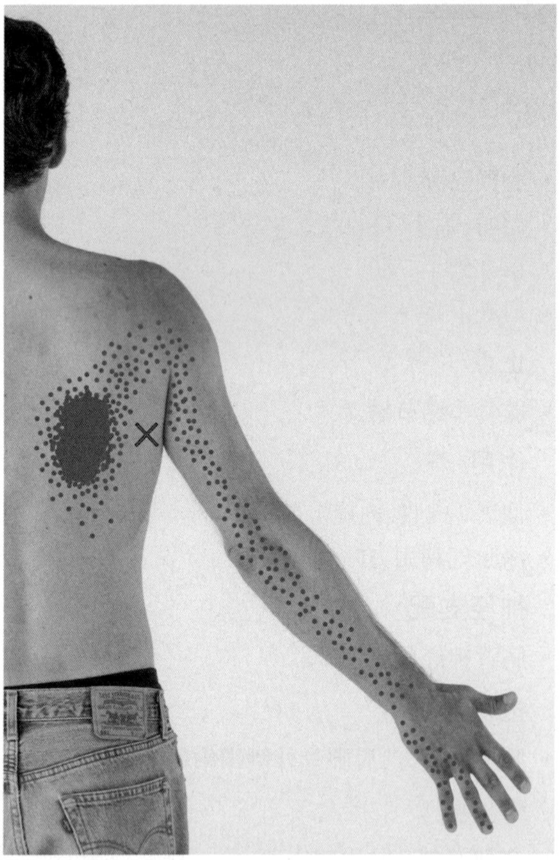

图 19.38

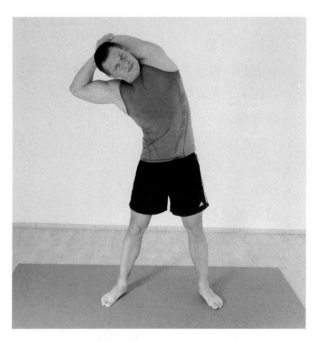

图 19.39　伸展躯干外侧

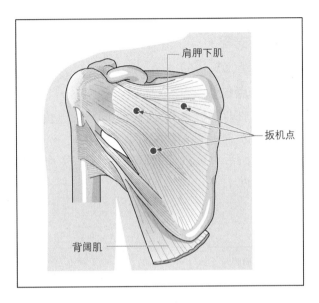

图 19.40

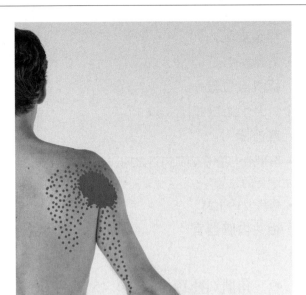

图 19.41

牵涉痛

- 肩部后方
- 整个肩胛骨体表投影区
- 上臂后方直到肘部
- 腕关节的背面和掌面

相关内脏器官

- 无

■ 菱形肌(图 19.26c, 19.42)

起点

- 项韧带
- 棘突和棘上韧带(C7 ~ T5)

止点

- 肩胛骨内缘

作用

- 后缩肩胛骨

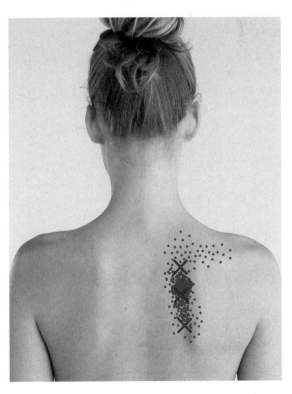

图 19.42

神经支配

- 肩胛背神经(C5)

扳机点位置

- 肩胛骨内缘和附近区域

牵涉痛

- 肩胛骨与脊柱旁肌肉群之间,与肩胛骨内侧缘平行的位置
- 肩胛骨冈上窝

相关内脏器官

- 心脏

■ 三角肌(图19.43～19.45)

起点

- 锁骨外1/3
- 肩峰
- 肩胛冈

止点

- 肱骨三角肌粗隆

作用

- 外展上肢
- 三角肌前束:屈曲、内旋
- 三角肌后束:伸展、外旋

神经支配

- 腋神经(C5～C6)

扳机点位置

- 三角肌前束扳机点:肌腹的上1/3,盂肱关节的前方,肌束的前缘附近
- 三角肌后束扳机点:肌腹的下1/2,肌束的后缘附近

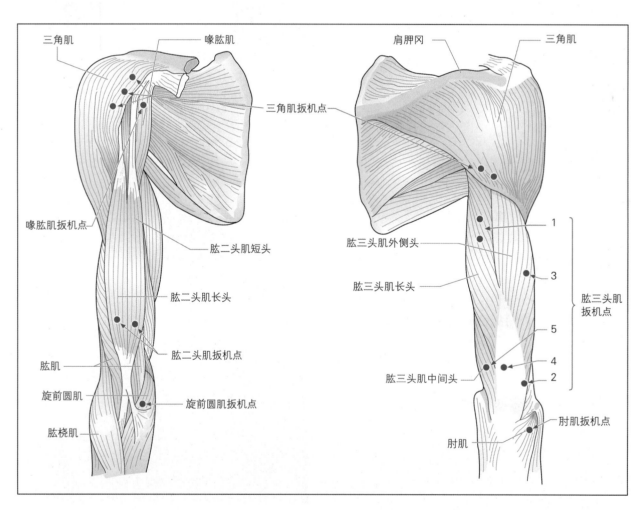

图19.43

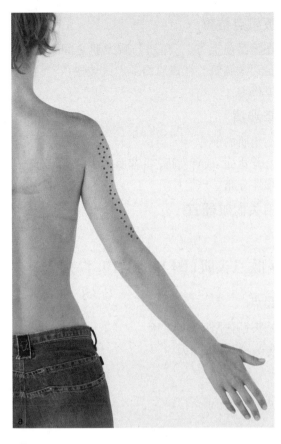
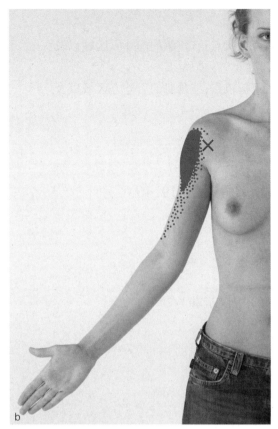

图 19.44

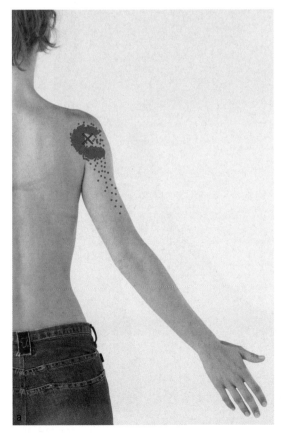
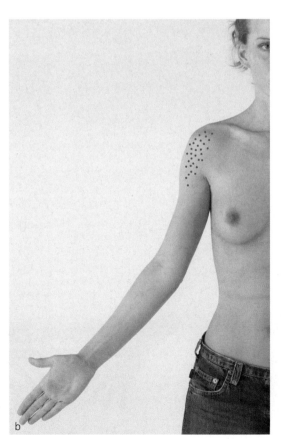

图 19.45

牵涉痛

- 三角肌前束扳机点:三角肌的前外方区域以及上臂
- 三角肌后束扳机点:三角肌的后外方区域以及上臂

相关内脏器官

- 同大圆肌

■ 喙肱肌(图19.43,19.46)

起点

- 肩胛骨喙突

止点

- 肱骨中部的内侧(近端1/2)

作用

- 屈曲、内收上肢

神经支配

- 肌皮神经(C5～C7)

扳机点位置

- 在腋窝前上方,三角肌与胸大肌之间触诊,可触到喙肱肌。在该肌的顶点区域按压,可找到扳机点

牵涉痛

- 三角肌的前方
- 上臂背面、前臂背面、手背面的部分区域,呈连续性分布

相关内脏器官

- 无

■ 肱二头肌(图19.43,19.47)

起点

- 长头:肩胛骨盂上粗隆
- 短头:肩胛骨喙突

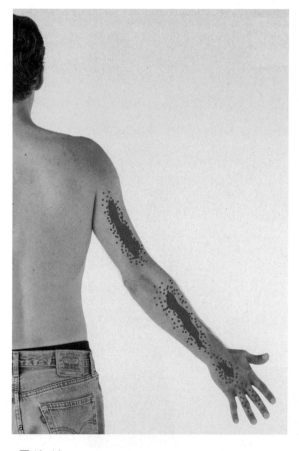
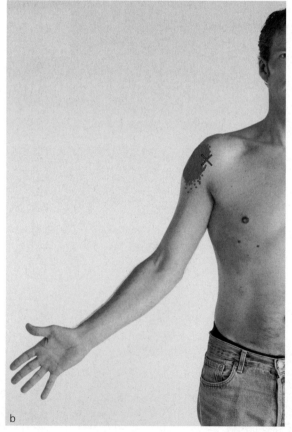

图 19.46

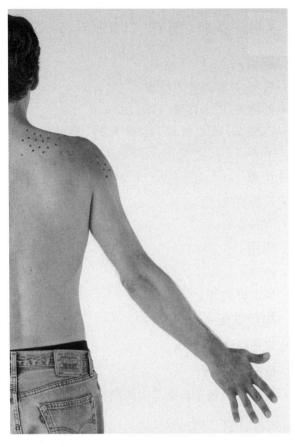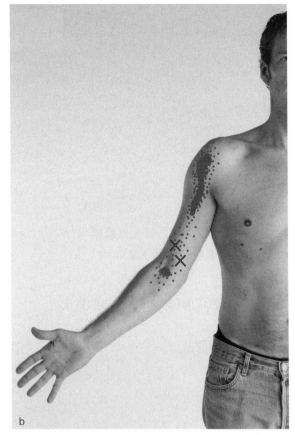

图 19.47

止点
- 桡骨粗隆
- 肱二头肌腱膜

作用
- 屈曲肩关节
- 屈肘
- 前臂旋后

神经支配
- 肌皮神经(C5 ~ C6)

扳机点位置
- 在该肌肉的远端 1/3 的位置

牵涉痛
- 三角肌的前方
- 上臂前方该肌肉行经处
- 肘关节的内面
- 肩胛上区域

相关内脏器官
- 无

■ 伸展手臂二头肌(图 19.48)

起始姿势
- 直立位

步骤
- 患者将被拉伸侧手背放在门框内或柜体一侧,保持手臂和肘关节伸直
- 患者转动被拉伸侧手臂,使肩关节后旋。上述动作对肩关节前部、上臂和肘窝进行拉伸
- 保持该伸展动作 30 s

如果上述拉伸无法进行,可能是因为手臂放在门框上太高或太低。

■ 肱肌(图 19.49,19.50)

起点
- 肱骨骨面(远端 1/2)

止点

- 尺骨粗隆
- 冠状突

作用

- 屈曲肘关节

神经支配

- 肌皮神经(C5～C6)
- 桡神经

扳机点位置

- 扳机点1:上臂前面,肘关节上方数厘米处
- 扳机点2:位于肱肌肌腹的上1/2内

牵涉痛

- 第一腕掌关节的背面和拇指基底部的背面
- 肘关节的前面
- 上臂和三角肌的前面

相关内脏器官

- 无

■ 肱三头肌(图19.43,19.51,19.52)

起点

- 长头:肩胛骨盂下结节
- 外侧头:肱骨背面(近端1/2)
- 内侧头:肱骨背面(远端1/2),桡神经沟内下方

止点

- 尺骨鹰嘴
- 肘关节囊

作用

- 伸肘
- 稳定肩关节

神经支配

- 桡神经(C7～C8)

扳机点位置

- 扳机点1:位于长头与大圆肌交界远端数厘米处的长头内
- 扳机点2:位于内侧头的外缘,肱骨外上髁上方4～6 cm处

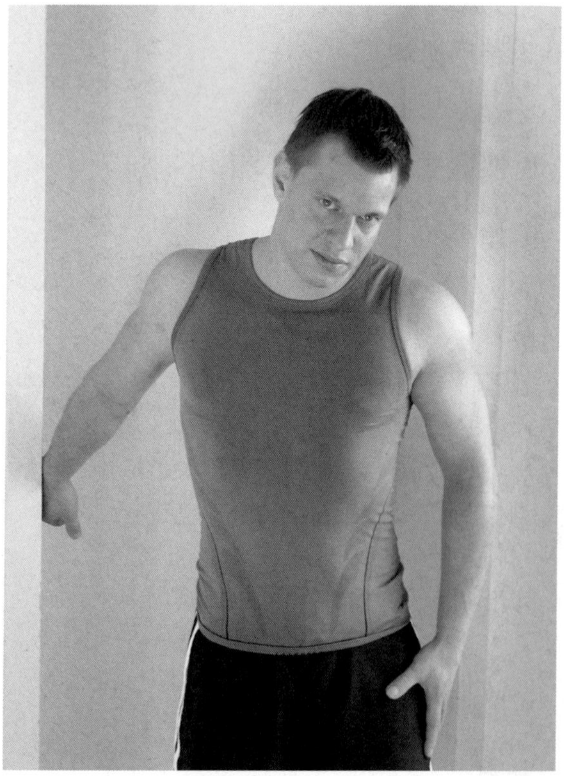

图19.48　伸展手臂二头肌

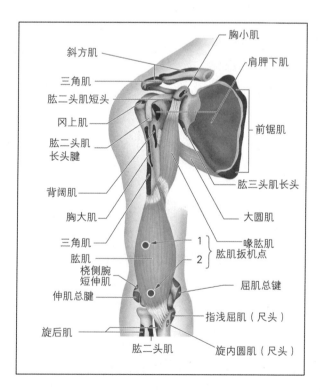

图19.49

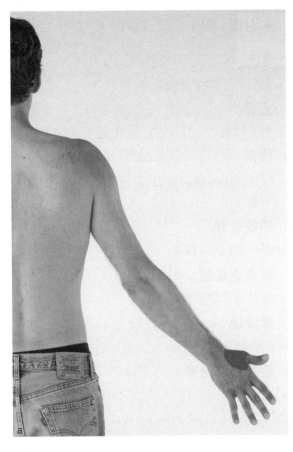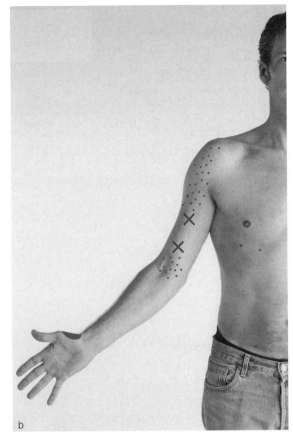

图 19.50

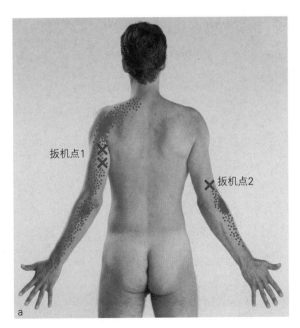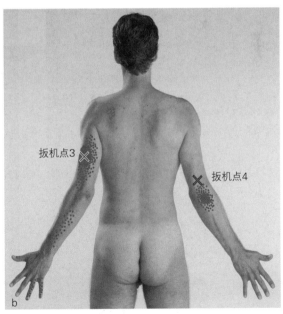

图 19.51

- 扳机点 3:位于外侧头的外缘,大约在上臂中份的位置。这个位置也正是桡神经在肱骨中段背面的触诊点
- 扳机点 4:位于内侧头,大致在尺骨鹰嘴的正

上方
- 扳机点 5:位于内侧头的内缘,肱骨内上髁稍靠上处

牵涉痛

- 扳机点1
  - 上臂背面
  - 肩部直到颈部的背面
  - 前臂直到手的背面(肘部除外)
- 扳机点2
  - 肱骨外上髁
  - 前臂桡侧
- 扳机点3
  - 上臂背面
  - 前臂背面
  - 第四和第五指的背面
- 扳机点4
  - 尺骨鹰嘴
- 扳机点5
  - 肱骨内上髁
  - 前臂腹内侧
  - 第四和第五指的掌面

相关内脏器官

- 无

■ 肘肌(图19.43,19.53)

起点

- 肱骨外上髁的背面

止点

- 肘关节囊

作用

- 保持肘关节囊的张力,防止肘关节伸展时肘关节囊变形

神经支配

- 桡神经(C6 ~ C8)

扳机点位置

- 桡骨环状韧带稍远端

牵涉痛

- 肱骨外上髁

相关内脏器官

- 无

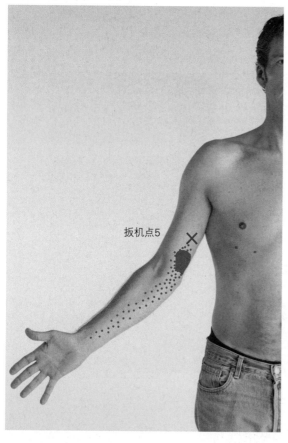

扳机点5

图19.52

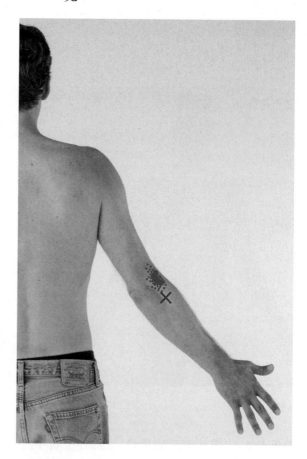

图19.53

（林小雯　译）

19.3 与肘关节及手指疼痛有关的肌肉

■ 肱桡肌(图 19.54,19.55)

起点
- 肱骨外上髁上方
- 手臂外侧肌间隔

止点
- 桡骨茎突

作用
- 屈肘关节
- 使前臂处于旋内和旋前的中立位置

神经支配
- 桡神经(C5 ~ C6)

扳机点位置
- 前臂桡侧桡骨头远端 1 ~ 2 cm 处,大约在肌腹的正中

牵涉痛
- 拇指的腕掌关节和食指的掌指关节之间的手背区域
- 外上髁
- 前臂桡侧

相关内脏器官
- 无

■ 桡侧腕长伸肌(图 19.56,19.57a)

起点
- 肱骨外上髁
- 手臂外侧肌间隔

止点
- 第二掌骨底(伸侧)

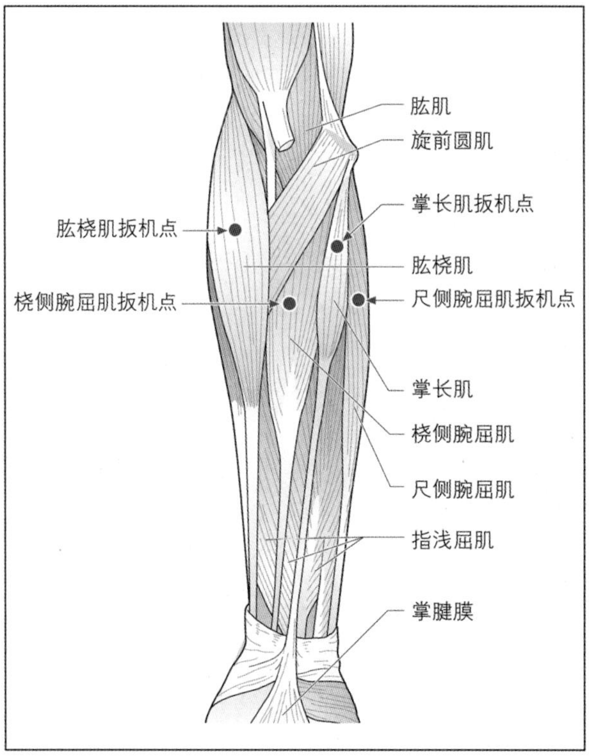

图 19.54

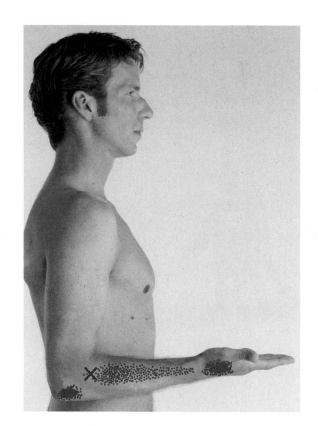

图 19.55

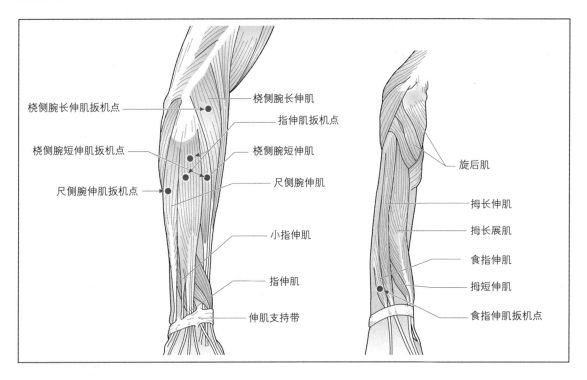

图 19.56

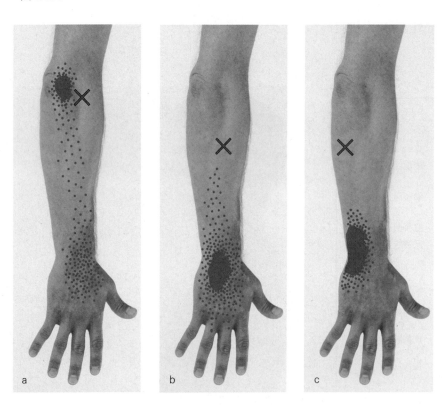

图 19.57

作用

- 背伸腕关节和使腕关节桡侧偏

神经支配

- 桡神经(C6~C7)

扳机点位置

- 桡骨头远端1~2 cm,大约在肱桡肌扳机点的水平,但偏向尺侧

牵涉痛

- 外上髁
- 腕关节桡侧半和第一到三掌骨的手背区域

相关内脏器官

- 无

■ 桡侧腕短伸肌(图19.56,19.57b)

起点

- 肱骨外上髁(前端)

止点

- 第二掌骨底(伸侧)

作用

- 伸腕和使腕关节桡侧偏

神经支配

- 桡神经(C7~C8)

扳机点位置

- 在桡骨头远端5~6 cm(大概在肌腹的正中)

牵涉痛

- 腕关节的中心区域和手背

相关内脏器官

- 无

■ 尺侧腕伸肌(图19.56,19.57c)

起点

- 肱骨外上髁(前端)

止点

- 第五掌骨底

作用

- 伸腕和使腕关节尺侧偏

神经支配

- 桡神经(C7~C8)

扳机点部位

- 在外上髁远端7~8 cm处

牵涉痛

- 腕关节尺侧半

相关内脏器官

- 无

■ 指伸肌(图19.56,19.58)

起点

- 肱骨外上髁(前端)

止点

- 第二到五指中节和远节指骨(以肌腱移行为4指指背腱膜)

作用

- 伸指关节

神经支配

- 桡神经(C7~C8)

扳机点位置

- 中指扳机点:远端3~4 cm,近桡骨头背侧
- 无名指和小指扳机点:相比中指扳机点稍远,在肌腹深处

牵涉痛

- 外上髁(当无名指和小指涉及时出现)
- 前臂背侧
- 腕
- 手背
- 手指,但不包括远侧指端

扳机点位置不同,发生牵涉痛的手指也不同。

相关内脏器官

- 无

■ 食指伸肌(图19.56,19.59)

起点

- 尺骨的背面(远端部分)
- 骨间膜

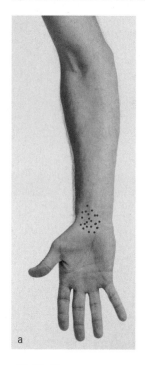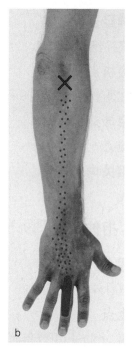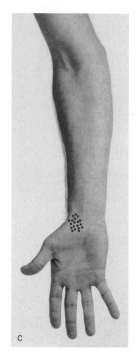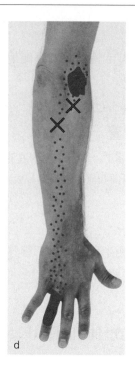

图 19.58

止点
- 食指的指背腱膜

作用
- 伸食指

神经支配
- 桡神经(C7～C8)

扳机点位置
- 肌肉的远侧半,在前臂正中桡骨与尺骨之间

牵涉痛
- 腕和手背桡侧

相关内脏器官
- 无

■ 旋后肌(图 19.60,19.61)

起点
- 尺骨的旋后肌嵴
- 肱骨外上髁
- 桡侧副韧带
- 桡骨的环韧带

止点
- 桡骨颈和桡骨骨干(在桡骨粗隆和旋前圆肌止点之间)

作用
- 使前臂旋后

神经支配
- 桡神经(C5～C6)

扳机点位置
- 肱二头肌肌腱稍外侧和远侧,桡骨前面肌肉的浅部

牵涉痛
- 外上髁和肘的外侧区
- 第一、二掌骨之间的手背区
- 拇指近节指骨的背面

相关内脏器官
- 无

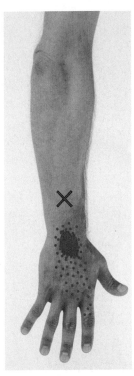

图 19.59

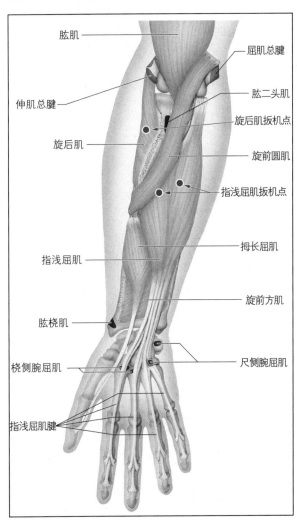

图 19.60

■ 伸展前臂的伸肌(图 19.62)

起始姿势

- 患者取坐位

步骤

以下描述了右上肢的拉伸过程。

- 患者将右手放在左大腿上,右肩内旋使拇指背面靠在左大腿表面
- 患者用左手抓住右手指的背侧并完全伸直右肘关节
- 患者用左手牵拉右手指和右手腕部,使掌心屈曲,直到感觉右前臂背侧有拉伸感
- 患者保持伸展 30 s

■ 掌长肌(图 19.54,19.63)

起点

- 肱骨内上髁

止点

- 屈肌支持带
- 掌腱膜

作用

- 紧张掌腱膜

神经支配

- 正中神经（C7～C8）

扳机点位置

- 前臂掌侧近端与中间 1/3 交界处

牵涉痛

- 手掌
- 前臂掌侧的远端 1/2

相关内脏器官

- 无

■ 桡侧腕屈肌(图 19.54,19.64a)

起点

- 肱骨内上髁

止点

- 第二和第三掌骨底
- 舟状骨

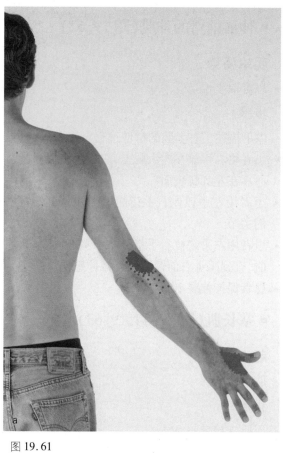
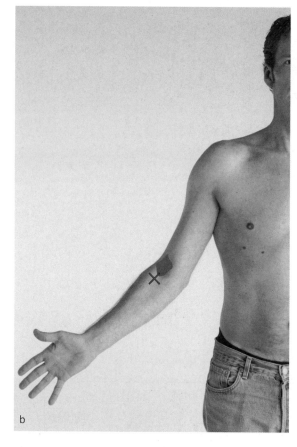

图 19.61

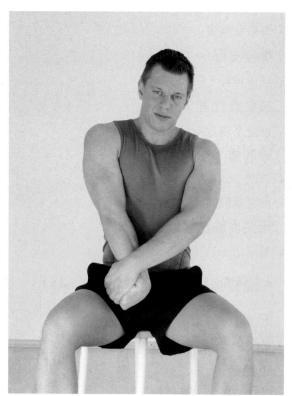

图 19.62   伸展前臂的伸肌

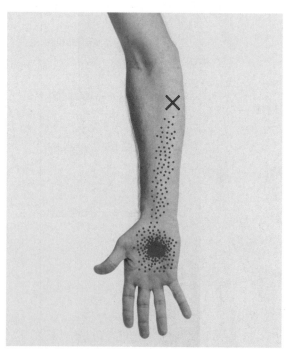

图 19.63

作用

- 屈掌
- 使腕关节桡侧偏

神经支配

- 正中神经(C6 ~ C7)

扳机点位置

- 肌腹正中(前臂掌侧近端 1/2 处的正中)

牵涉痛

- 腕掌侧大鱼际和小鱼际之间的区域
- 手掌近端 1/2
- 前臂远端 1/2 的狭窄区域

相关内脏器官

- 无

■ 尺侧腕屈肌(图 19.54,19.64b)

起点

- 肱骨内上髁
- 鹰嘴
- 尺骨后缘
- 前臂筋膜

止点

- 豌豆骨
- 钩骨
- 第五掌骨底,经豆钩韧带和豆掌韧带

作用

- 屈掌
- 使腕关节尺侧偏

神经支配

- 尺神经(C6 ~ C7)

扳机点位置

- 前臂掌侧近端 1/2 处,尺骨边缘肌腹的正中

牵涉痛

- 腕掌侧小鱼际肌的尺侧边缘
- 手掌近端 1/2(小鱼际区)
- 前臂远端 1/2 的狭窄带(小鱼际区)

相关内脏器官

- 无

■ 指浅屈肌(图 19.60,19.65)

起点

- 肱骨内上髁(一直到肘的侧副韧带)
- 尺骨冠突(内侧缘)
- 斜索
- 桡骨前面沿斜线

止点

第二到五指中节指骨的侧面

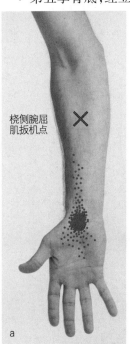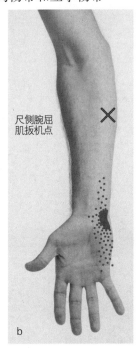

图 19.64

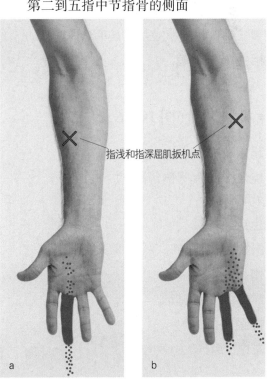

图 19.65　超出指尖范围的圆点是形容爆发的疼痛为闪电样

作用

• 屈第二到五指的中间和近端指关节
• 屈腕

神经支配

• 正中神经(C7 ~ C8)

■ 指深屈肌(图19.65, 19.66)

起点

• 鹰嘴(正中)
• 尺骨前面和内侧骨间膜

止点

• 第二到五指的远节指骨

作用

• 屈全部指关节
• 屈腕

神经支配

• 正中神经(C6 ~ C7)
• 尺神经(C7 ~ C8)

2块肌肉的扳机点位置

• 前臂掌侧近1/2处,和桡侧腕屈肌和尺侧腕屈肌的扳机点处同一水平

2块肌肉的牵涉痛

• 第三到五指掌侧(也可以是单个指)

相关内脏器官

• 无

■ 拇长屈肌(图19.66, 19.67a)

起点

• 桡骨前筋膜(远侧到斜线)
• 骨间膜

止点

• 拇指远节指骨底

作用

• 屈拇指的远节指骨

神经支配

• 正中神经(C7 ~ C8)

扳机点位置

• 稍靠近手腕近端和前臂正中线的桡侧

牵涉痛

• 拇指掌侧

相关内脏器官

• 无

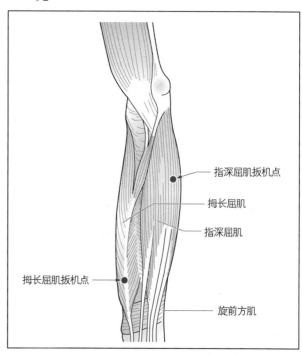

图19.66

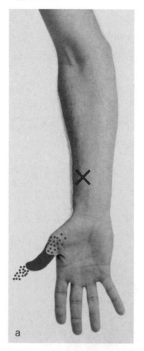
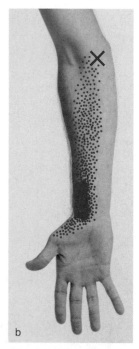

图19.67　超出拇指指尖范围的圆点是形容拇指的爆发痛为闪电样

■ 旋前圆肌（图 19.43，19.67b）

起点

- 肱骨内上髁
- 内侧肌间隔
- 尺骨冠突

止点

- 旋前肌粗隆

作用

- 前臂旋前
- 屈肘关节

神经支配

- 正中神经（C6 ~ C7）

扳机点位置

- 接近手肘内侧，偏向尺侧到肱二头肌腱膜

牵涉痛

- 腕掌桡侧区域
- 前臂掌桡侧区域

相关内脏器官

- 无

■ 伸展前臂的屈肌（图 19.68）

起始姿势

- 患者两腿前后分开，站于桌前

步骤

- 患者将手的掌面放在桌子上，手指尖指向患者和桌子的边缘一侧
- 患者肘关节完全伸直。这样产生了前臂腹侧的伸展
- 患者保持伸展30 s

可以通过将腿移近或远离桌子来改变拉伸的强度。由于手腕后部伸展不足而无法完全将手放在桌子上的患者可以抓住桌子的边缘（拇指在桌子上方，其余手指在桌子下方）。

■ 拇收肌（图 19.69，19.70）

起点

- 第二到三掌骨底
- 小多角骨
- 头状骨
- 第三掌骨体

止点

- 尺侧籽骨
- 拇指近节指骨的尺侧
- 拇长伸肌腱

作用

- 内收拇指

神经支配

- 尺神经（T1）

扳机点位置

- 接近拇指和食指中间皮肤褶皱处的肌腹上，很容易被捏夹触诊发现

牵涉痛

- 拇指基底关节的桡侧到拇指的鞍状关节
- 大鱼际
- 手背的拇指区

相关内脏器官

- 无

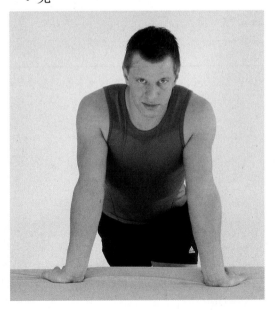

图 19.68　伸展前臂的屈肌

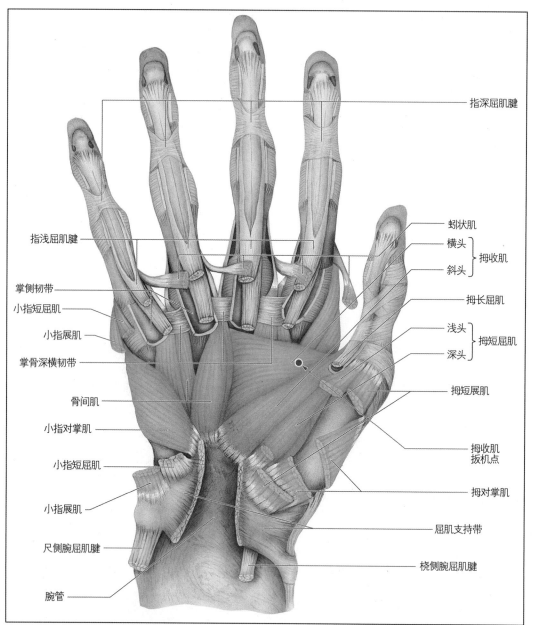

指深屈肌腱

蚓状肌

横头 } 拇收肌
斜头

拇长屈肌

浅头 } 拇短屈肌
深头

拇短展肌

拇收肌
扳机点

拇对掌肌

屈肌支持带

桡侧腕屈肌腱

指浅屈肌腱

掌侧韧带

小指短屈肌

小指展肌

掌骨深横韧带

骨间肌

小指对掌肌

小指短屈肌

小指展肌

尺侧腕屈肌腱

腕管

图 19.69

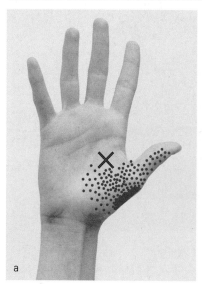

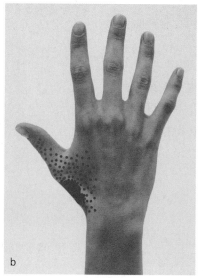

a　　　　　　b　　　　　　图 19.70

■ 拇对掌肌（图 19.71，19.72）

起点

- 屈肌支持带
- 大多角骨结节

止点

- 第一掌骨（桡侧）

作用

- 对掌运动

神经支配

- 正中神经（C8 ~ T1）
- 尺神经（T1）

扳机点位置

- 肌肉肌腹近手腕处

牵涉痛

- 拇指掌侧
- 手腕的掌桡侧

相关内脏器官

- 无

■ 小指展肌（图 19.72，19.73）

起点

- 豌豆骨

止点

- 近节指骨底的尺侧和小指的背侧腱膜

作用

- 屈和外展小指近端关节
- 伸小指中间和远端关节

神经支配

- 尺神经（C8 ~ T1）

扳机点位置

- 在肌肉肌腹靠近第五掌骨底处

牵涉痛

- 小指尺侧

相关内脏器官

- 无

■ 骨间肌（图 19.74，19.75）

骨间背侧肌

起点

- 所有掌骨的内侧

止点

- 相应近节指骨底
- 第二到四指背侧腱膜

作用

- 外展第二到四指
- 屈近端指关节，同时伸中间和远端指关节

神经支配

- 尺神经（T1）

骨间掌侧肌

起点

- 第二、四和五掌骨

止点

- 相应指的近节指骨底
- 肌腱移行于第二、四和五指的指背
- 拇指的尺侧籽骨

作用

- 内收第二、四和五指
- 屈手指的掌指关节，同时伸中间和远端指骨间关节

神经支配

- 尺神经（T1）

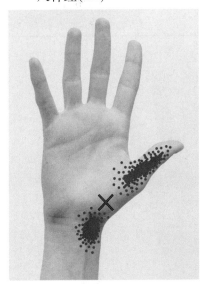

图 19.71

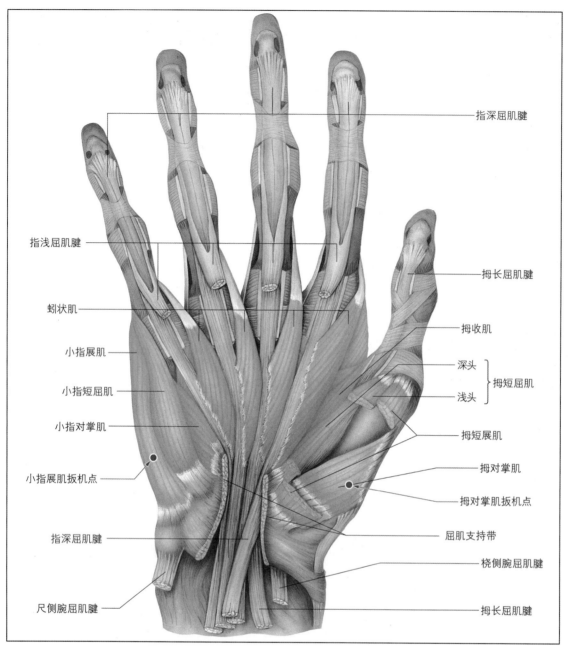

指深屈肌腱

拇长屈肌腱

指浅屈肌腱

蚓状肌

拇收肌

小指展肌

深头
拇短屈肌
浅头

小指短屈肌

小指对掌肌

拇短展肌

拇对掌肌

小指展肌扳机点

拇对掌肌扳机点

指深屈肌腱

屈肌支持带

桡侧腕屈肌腱

尺侧腕屈肌腱

拇长屈肌腱

图 19.72

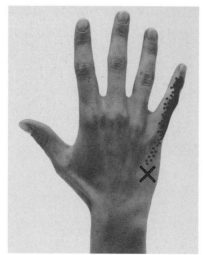

图 19.73

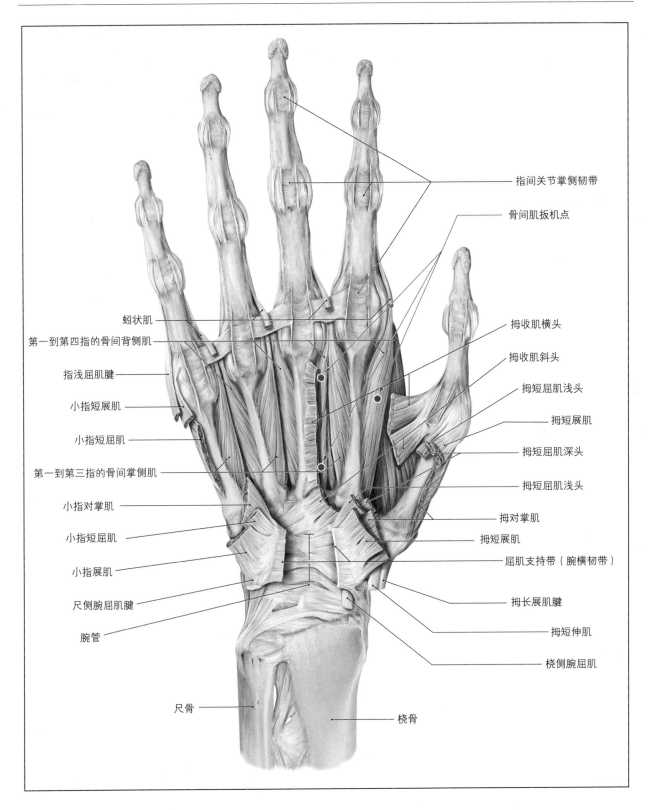

指间关节掌侧韧带

骨间肌扳机点

蚓状肌

第一到第四指的骨间背侧肌

指浅屈肌腱

小指短展肌

小指短屈肌

第一到第三指的骨间掌侧肌

小指对掌肌

小指短屈肌

小指展肌

尺侧腕屈肌腱

腕管

拇收肌横头

拇收肌斜头

拇短屈肌浅头

拇短展肌

拇短屈肌深头

拇短屈肌浅头

拇对掌肌

拇短展肌

屈肌支持带（腕横韧带）

拇长展肌腱

拇短伸肌

桡侧腕屈肌

尺骨

桡骨

图 19.74

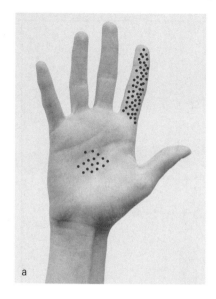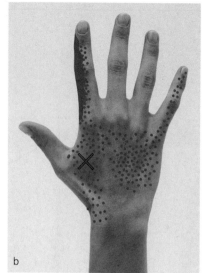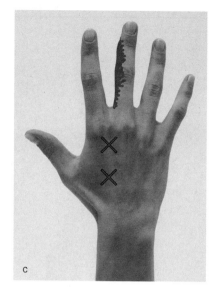

图 19.75

扳机点位置

- 掌骨间

牵涉痛

- 食指(桡侧有一大片区域)和手背(食指骨间背侧肌的扳机点是一个非常常见的扳机点)

- 各指桡侧

相关内脏器官

- 无

（孙　涛　译）

19.4　与躯干上部疼痛有关的肌肉

■ 胸大肌(图 19.76, 19.77)

起点

- 锁骨部分
  - 锁骨(内侧 1/2)
- 胸肋部分
  - 胸骨柄侧面和胸骨体
  - 第一到六肋软骨
  - 腹外斜肌腱膜

止点

- 肱骨小结节嵴
- 三角肌粗隆(前侧)

作用

- 锁骨部分:屈曲,内收肩关节
- 胸肋部分:内收和内旋肩关节,吸气肌

神经支配

- 胸内侧和外侧神经(C6 ~ C8)

扳机点位置

- 扳机点分布于整个肌肉,更多的是位于腋窝旁,并且很容易被捏夹触诊找到,而靠近胸骨的位点易于被浅触诊发现
- "心律失常"扳机点:位于分别通过乳头和胸骨外侧缘的 2 条垂直线的中间,右侧第五肋间隙

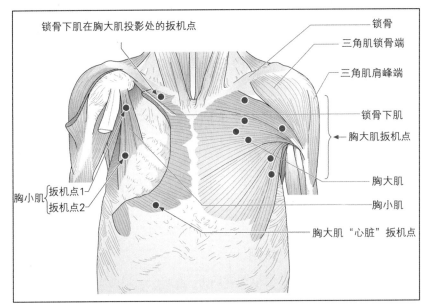

锁骨下肌在胸大肌投影处的扳机点

锁骨

三角肌锁骨端

三角肌肩峰端

锁骨下肌

胸大肌扳机点

胸大肌

胸小肌

胸大肌"心脏"扳机点

胸小肌 { 扳机点1 扳机点2 }

图 19.76

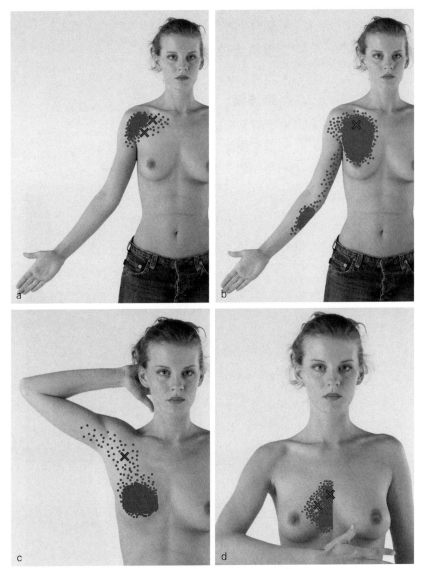

图 19.77

牵涉痛

锁骨部扳机点

- 三角肌前区
- 锁骨本身

胸肋部外侧扳机点

- 胸前
- 上臂内侧
- 内上髁
- 前臂掌侧
- 手尺侧缘
- 第三到五指的掌侧面

胸肋部中间扳机点

- 胸骨(没有超过正中线)和胸部边缘区域

胸肋部下部扳机点

- 前胸,乳头区特别敏感,可能包括整个胸部(特别是女性)

"心律失常"扳机点

- 这个扳机点出现在无痛性室性心律失常时

相关内脏器官

- 心脏

■ 胸小肌(图 19.76,19.78)

起点

- 第三到五肋骨

止点

- 肩胛骨喙突(上缘和内侧)

作用

- 牵拉肩胛骨向前和向下
- 当肩胛骨固定时吸气

神经支配

- 胸内侧和外侧神经(C6 ~ C8)

扳机点位置

- 扳机点 1:靠近第四肋骨的肌肉起点处
- 扳机点 2:位于起自肩胛骨喙突的肌腱近尾端与肌腹的移行处

牵涉痛

- 胸部
- 上臂尺侧,肘部,前臂

- 第三到五指的掌侧面
- 牵涉痛模式和胸大肌的极其相似

相关内脏器官

- 心脏

■ 锁骨下肌(图 19.76,19.79)

起点

- 第一肋(骨与软骨交接处)

止点

- 锁骨中段 1/3 下缘

作用

- 牵拉锁骨向下

神经支配

- 锁骨下神经(C5 ~ C6)

扳机点位置

- 近该肌止点

牵涉痛

- 上臂和肩前侧区
- 前臂桡侧
- 第一到三手指掌侧面和背侧面

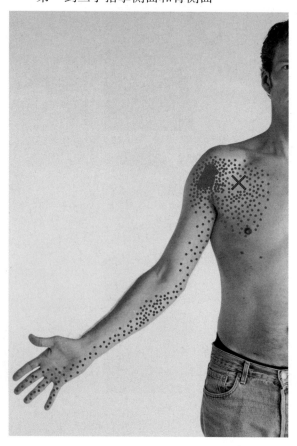

图 19.78

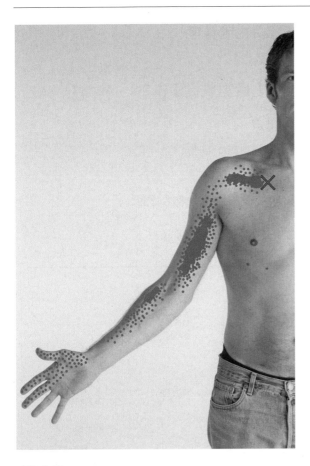

图 19.79

相关内脏器官

锁骨下肌受膈神经一分支支配,由此涉及:

- 肝
- 胆囊

■ **伸展胸部的肌肉**(**图** 19.80)

起始姿势

- 患者面对房间内的一个墙角站立

步骤

- 患者将双侧前臂平放在墙角两侧的墙壁上。双侧上臂水平对齐(约 90° 外展)。上半身直立,一只脚顶在墙角上
- 让患者的上半身向墙角靠近,而手臂和躯干保持被动状态,这时双侧上肢被迫横向外展。这样胸部区域就有了拉伸感
- 患者保持伸展 30 s

手臂也可以 90° 外展放置在墙壁上。这导致胸肌其他部分的伸展增加。该拉伸也可仅在一侧进行。

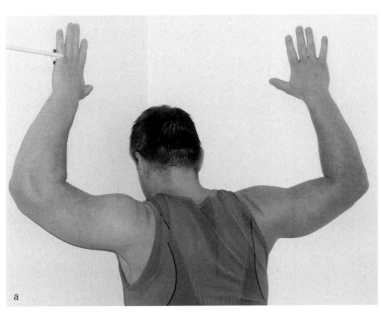

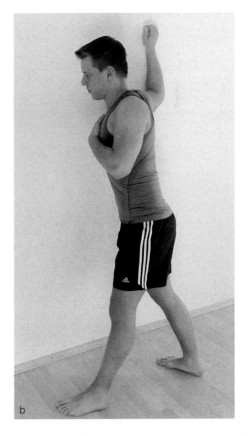

图 19.80　伸展双侧(a)或单侧(b)胸部的肌肉

■ 胸骨肌(图 19.76,19.81)

此肌肉仅在 5% 的人群中出现。

起点

- 起点可能在胸骨上区域,胸肌筋膜的单侧或双侧,或者锁骨下肌筋膜

止点

- 具有很大变异性,可能止于第三到七肋软骨,胸肌筋膜或者腹直肌筋膜

作用

- 未知,可能有紧张肌膜的功能

神经支配

- 胸内侧神经(C6 ~ C8)或肋间神经

扳机点位置

- 扳机点位于整个肌腹,大部分在胸骨的中央区域

牵涉痛

- 整个胸骨,可能包括胸骨下区域
- 上胸部
- 上臂掌侧和肘部

> 牵涉痛模式类似于心肌梗死或心绞痛时的疼痛。

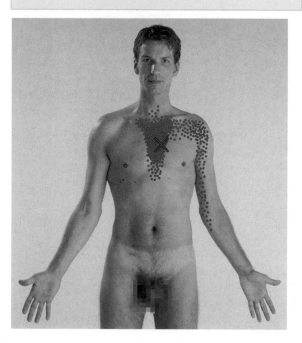

图 19.81

相关内脏器官

- 心脏

■ 上后锯肌(图 19.82 ~ 19.84)

起点

- 棘突和棘上韧带(C7 ~ T2)

止点

- 第二到五肋骨外侧(后面)

作用

- 深吸气肌

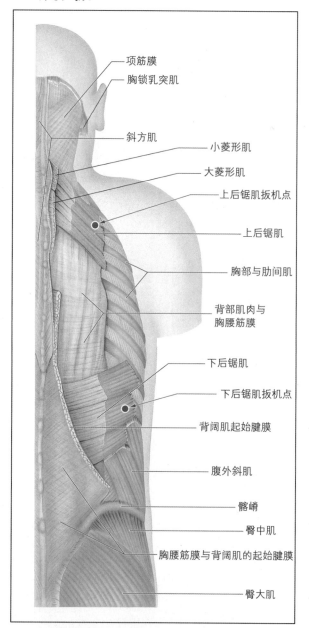

项筋膜
胸锁乳突肌
斜方肌
小菱形肌
大菱形肌
上后锯肌扳机点
上后锯肌
胸部与肋间肌
背部肌肉与胸腰筋膜
下后锯肌
下后锯肌扳机点
背阔肌起始腱膜
腹外斜肌
髂嵴
臀中肌
胸腰筋膜与背阔肌的起始腱膜
臀大肌

图 19.82

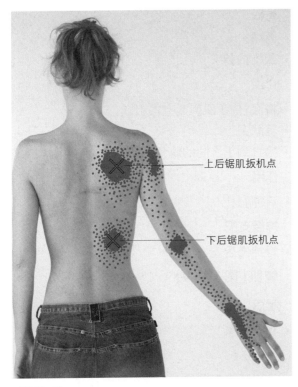

图 19.83

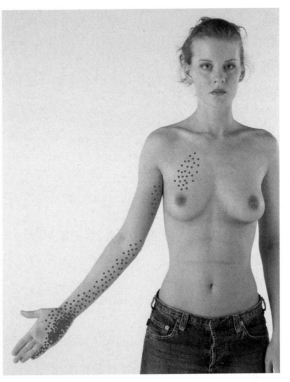

图 19.84

神经支配
- 脊神经的腹侧支（T2～T5）

扳机点位置
- 中立位躯干背侧,扳机点在冈上窝水平,靠近肩胛冈

牵涉痛
- 肩胛骨上半部的深面
- 三角肌背侧区域
- 上臂背侧
- 前臂尺侧
- 肘后侧
- 手小指和小鱼际肌的掌侧和背侧面
- 胸部区域

相关内脏器官
- 心脏
- 肺

■ 下后锯肌（图 19.82,19.83）

起点
- 棘突和棘上韧带（T11～L2）

止点
- 第九到十二肋骨外侧面（后面）

作用
- 深呼气肌

神经支配
- 脊神经的腹侧支（T9～T12）

扳机点位置
- 肌腹近肌肉的肋骨止点处

牵涉痛
- 低位肋骨周围肌肉区域

相关内脏器官
- 肾脏
- 十二指肠
- 胰腺
- 空肠,回肠
- 结肠
- 子宫

■ 前锯肌（图 19.85,19.86）

起点
- 第一到九肋间隙的锁骨中线区域

止点

- 肩胛骨内侧缘

作用

- 向前外侧拉伸肩胛骨
- 辅助吸气肌

神经支配

- 胸长神经(C5~C7)
- 肋间神经

扳机点位置

- 在肌肉的第五或第六肋骨起点处,接近腋中线

牵涉痛

- 胸部正中区域前外侧
- 肩胛下角内侧
- 上臂和前臂内侧
- 环指和小指

深吸气,如运动时,能导致边缘针刺样疼痛。

相关内脏器官

- 心脏

■ 竖脊肌(图 19.87~19.89)

髂肋肌(图 19.87)

起点

- 骶骨
- 髂嵴
- 腰椎棘突
- 胸腰筋膜
- 肋角

止点

- 颈椎横突的上缘和下缘或者胸腰区域的肋角

作用

- 侧屈脊柱
- 后伸脊柱

神经支配

- 脊神经后支

最长肌(图.19.88)

起点

- 横突

- 髂骨
- 髂嵴
- 腰椎的棘突和乳状突

止点

- 横突,位于肌肉起点的上端
- 乳状突
- 第二到十二肋的肋角和肋结节

作用

- 后伸脊柱

神经支配

- 脊神经后支

棘肌(图 19.89)

起点

- 脊柱棘突

止点

- 位于肌肉起点处上方的 6 个椎骨棘突

作用

- 侧弯脊柱

神经支配

- 脊神经后支

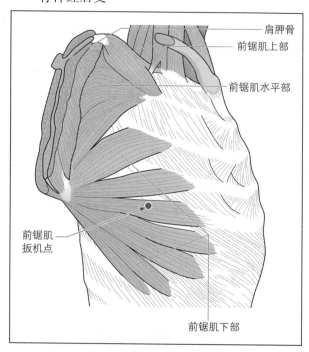

图 19.85

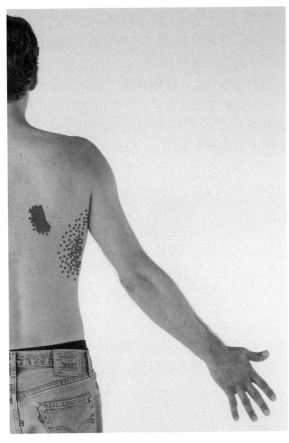

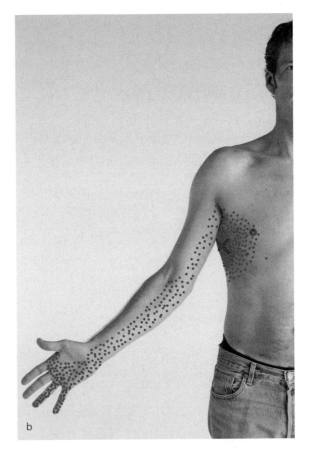

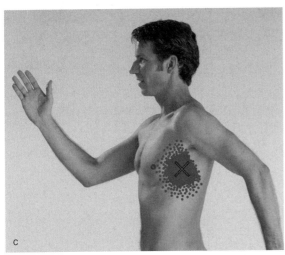

图 19.86

扳机点位置

- 扳机点分布于整个竖脊肌。当竖脊肌扳机点活动时,同水平的棘突可能是高度敏感的,这有助于寻找扳机点

牵涉痛

- 髂腰肌扳机点,胸中间区域:向上到肩和侧胸壁
- 髂腰肌扳机点,胸下部区域:向上到肩胛骨,向前到上腹部和腰椎上
- 髂腰肌扳机点,腰部:向下到臀中区域
- 最长肌扳机点:到臀部和骶髂关节区
- 棘肌扳机点:在扳机点周围

相关内脏器官

- 空肠,回肠
- 结肠
- 肾脏
- 膀胱

- 子宫
- 卵巢
- 前列腺

■ 伸展后背部的肌肉(图19.90)

起始姿势

- 患者跪在地板上

步骤

- 患者向前跪倒,使背部完全弯曲,弯曲头部,并将头部放在地板上
- 患者将手臂放入身体两侧,并将其放在小腿旁边的地板上。这会使后背部的肌肉在脊柱上伸展
- 患者保持伸展30 s

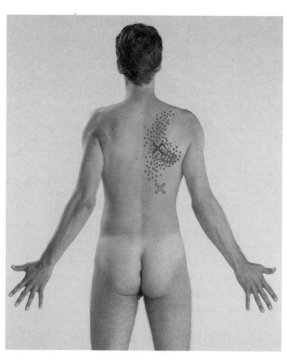

图19.87

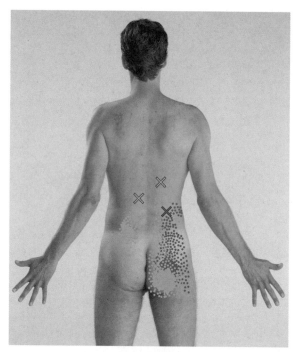

图19.88

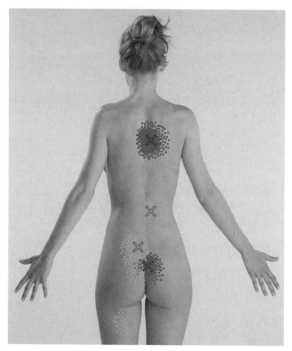

图19.89

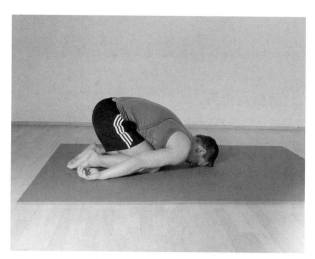

图19.90　伸展后背部的肌肉

■ 腹直肌、腹内斜肌、腹外斜肌、腹横肌和锥状肌(图 19.91 ~ 19.94)

腹直肌

起点

- 耻骨嵴
- 耻骨联合

止点

- 第五和第七肋软骨
- 肋弓正中区域
- 剑突后侧

作用

- 俯屈躯干
- 维持腹压
- 辅助呼气

神经支配

- 脊神经腹侧支 T7 ~ T12

腹内斜肌

起点

- 胸腰筋膜
- 髂嵴前 2/3
- 腹股沟韧带外侧 2/3

止点

- 肋弓
- 腹直肌肌鞘前层和后层
- 以腱移行于耻骨嵴和耻骨肌线

作用

- 侧屈躯干
- 使躯干转向同侧(和对侧肌肉一同作用)
- 维持腹压
- 辅助呼气
- 加固腹股沟管

神经支配

- 脊神经腹侧支 T7 ~ T12

腹外斜肌

起点

- 第五至十二肋骨外侧

止点

- 髂嵴
- 腹股沟韧带
- 耻骨结节
- 耻骨嵴
- 白线

作用

- 侧屈躯干
- 使躯干转向对侧(和对侧肌肉一同作用)
- 维持和增加腹压
- 辅助呼气

神经支配

- 脊神经腹侧支 T7 ~ T12

腹横肌

起点

- 低位肋骨内面
- 胸腰筋膜
- 髂嵴前 2/3
- 腹股沟韧带外 1/2

止点

- 腹直肌鞘前层和后层
- 耻骨嵴
- 耻骨梳

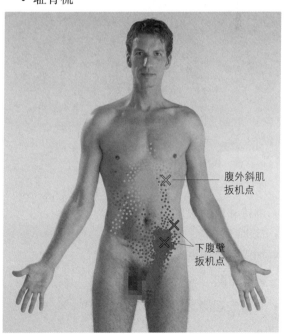

图 19.91

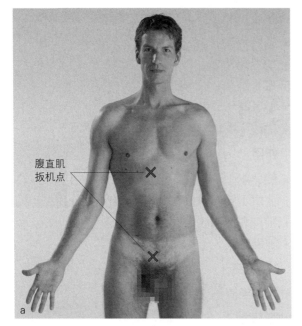
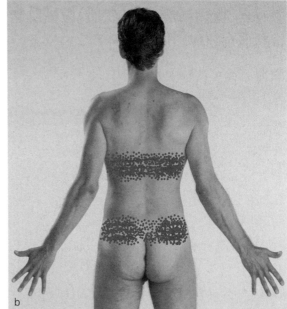

腹直肌
扳机点

图 19.92

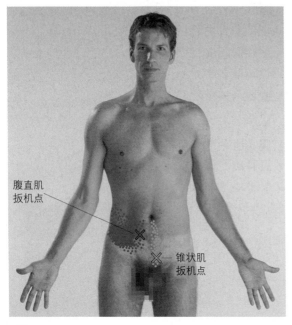

腹直肌
扳机点

锥状肌
扳机点

图 19.93

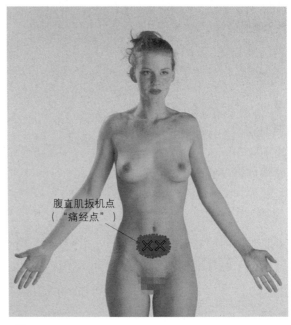

腹直肌扳机点
("痛经点")

图 19.94

作用

- 维持和增加腹压
- 辅助呼气
- 加固腹股沟管

神经支配

- 脊神经腹侧支 T7 ~ T12

锥状肌

起点

- 耻骨嵴,腹直肌止点的前面

止点

- 白线,远端

作用

- 加固腹直肌鞘

神经支配

- 肋下神经(T12)

扳机点位置

- 我们发现扳机点分布于整个腹部肌肉组织。图 19.91～19.94 显示一系列扳机点位置

牵涉痛

一般来说,腹肌有许多扳机点,并且大多数扳机点具有相同特点,即疼痛一般位于扳机点周围。此外,腹肌扳机点导致一系列内脏症状,如恶心、呕吐或痛经。还有就是牵涉痛超过中间线。

不过,我们可以定义一些典型的腹肌疼痛模式。

腹外斜肌扳机点,肋骨部分:

- "心痛"
- 类似于食管裂孔疝症状
- 上腹疼痛,延伸腹部其他区域

下腹壁扳机点(腹壁的所有肌肉):

- 腹股沟和睾丸(阴唇)疼痛
- 腹部的其他部分

耻骨上缘和腹股沟韧带外侧 1/2 的扳机点(腹内斜肌和腹直肌):

- 疼痛在膀胱区的膀胱痉挛反应点
- 腹股沟疼痛
- 尿潴留

腹横肌扳机点,肋骨止点上方:

- 上腹部,胸骨下角区域

腹直肌扳机点,脐以上:

- 疼痛带位于背部,胸腰椎交界处水平

腹直肌扳机点,肌肉外侧缘的脐水平:

- 腹部痉挛和绞痛
- 腹壁腹疼痛没有绝对的模式

腹直肌扳机点,脐以下:

- 痛经
- 疼痛带位于骶骨水平

锥状肌扳机点:

- 位于耻骨联合和脐之间,接近中心线

相关内脏器官

- 肝
- 胆囊
- 胃
- 胰腺
- 脾脏
- 十二指肠
- 空肠、回肠
- 结肠
- 肾脏
- 子宫
- 卵巢

急腹症时的板状腹,我们可以解释为节段性的内脏反射:当相应内脏器官处的腹膜受刺激时,腹肌反应性地增大张力。但器官疾病治愈后,腹肌扳机点常常还存在。

■ 伸展腹部的肌肉(图 19.95)

起始姿势

- 患者仰卧位

步骤

- 将卷起的毛巾放在患者腰椎下方的地板上
- 患者双腿并拢躺在垫子上,伸展双臂并放在头部旁边。这就伸展了腹部的肌肉
- 患者保持伸展 30 s

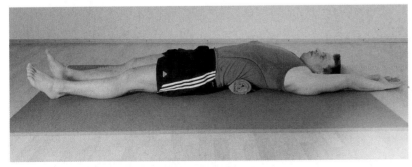

图 19.95　伸展腹部的肌肉

（孙　涛　译）

19.5　与躯干下部疼痛有关的肌肉

■ 腰方肌(图 19.96,19.97)

起点

- 第十二肋下缘

止点

- L1～L4 横突
- 髂腰韧带
- 髂嵴后 1/3

作用

- 躯干侧屈
- 呼吸时固定第十二肋

神经支配

- T12～L3 脊神经前支

扳机点位置

为便于触诊扳机点,可令患者健侧卧位并用折叠的毛巾垫在腰下,使脊柱侧弯,令待触诊的肌肉突出。患侧手臂上举外展,且患侧下肢部分屈曲,可得到理想的侧弯状态。

为确定扳机点,应触诊以下肌肉区域:

- 髂嵴上方和竖脊肌侧面所构成的三角区
- 沿着髂嵴
- 第十二肋与竖脊肌之间所构成的三角区

浅层扳机点位于该肌肉外侧区域:第十二肋下方或髂嵴上方。

深层扳机点位于 2 处:髂嵴上方,第四和第五腰椎横突间;第三腰椎横突尖,肌肉的内侧区域。

牵涉痛

- 头侧浅层扳机点:沿着髂嵴,有时放射至腹股沟和侧下腹区域
- 尾侧浅层扳机点:环绕股骨大转子,部分放射至大腿外侧
- 头侧深层扳机点:围绕骶髂关节区域
- 尾侧深层扳机点:臀部尾端

相关内脏器官

- 空肠,回肠
- 结肠
- 肾脏
- 膀胱
- 子宫,附件,前列腺

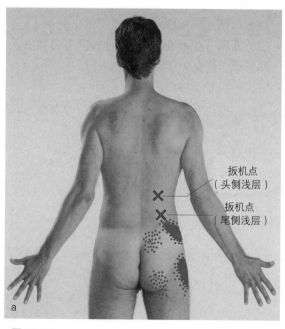

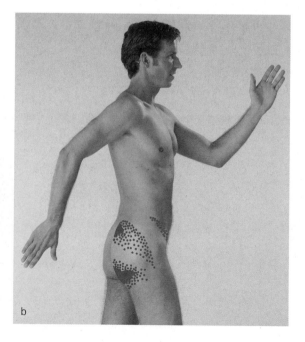

扳机点
(头侧浅层)

扳机点
(尾侧浅层)

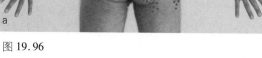

图 19.96

■ 拉伸躯干外侧(图 19.98)

起始姿势

• 患者仰卧位

步骤

以拉伸右侧躯干为例。

• 患者将上半身向左弯曲并将双腿向左侧放置：
左腿外展,右腿内收。左侧髂嵴与第十二肋之
间的区域为支点

• 患者屈曲内收右臂并将其枕于头下。这使得
整个躯体右侧,尤其是右侧位于髂嵴与第十二
肋之间的下躯干区域得到拉伸

• 患者保持拉伸姿势 30 s

该步骤主要拉伸背阔肌、腰方肌和侧腹部
肌群。

■ 髂腰肌(图 19.99,19.100)

髂肌

起点

• 髂窝

止点

• 股骨小转子

作用

• 屈曲髋关节
• 外旋和内旋髋关节

神经支配

• 股神经(L2 ~ L3)

腰大肌

起点

• L1 ~ L5 横突
• T12 ~ L5 椎体和 T12 以下椎间盘

止点

• 股骨小转子

作用

• 屈曲髋关节
• 外旋和内旋髋关节
• 外展髋关节
• 后伸与侧屈腰椎

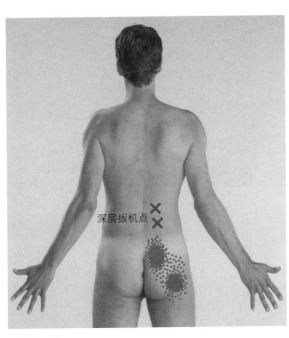

图 19.97

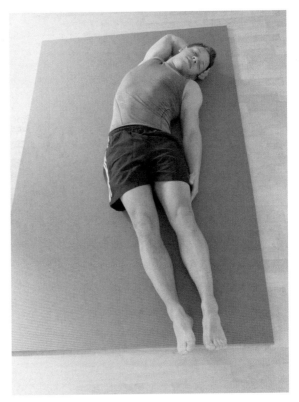

图 19.98 拉伸躯干外侧

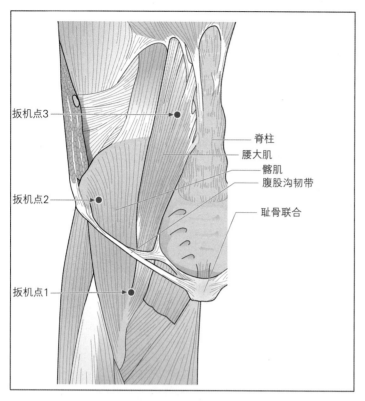

图 19.99

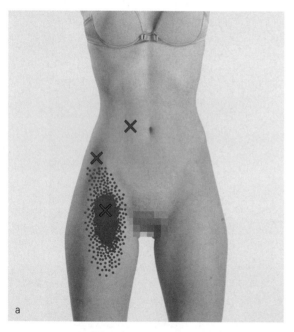

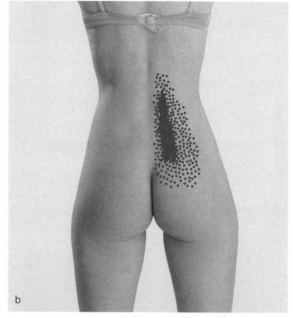

图 19.100

神经支配

- L1 ~ L2 脊神经前支

腰小肌

起点

- T12 ~ L1 椎体,包括椎间盘

止点

- 髂筋膜

作用

- 屈曲躯干(轻微)

神经支配

- L1 脊神经前支

扳机点位置

- 扳机点1：股三角外侧缘
- 扳机点2：髂前上棘水平的髂筋膜
- 扳机点3：仔细向后触诊腹直肌外侧及脐下，然后向脊柱方向按压腰大肌

牵涉痛

- 主要在腰椎同侧，沿脊柱下行至骶髂关节及臀的中、上部
- 腹股沟和大腿前内侧

相关内脏器官

- 结肠
- 肾脏
- 膀胱
- 子宫，附件，前列腺

■ 拉伸髋屈肌和臀肌（图19.101）

起始姿势

- 患者跪于凳子或椅子前。

步骤

- 患者将一侧膝关节置于地上并远离凳子
- 患者将另一侧的脚置于凳子旁边
- 患者用手及前臂在凳子上支撑，移动躯干使之远离凳子。这使得跪在地上的一侧腿的前上侧得到显著的拉伸（图19.101中的右腿）。

另一条腿的臀部也可能得到拉伸
- 患者保持拉伸姿势30 s

凳子旁边的腿的大腿内侧也可能得到额外的拉伸。这表明短内收肌的拉伸。

■ 盆底肌（图19.102）

闭孔内肌

起点

- 闭孔膜内面
- 闭孔的内下侧骨缘

止点

- 转子窝

作用

- 稳定髋关节
- 外旋髋关节

神经支配

- 闭孔神经（L5～S2）

肛门外括约肌

起点

- 肛门内括约肌

止点

- 肛周区皮下、浅表和深部的结缔组织

作用

- 关闭肛管（节制排便）

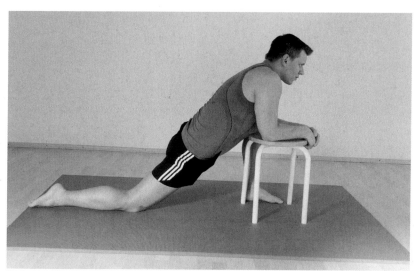

图19.101 拉伸髋屈肌和臀肌

神经支配

- 阴部神经(S2~S4)

肛提肌

起点

- 耻骨后部区域
- 肛提肌腱弓
- 坐骨结节

止点

- 肛尾韧带
- 会阴中心腱

作用

- 加固盆底
- 保持节制排便

神经支配

- S3~S4脊神经前支

尾骨肌

起点

- 骶棘韧带
- 坐骨结节

止点

- 肛尾韧带
- 尾骨

作用

- 加固盆底

神经支配

- S4~S5脊神经前支

扳机点位置

- 通过对直肠、阴道和骨盆底的触诊确定扳机点

牵涉痛

- 尾骨
- 骶尾部
- 肛区
- 大腿后侧(闭孔内肌)

相关内脏器官

- 直肠
- 膀胱
- 子宫,附件,前列腺

■ 臀大肌(图19.103~19.105)

起点

- 髂骨翼外,臀后线下方
- 髂嵴后1/3
- 胸腰筋膜
- 骶骨
- 骶结节韧带
- 尾骨

止点

- 股骨粗隆
- 髂胫束(行至胫骨外侧髁)

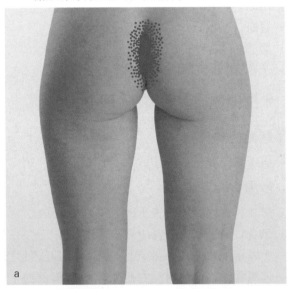

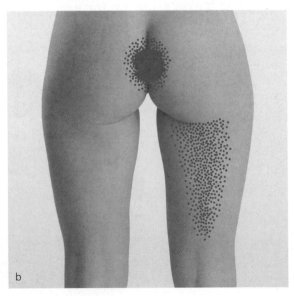

图19.102

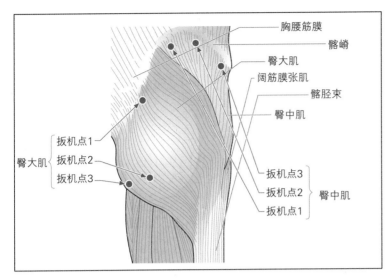

胸腰筋膜
髂嵴
臀大肌
阔筋膜张肌
髂胫束
臀中肌

臀大肌 { 扳机点1
扳机点2
扳机点3 }

扳机点3
扳机点2
扳机点1 } 臀中肌

图 19.103

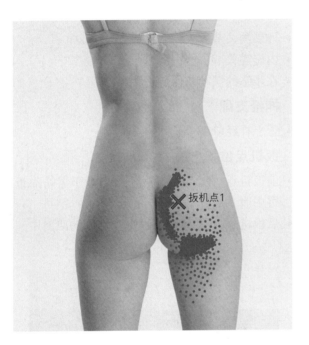

扳机点1

图 19.104

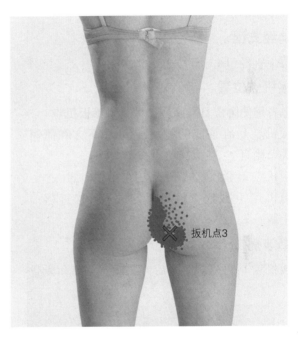

扳机点3

图 19.105

作用

- 伸展髋关节
- 外旋髋关节

神经支配

- 臀下神经（L5 ~ S2）

扳机点位置

患者侧卧,使被检查面朝上,双下肢略弯曲,即可获得良好的扳机点触诊位置。

- 扳机点 1:大致在臀沟上缘,接近该肌在骶骨的止点处
- 扳机点 2:坐骨结节稍上方

- 扳机点 3:在该肌的内下缘——臀沟的下端——用捏压手法可正确触诊

牵涉痛

- 扳机点 1:自骶髂关节开始沿臀沟至肌肉下区与大腿根部后方
- 扳机点 2:涉及全部肌肉,重点是骶尾部和髂嵴下外侧区以及臀尖部。部分疼痛在比较深的区域,就像臀小肌疼痛一样。尾骨没有牵涉痛
- 扳机点 3:尾骨与肌肉中下部

相关内脏器官

• 无

■ 臀中肌(图 19.103,19.106,19.107)

起点

• 髂骨外侧面(臀前线与臀后线之间)

止点

• 股骨大转子(后外侧)

作用

• 外展髋关节
• 内旋髋关节(前外侧部)
• 外旋髋关节(后内侧部)
• 在步态的摆动相保持骨盆平稳

神经支配

• 臀上神经(L4 ~ S1)

扳机点位置

患者健侧卧位且双腿屈曲即可触诊扳机点。

• 扳机点 1:在该肌的后腹,髂嵴稍下方和骶髂关节附近
• 扳机点 2:紧挨髂嵴下,大约在髂嵴中部
• 扳机点 3:紧挨髂嵴下,稍前一点,接近髂前上棘

牵涉痛

• 扳机点 1:疼痛从髂嵴后方经骶髂关节和骶骨放射到整个臀部
• 扳机点 2:疼痛经中外侧臀肌区放射至大腿侧后方
• 扳机点 3:疼痛沿髂嵴和下腰椎区放射至骶骨

相关内脏器官

• 无

■ 臀小肌(图 19.108 ~ 19.110)

起点

• 髂骨外侧面(臀前线与臀后线之间)

止点

• 股骨大转子(前侧)

作用

• 外展髋关节
• 内旋髋关节(前外侧部)
• 在步态的摆动相保持骨盆平稳

神经支配

• 臀上神经(L4 ~ S1)

扳机点位置

• 前扳机点:在髂前上棘水平,稍低于髂嵴靠近臀中肌
• 后扳机点:在整个臀小肌起点上缘的肌肉中

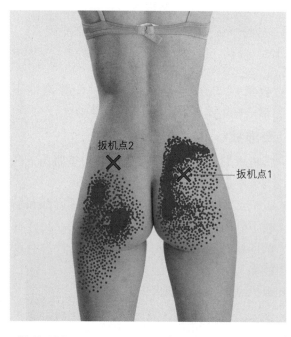

图 19.106

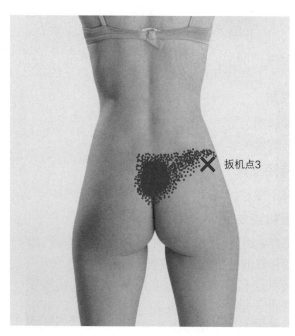

图 19.107

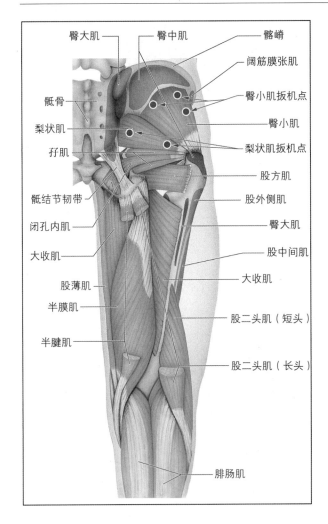

图 19.108

牵涉痛

- 前扳机点：疼痛放射至下外侧臀部、大腿外侧、膝部和小腿外侧
- 后扳机点：遍及整个臀部，尤其是下内侧，直到大腿后侧、腘窝以及小腿近侧 1/3

相关内脏器官

- 无

■ 梨状肌（图 19.108，19.111）

起点

- 在第二到四骶前孔区，骶骨盆面

止点

- 股骨大转子

作用

- 外旋髋关节
- 屈髋 90°内旋
- 屈髋 90°外展

神经支配

- S1 ～ S2 脊神经前支

扳机点位置

为确定扳机点作一条辅助线，连接股骨大转子近端与对应髂骨的骶骨点。梨状肌上缘大致位于该辅助线上。

- 扳机点 1：将上述辅助线分成 3 段，扳机点位于中外 1/3 交界稍偏外侧
- 扳机点 2：在该辅助线的内侧终点

牵涉痛

- 骶髂关节
- 全部臀肌区
- 大腿后 2/3

相关内脏器官

- 膀胱
- 乙状结肠
- 直肠
- 子宫，卵巢，附件，前列腺

■ 拉伸梨状肌（图 19.112）

起始姿势

- 患者坐于地上

步骤

以拉伸右侧为例。

- 患者端坐位，左腿伸展
- 患者屈曲右腿，将右足跨过左膝置于地上
- 患者用左手将右腿拉向左侧
- 患者将右手放于右臀后的地上，上半身向右侧转动，朝向右手。这使得下臀区得到拉伸
- 患者保持拉伸姿势 30 s

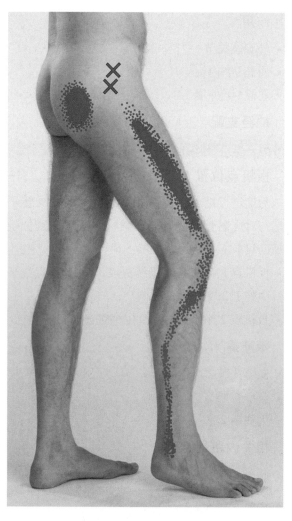

图 19.109

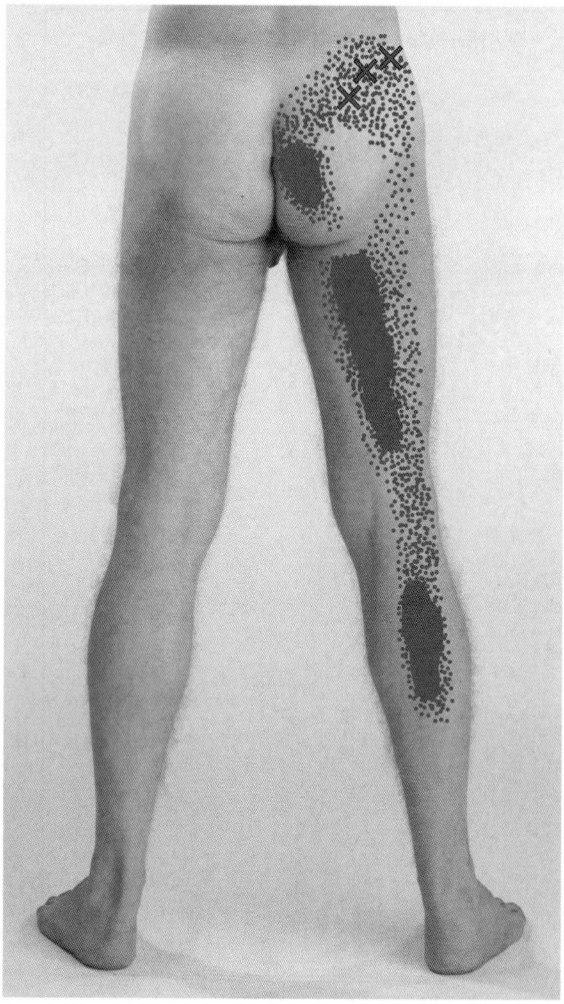

图 19.110

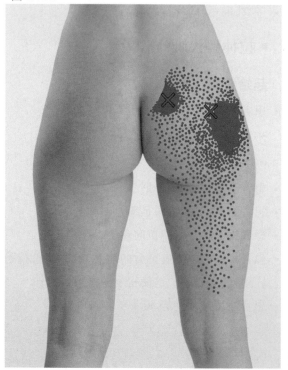

图 19.111

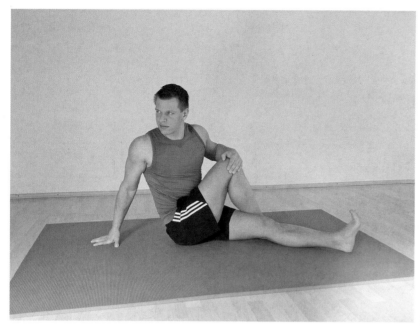

图 19.112　拉伸梨状肌

（陈　阳　许维澄　译）

19.6　与臀部、大腿和膝关节疼痛有关的肌肉

■ 阔筋膜张肌（图 19.113，19.114）

起点

- 髂结节和髂前上棘外侧之间的髂嵴

止点

- 向下移行为髂胫束止于胫骨外侧髁前方

作用

- 外展髋关节
- 伸膝时稳定膝关节

神经支配

- 臀上神经（L4～S1）

扳机点位置

- 肌肉近 1/3 段的前缘

牵涉痛

- 髋关节
- 大腿前外侧，有时至膝关节外侧

相关内脏器官

- 无

■ 缝匠肌（图 19.113，19.115a～c）

起点

- 髂前上棘下方

止点

- 胫骨粗隆（上端）的内侧面

作用

- 屈曲髋关节
- 外展髋关节
- 外旋髋关节
- 屈曲膝关节
- 内旋膝关节

神经支配

- 股神经（L3～L4）

扳机点位置

- 3 个扳机点位于该肌的起点和止点之间

牵涉痛

- 大腿前内侧

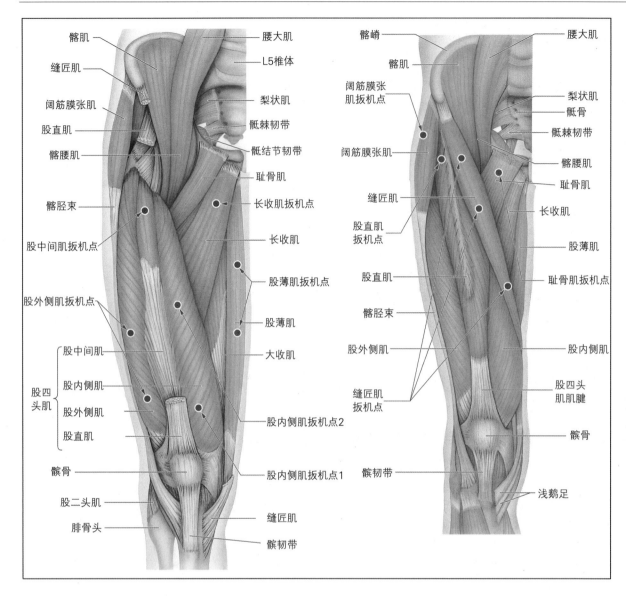

图 19.113

相关内脏器官

- 无

■ 耻骨肌(图 19.113，19.115d)

起点

- 耻骨梳
- 耻骨上支

止点

- 股骨大转子下方的耻骨肌线

作用

- 屈曲髋关节
- 内收髋关节
- 内旋髋关节

神经支配

- 股神经(L2 ~ L3)
- 偶尔闭孔神经(L2 ~ L3)

扳机点位置

- 耻骨上支的远端

牵涉痛

- 腹股沟韧带下方的深部疼痛

相关内脏器官

- 膀胱
- 子宫、附件、前列腺

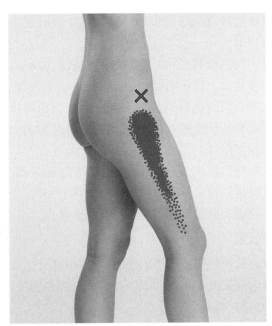

图 19.114

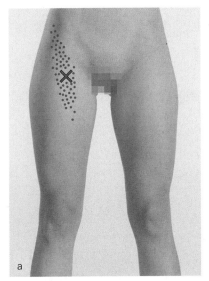

a

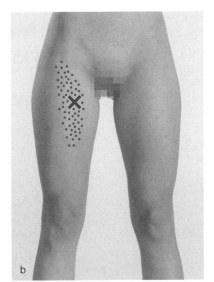

b

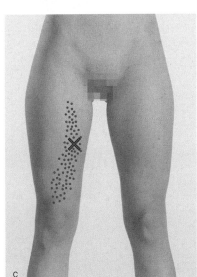

c

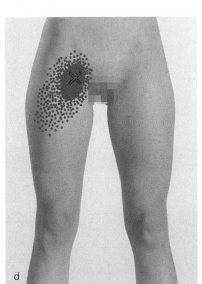

d

图 19.115

■ 股四头肌(图19.113，19.116～19.118)

股直肌

起点

- 髂前下棘
- 髋臼上方的髂骨
- 股骨粗线外侧唇
- 股骨外侧髁上线
- 股骨外侧肌间隔

股外侧肌

起点

- 股骨转子间线上部
- 股骨大转子

股内侧肌

起点

- 股骨转子间线下部
- 股骨粗线内侧唇
- 股骨螺旋线
- 股骨肌间隔中部

股中间肌

起点

- 股骨体的前外面(股骨髁上大概一只手的宽度)

股直肌、股外侧肌、股内侧肌、股中间肌

止点

- 通过股四头肌肌腱止于髌骨
- 通过髌韧带止于胫骨粗隆

作用

- 伸展膝关节
- 股直肌有屈曲髋关节作用

神经支配

- 股神经(L3～L4)

扳机点位置

- 股直肌扳机点:髂前下棘稍下方
- 股内侧肌扳机点:位于该肌内侧缘,扳机点1

位于远端,在髌骨稍上方;扳机点2恰好在大腿中部

- 股中间肌扳机点:由于该肌位置较深,扳机点很难触及。该肌的扳机点位于接近肌腹内,但比股直肌的扳机点位置深在。触诊该肌的扳机点要从接近股直肌的外缘进行,并且要向大腿深部触诊
- 股外侧肌扳机点:由于该肌位于大腿的深部,其扳机点很难触及。它们分布于整个肌腹,当该肌被压向股骨时表现出特有的牵涉痛

牵涉痛

- 股直肌扳机点:膝关节、髌周、大腿中部
- 股内侧肌扳机点:膝关节的前内侧(扳机点1)和大腿(扳机点2)
- 股中间肌扳机点:整个大腿的前面,集中于大腿中部
- 股外侧肌扳机点:大腿外侧和膝关节区域

相关内脏器官

- 无

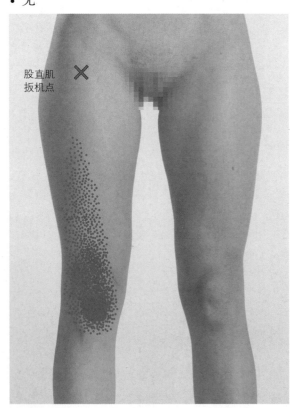

图19.116

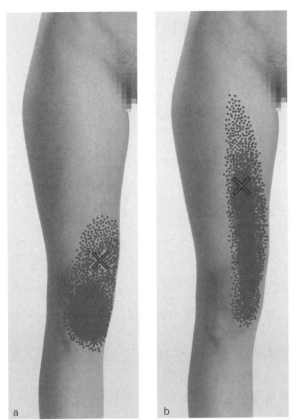
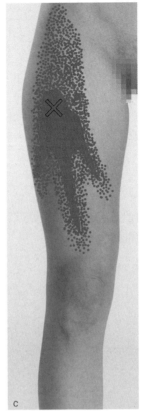

图 19.117

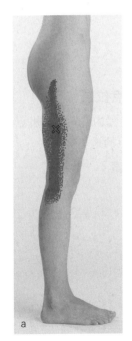
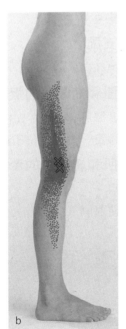
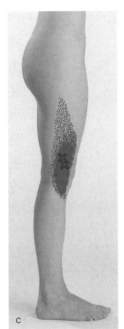
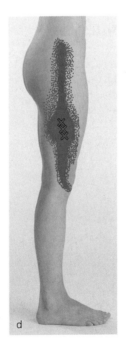
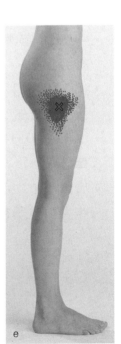

图 19.118

■ 股四头肌的拉伸(图19.119)

起始姿势

- 患者俯卧位

步骤

- 拉伸时,患者抓紧足背并拉向同侧臀部。这个姿势可牵拉整个大腿前侧。另一侧下肢保持平放在地板上
- 患者可坚持牵拉30 s

如果患者可以躺在稍升高的治疗台上,未被拉伸侧的足底可接触地板。这能增加拉伸。

■ 股薄肌(图19.113,19.120)

起点

- 耻骨支下方(外侧面)

止点

- 胫骨前方(低于缝匠肌)

作用

- 内收髋关节
- 屈曲膝关节
- 内旋膝关节(膝关节屈曲时)

神经支配

- 闭孔神经(L2 ~ L3)

扳机点位置

- 肌腹的中1/3

牵涉痛

- 大腿内侧

相关内脏器官

- 子宫、附件
- 前列腺
- 膀胱

■ 长收肌(图19.113,19.121)

起点

- 耻骨体
- 耻骨结节(下方和内侧)

止点

- 股骨粗线内缘(远端2/3)

作用

- 内收髋关节
- 内旋髋关节

神经支配

- 闭孔神经(L2 ~ L3)

■ 短收肌(图.19.121,19.122)

起点

- 耻骨体和耻骨支下方

止点

- 股骨粗线(近端1/3)

作用

- 内收髋关节

神经支配

- 闭孔神经(L2 ~ L3)

长收肌和短收肌的扳机点位置

- 当患者仰卧位,髋关节屈曲和内收时,扳机点易于触及。扳机点位于该肌的近1/2段

长收肌和短收肌的牵涉痛

- 腹股沟
- 大腿前内侧
- 髌骨上方
- 胫骨边缘

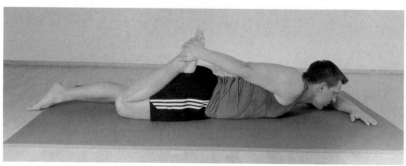

图19.119 股四头肌的拉伸

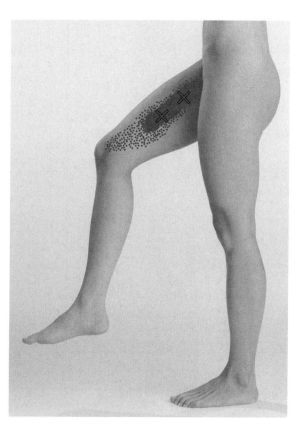

图 19.120

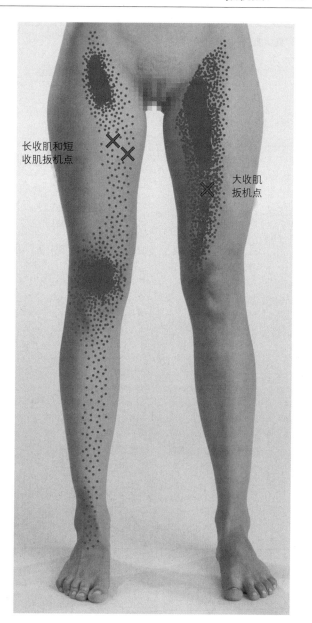

图 19.121

相关内脏器官

- 子宫、附件
- 前列腺
- 睾丸
- 膀胱

■ 大收肌(图 19.121，19.122)

起点

- 坐骨支
- 耻骨支下方

- 坐骨结节

止点

- 股骨粗线至臀肌粗隆
- 股骨的收肌结节

作用

- 伸展、内收、内旋髋关节

神经支配

- 闭孔神经(L2 ~ L4)
- 胫神经(L4 ~ S3)

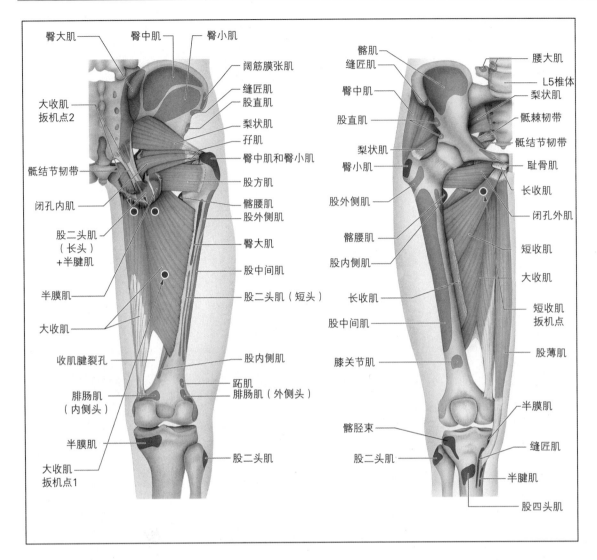

图 19.122

扳机点位置

- 扳机点 1：位于该肌的中部，股骨粗线止点附近
- 扳机点 2：位于坐骨和耻骨的起点附近

牵涉痛

- 扳机点 1：腹股沟和大腿前内侧，但是不到膝关节
- 扳机点 2：小骨盆内耻骨、阴道、直肠、膀胱或其他部位的弥散性疼痛

相关内脏器官

- 子宫、附件
- 前列腺
- 膀胱

■ 短收肌的拉伸（图 19.123）

起始姿势

- 患者坐于地面

步骤

- 患者足底相对，双手维持，用前臂和肘部将膝关节推向地面。这可以拉伸双侧大腿近端内侧
- 患者维持拉伸 30 s

■ 长收肌的拉伸（图 19.124）

起始姿势

- 患者站立于凳子或者椅子前面，两腿分开

步骤

- 患者一侧下肢膝关节屈曲,同时前臂放在凳子/椅子上支撑身体。另一侧下肢在地上伸展。这可以拉伸整个大腿内侧
- 患者维持拉伸30 s

■ 股二头肌(图19.125,19.126)

起点

- 坐骨结节(背面)
- 股骨粗线外侧唇(中1/3)

止点

- 腓骨头顶端
- 股骨外上髁处的粗线
- 腓侧副韧带
- 胫骨外侧髁

作用

- 伸髋
- 屈膝
- 外旋膝关节

神经支配

- 胫神经和腓总神经(L4~S3)

扳机点位置

- 大腿后外侧中1/3

牵涉痛

- 腘窝
- 小腿近端后外侧
- 大腿后外侧,臀沟下方

相关内脏器官

- 无

■ 半腱肌(图19.125,19.126)

起点

- 坐骨结节(背面)

止点

- 胫骨上端内侧(股薄肌下面)

作用

- 伸髋
- 屈膝
- 内旋膝关节

神经支配

- 胫神经(L5~S1)

■ 半膜肌(图19.125,19.126)

起点

- 坐骨结节(背面)

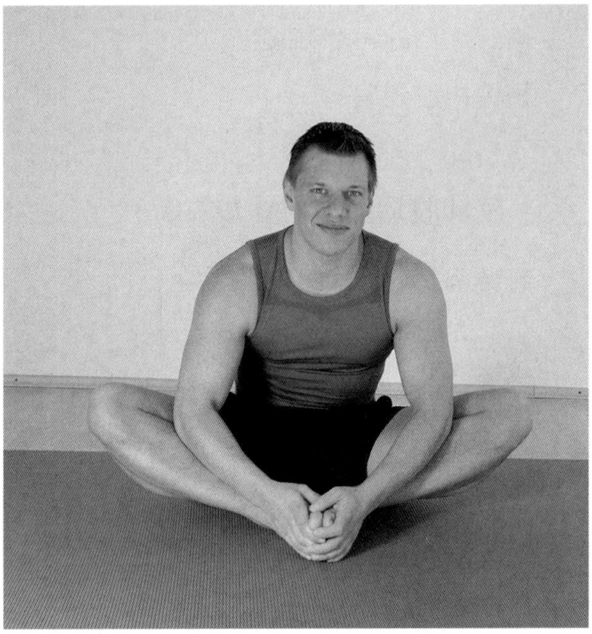

图19.123　短收肌的拉伸

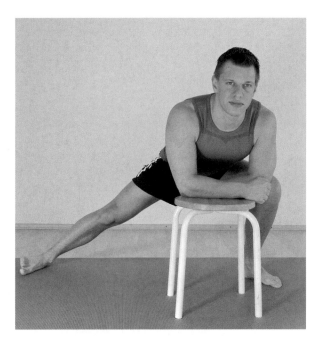

图19.124　长收肌的拉伸

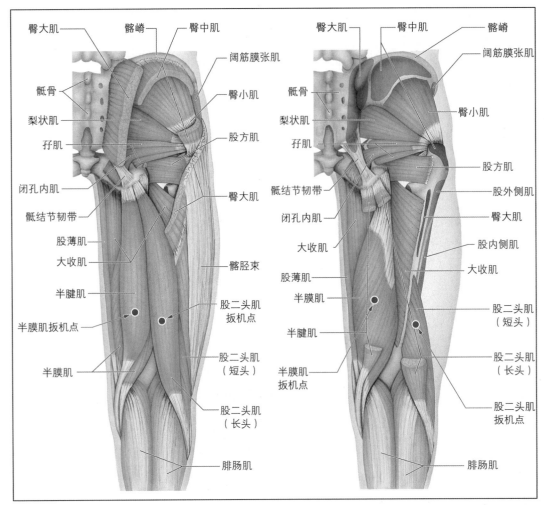

图 19.125

止点

- 胫骨内侧髁
- 腘斜韧带
- 腘肌肌膜

作用

- 伸髋
- 屈膝
- 内旋膝关节

神经支配

- 胫神经(L5 ~ S1)

半腱肌和半膜肌扳机点位置

- 数个扳机点位于大腿后内侧的中 1/3

牵涉痛

- 臀部的尾端和臀沟处(主要疼痛区域)

- 大腿后内侧
- 腘窝和小腿后方的内侧 1/2

相关内脏器官

- 无

■ 拉伸股后肌群(图 19.127)

起始姿势

- 患者站立

步骤

- 患者将拉伸侧下肢向前伸并伸展膝关节
- 患者将上肢放在背部,上半身向前弯曲。重点是上半身保持平直并向前伸展,双上肢放在背部作为支撑。这样可拉伸大腿的后面
- 患者维持拉伸 30 s

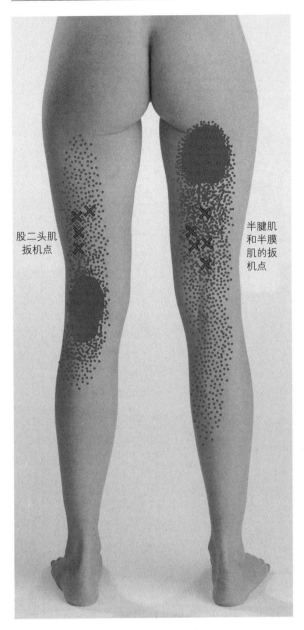

图 19.126

股二头肌扳机点

半腱肌和半膜肌的扳机点

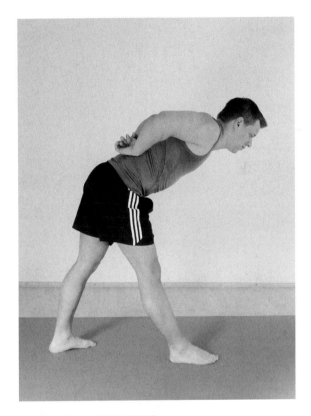

图 19.127　拉伸股后肌群

■ 腘肌（图 19.128，19.129）

起点

- 胫骨后方（比目鱼肌线以上、胫骨内侧髁以下）

止点

- 股骨外侧髁
- 放射状止于膝关节囊
- 与外侧半月板的后角相连

作用

- 内旋膝关节
- 将外侧半月板拉向后方

神经支配

- 胫神经（L5～S1）

扳机点位置

- 位于该肌起点的近端 1/2，接近胫骨

牵涉痛

- 腘窝

相关内脏器官

- 无

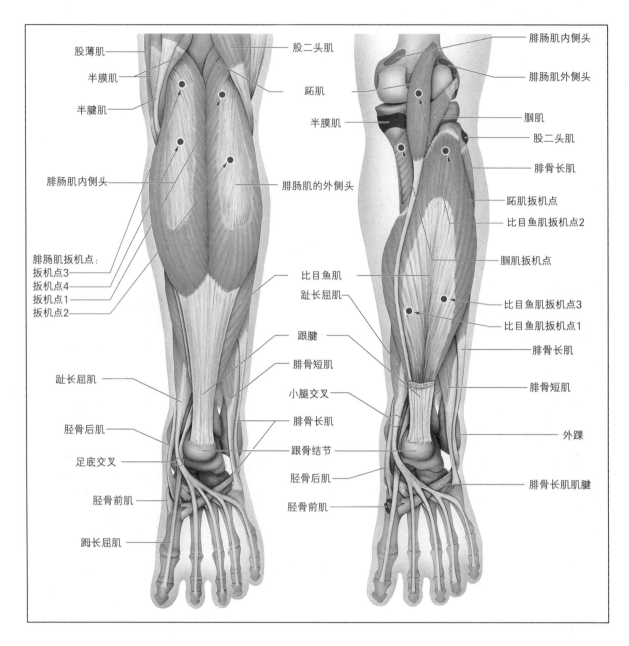

图 19.128

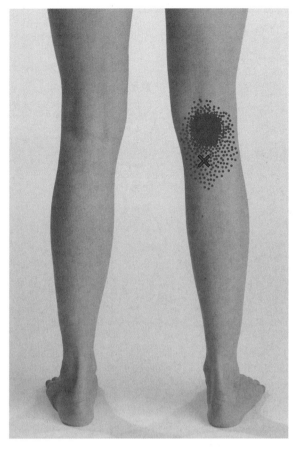

图 19.129

（邱　凤　赵学军　译）

19.7　与小腿、踝关节和足疼痛有关的肌肉

■ 胫骨前肌（图 19.130,19.131）

起点

- 胫骨外侧面（近端 1/2）
- 骨间膜

止点

- 内侧楔骨（足底区域）
- 第一跖骨的足底面

作用

- 足背伸
- 足内翻
- 维持足纵弓的稳定

神经支配

- 腓深神经（L4 ~ L5）

扳机点位置

- 位于肌腹的上 1/3（从小腿近端 1/3 过渡到中间 1/3）

牵涉痛

- 踝关节上面的前内侧区域
- 蹈趾后内侧
- 小腿前内侧至蹈趾的狭窄区域

相关内脏器官

- 无

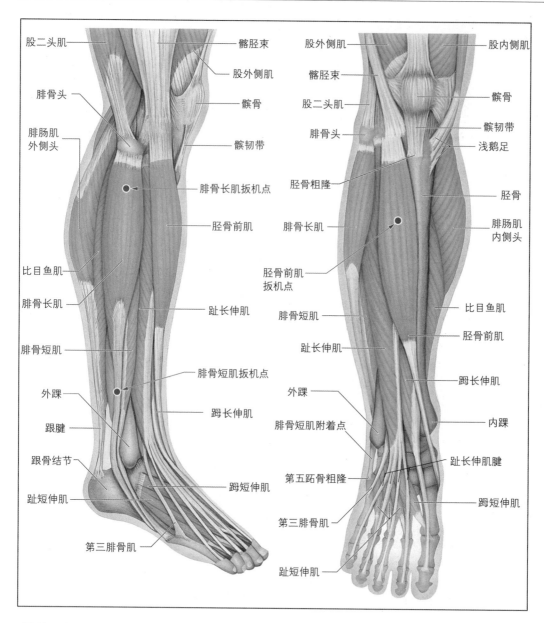

图 19.130

■ 胫骨后肌 (图 19.132,19.133)

起点

- 胫腓骨后面(腓骨波峰中间,胫腓骨骨间膜边缘和骨间膜)

止点

- 舟骨粗隆
- 距骨以外的所有跗骨
- 内侧足底韧带(例如踝关节三角韧带)

作用

- 足跖屈

- 足内翻
- 维持足纵弓的稳定

神经支配

- 胫神经(L4 ~ L5)

扳机点位置

- 胫骨后缘外侧和骨间膜的近端 1/4。该扳机点只有透过比目鱼肌方可触及

牵涉痛

- 跟腱(主要的疼痛区域)
- 从扳机点向尾端,经小腿下 1/2、足跟、足底放射至第一到五足趾

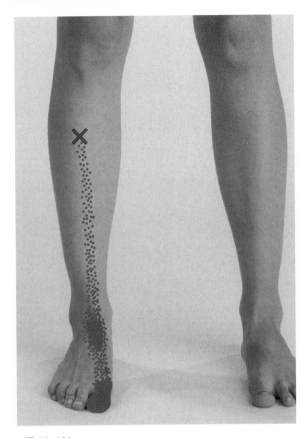

图 19.131

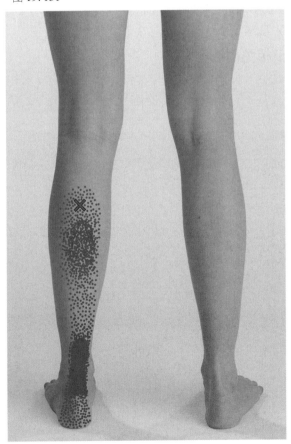

图 19.133

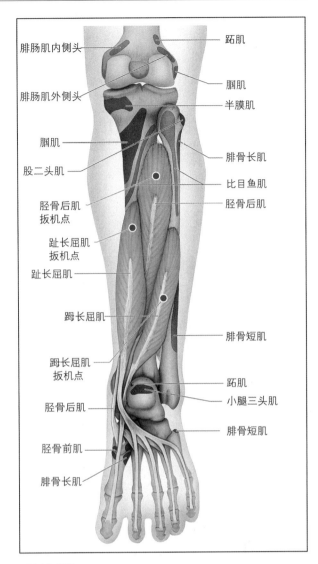

图 19.132

相关内脏器官

- 无

■ 腓骨长肌 (图 19.130, 19.134)

起点

- 胫骨外侧面 (近 2/3)
- 腓骨头
- 胫腓关节

止点

- 第一跖骨基底部
- 内侧楔骨

作用

- 足跖屈

- 足外翻
- 维持足横弓的稳定

神经支配

- 腓浅神经(L5～S1)

■ 腓骨短肌(图19.130,19.134)

起点

- 胫骨外侧面(远端2/3)

止点

- 第五跖骨粗隆

作用

- 足背屈
- 足外翻
- 维持足横弓的稳定

神经支配

- 腓浅神经(L5～S1)

腓骨长肌和腓骨短肌扳机点位置

- 腓骨长肌扳机点:腓骨体之上腓骨头远端2～4 cm
- 腓骨短肌扳机点:小腿中下1/3交界处、腓骨长肌肌腱的两侧

牵涉痛

- 踝关节外侧,以及头侧、尾侧和后方

- 小腿外侧中1/3处
- 足背外侧

相关内脏器官

- 无

■ 第三腓骨肌(图19.135)

起点

- 腓骨前缘(远端1/3)

止点

- 第五跖骨

作用

- 足背屈
- 足外翻

神经支配

- 腓深神经(L5～S1)

扳机点位置

- 在腓骨短肌扳机点的远端和前方

牵涉痛

- 踝关节上方前外侧和足背
- 从踝关节的外侧向后至足跟的外侧

相关内脏器官

- 无

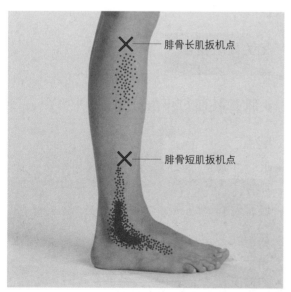

图19.134

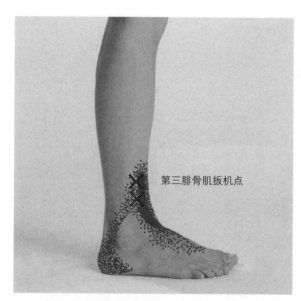

图19.135

■ 腓肠肌(图 19.128,19.136,19.137)

起点

- 股骨内、外侧髁

止点

- 跟骨结节(经过跟腱)

作用

- 跖屈
- 屈膝

神经支配

- 胫神经(S1 ~ S2)

扳机点位置

- 扳机点 1 和 2:基本上在肌腹的中央,内、外侧头各 1 个
- 扳机点 3 和 4:分别位于腓肠肌的内、外侧头,接近股骨内、外侧髁在内、外侧头于股骨内、外侧髁的起点处

牵涉痛

- 扳机点 1
  - 足底内侧
  - 小腿后内侧
  - 腘窝,部分至大腿后侧
- 扳机点 2 ~ 4:这 3 个扳机点的牵涉痛位于每个扳机点周围

相关内脏器官

- 无

■ 比目鱼肌(图 19.128, 19.138)

起点

- 胫骨比目鱼肌线
- 胫骨后表面(中 1/3)
- 腓骨颈和腓骨后表面(近端 1/3)

止点

- 跟骨结节(经过跟腱)

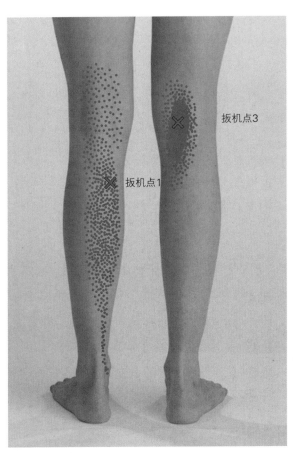

图 19.136

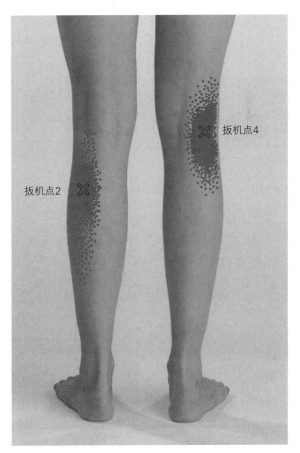

图 19.137

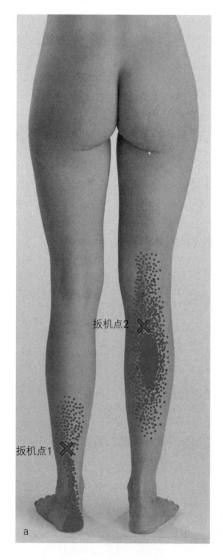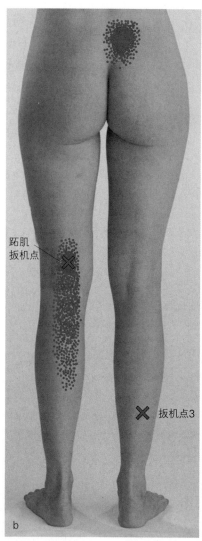

图 19.138

作用

- 跖屈

神经支配

- 胫神经(S1~S2)

扳机点位置

- 扳机点1:腓肠肌起点远端2~3 cm处,中线略偏内侧
- 扳机点2:腓骨头附近(小腿外侧)
- 扳机点3:在扳机点1的近端,中线偏外侧

牵涉痛

- 扳机点1
  - 跟腱
  - 足跟及其后方
  - 足底
  - 扳机点的近端

- 扳机点2:小腿的上半部分
- 扳机点3:同侧的骶髂关节

相关内脏器官

- 无

■ 跖肌 (图19.128,19.138b)

起点

- 股骨外上髁(腓肠肌外侧头的近端)

止点

- 跟腱(位于腓肠肌腱的下方、内侧)

作用

- 跖屈
- 屈膝

神经支配

- 胫神经(S1~S2)

扳机点位置

- 腘窝正中

牵涉痛

- 腘窝至小腿的中部

相关内脏器官

- 无

■ 腓肠肌的拉伸(图 19.139)

起始姿势

- 患者站立

步骤

- 患者双手放在墙上支撑身体
- 患者将拉伸侧的足底放在墙上,足及足趾弯曲,足跟牢牢靠在地板上,膝关节伸直
- 患者上半身向墙面移动。足跟不能移动。这样可拉伸小腿后面
- 患者维持拉伸 30 s

■ 趾长伸肌(图 19.140, 19.141a)

起点

- 腓骨(近端 2/3 腹侧)
- 骨间膜
- 胫腓关节

止点

- 第二到五趾背腱膜

作用

- 足和趾背伸

神经支配

- 腓深神经(L5 ~ S1)

扳机点位置

- 腓骨头远端 8 cm 处,腓骨长肌和胫骨前肌之间

牵涉痛

- 足背,包括第二到四趾
- 小腿远端 1/2 的前面腹侧

相关内脏器官

- 无

■ 姆长伸肌(图 19.140, 19.141b)

起点

- 腓骨中部前方

止点

- 姆趾远节趾骨底

作用

- 足背伸,伸姆趾
- 足内翻

神经支配

- 腓深神经(L5 ~ S1)

扳机点位置

- 位于小腿中远 1/3 交界处的远端,腓骨的前腹侧,姆长伸肌和胫骨前肌之间

牵涉痛

- 足背第一跖骨和姆趾区域,有时呈细带状放射至扳机点

相关内脏器官

- 无

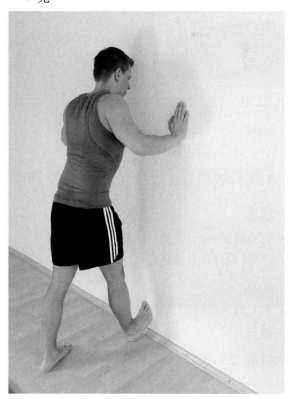

图 19.139

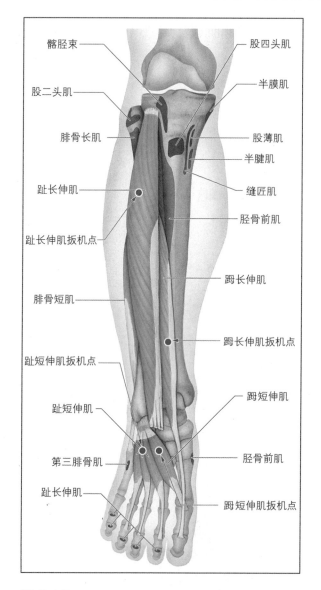

图 19.140

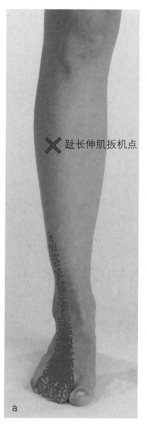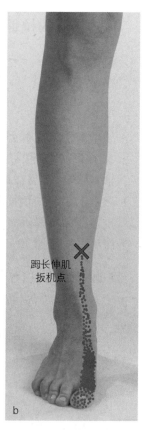

图 19.141

■ 趾长屈肌(图 19.132, 19.142, 19.143)

起点

- 胫后筋膜(比目鱼肌线远端)
- 腓骨(经过比目鱼肌腱弓)

止点

- 第二到五趾的远节趾骨底

作用

- 屈第二到五趾远端趾间关节
- 跖屈
- 维持足纵弓的稳定

神经支配

- 胫神经(S1 ~ S2)

扳机点位置

- 腓肠肌肌腹正中可触及扳机点。位于腓骨表面的后面,小腿内侧近端 1/3 处

牵涉痛

- 足底中外侧向前至第二到五趾(主要是放射痛)
- 外踝和小腿外侧至扳机点

相关内脏器官

- 无

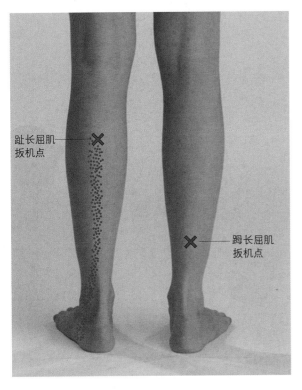

趾长屈肌扳机点

踇长屈肌扳机点

图 19.142

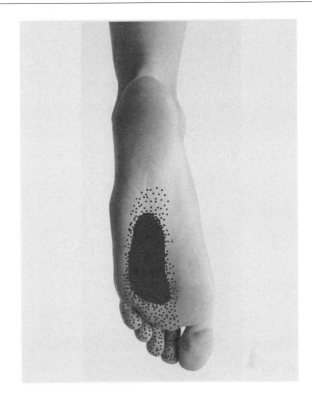

图 19.143

■ 踇长屈肌(图 19.132,19.142,19.144)

起点

- 腓后筋膜(远端2/3)
- 骨间膜
- 趾长屈肌腱膜

止点

- 踇趾近节趾骨底
- 趾长屈肌 2 个中间肌腱

作用

- 屈踇趾
- 跖屈

神经支配

- 胫神经(S2 ~ S3)

扳机点位置

- 小腿后方中下 1/3 交界处,略偏向腓骨后表面的中线外侧。这个扳机点可通过腓肠肌表面触及

牵涉痛

- 踇趾和第一跖骨的足底侧

相关内脏器官

- 无

■ 趾短伸肌(图 19.140,19.145)

起点

- 跟骨背面

止点

- 踇趾的近节趾骨
- 第二到四趾(通过长伸肌腱)

作用

- 伸趾

神经支配

- 腓深神经(L5 ~ S1)

扳机点位置

- 位于肌腹近端1/3 处

牵涉痛

- 位于足背中央,踝关节附近

相关内脏器官

- 无

■ 踇短伸肌(图 19.140,19.145)

起点

- 跟骨背面

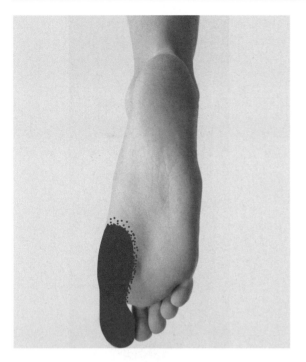

图 19.144

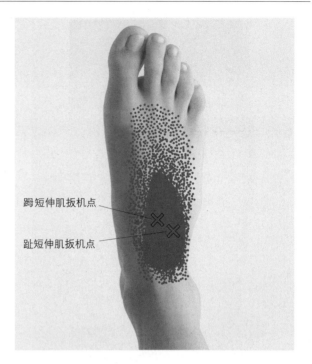

图 19.145

止点

- 蹞趾的背侧腱膜
- 蹞趾的近节趾骨底

作用

- 背伸第一跖趾关节

神经支配

- 腓深神经(L5~S1)

扳机点位置

- 位于肌腹近端 1/3 处

牵涉痛

- 位于足背中央,踝关节附近

相关内脏器官

- 无

■ 蹞展肌(图 19.146, 19.147)

起点

- 跟骨结节内侧突
- 屈肌支持带

止点

- 蹞趾近节趾骨内侧

作用

- 外展蹞趾

• 跖屈

神经支配

- 足底内侧神经(S1~S2)

扳机点位置

- 分布于足底内侧缘的肌腹内

牵涉痛

- 足底内侧

相关内脏器官

- 无

■ 趾短屈肌(图 19.146, 19.148)

起点

- 跟骨结节

止点

- 第二到五趾的中节趾骨(肌腱分裂处)

作用

- 屈第二到五趾
- 稳定足弓

神经支配

- 足底内侧神经(S1~S2)

扳机点位置

- 位于足底中部的肌腹内

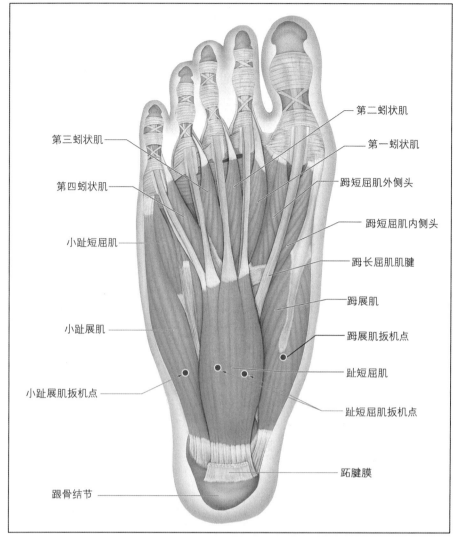

第二蚓状肌

第三蚓状肌

第一蚓状肌

第四蚓状肌

蹬短屈肌外侧头

小趾短屈肌

蹬短屈肌内侧头

蹬长屈肌肌腱

蹬展肌

小趾展肌

蹬展肌扳机点

趾短屈肌

小趾展肌扳机点

趾短屈肌扳机点

跖腱膜

跟骨结节

图 19.146

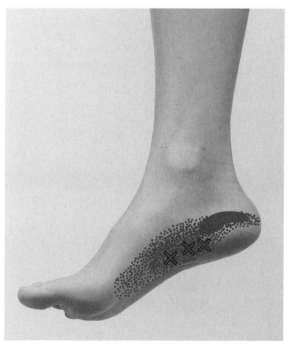

图 19.147

牵涉痛

- 第二到四跖骨头以及稍远的区域

相关内脏器官

- 无

■ 小趾展肌(图19.146,19.149)

起点

- 跟骨结节的内侧和外侧突

止点

- 小趾近节趾骨底外侧
- 第五跖骨

作用

- 屈曲和外展小趾
- 稳定足的纵弓

神经支配

- 足底外侧神经(S2～S3)

扳机点位置

- 遍布足底外侧的肌腹

牵涉痛

- 第五跖骨头及其稍向外侧放射区域

相关内脏器官

- 无

■ 跖方肌(图19.150,19.151)

起点

- 以双头起自跟骨前缘

止点

- 趾长屈肌腱

作用

- 协助屈第二到五趾

神经支配

- 足底外侧神经(S2～S3)

扳机点位置

- 可在跟骨的正前方沿跖腱膜触及

牵涉痛

- 足跟掌侧

相关内脏器官

- 无

■ 骨间背侧肌(图19.151,19.152)

起点

- 以双头起自跖骨内侧面

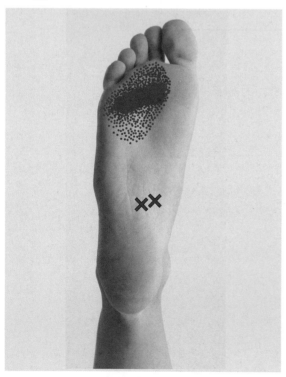

图19.148

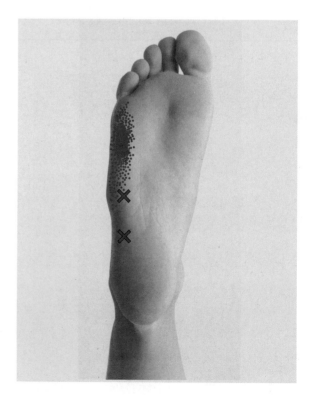

图19.149

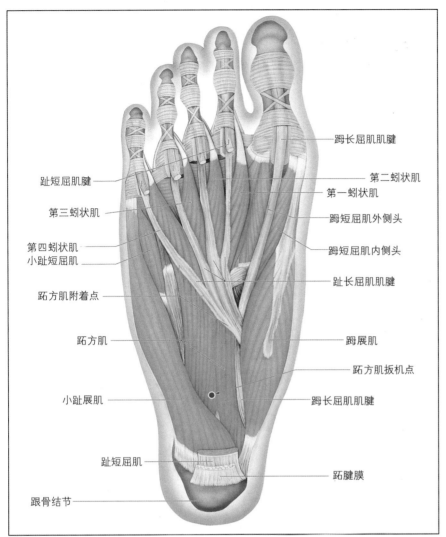

蹈长屈肌肌腱

趾短屈肌腱

第二蚓状肌

第一蚓状肌

第三蚓状肌

蹈短屈肌外侧头

第四蚓状肌
小趾短屈肌

蹈短屈肌内侧头

跖方肌附着点

趾长屈肌肌腱

跖方肌

蹈展肌

跖方肌扳机点

小趾展肌

蹈长屈肌肌腱

趾短屈肌

跖腱膜

跟骨结节

图 19.150

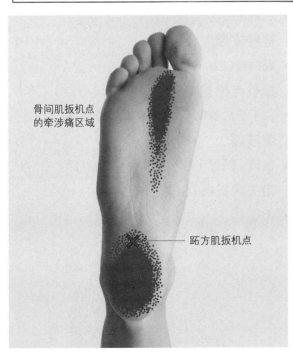

骨间肌扳机点
的牵涉痛区域

跖方肌扳机点

图 19.151

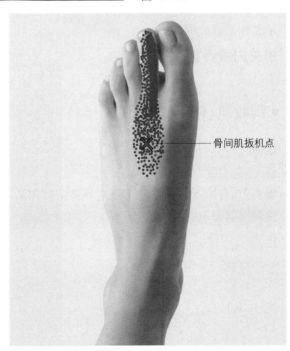

骨间肌扳机点

图 19.152

止点

- 近节趾骨底(第二趾内侧及第二到四趾外侧)
- 趾背腱膜

作用

- 外展第二到四趾

神经支配

- 足底外侧神经(S2~S3)

■ 骨间足底肌(图19.151~19.153)

起点

- 以单头起自第三到五跖骨

止点

- 第三到五近节趾骨底
- 趾背腱膜

作用

- 内收第三到五趾

神经支配

- 足底外侧神经(S2~S3)

骨间肌扳机点位置

- 位于各个跖骨之间,可从足底和足背侧进行触诊

牵涉痛

- 牵涉痛位于各足趾两侧该肌的止点处,并可向足底和足背放射

相关内脏器官

- 无

■ 蹈收肌(图19.153,19.154)

起点

- 斜头:起自第二到四跖骨底
- 横头:起自第三到五趾的跖趾关节囊韧带和跖骨深横韧带

止点

- 外侧籽骨

- 蹈趾近节趾骨外侧

作用

- 内收和屈曲蹈趾
- 稳定纵向和横向足弓

神经支配

- 足底外侧神经(S2~S3)

扳机点位置

- 可经跖腱膜在第一到四跖骨头处触及

牵涉痛

- 在第一到四跖骨头周围

相关内脏器官

- 无

■ 蹈短屈肌(图19.153,19.155,19.156)

起点

- 骰骨
- 第一到三楔骨

止点

- 蹈趾跖趾关节基底部(以1条肌腱走行,外侧头和内侧头分别穿过籽骨)

作用

- 屈蹈趾
- 稳定足弓

神经支配

- 胫神经(S2~S3)

扳机点位置

- 位于足内侧第一跖骨头附近

牵涉痛

- 在第一跖骨头的掌侧和内侧,包括第一、二趾

相关内脏器官

- 无

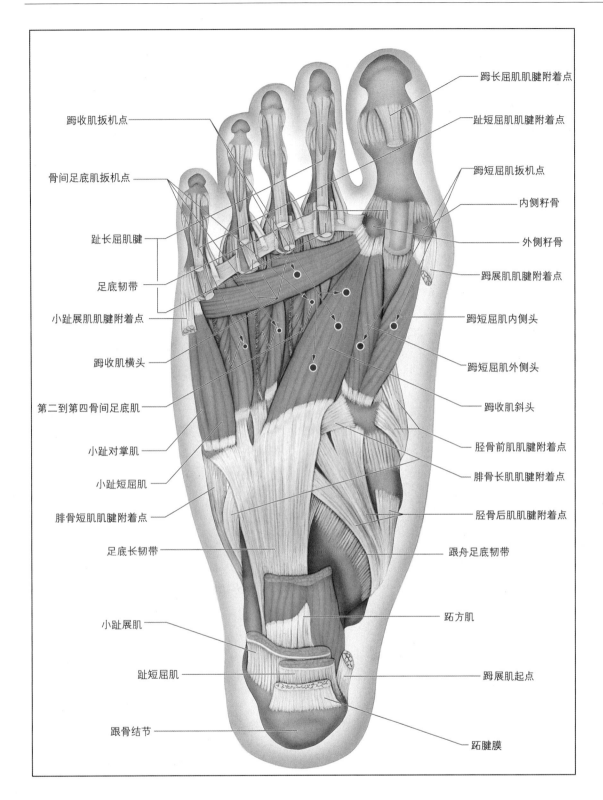

蹬长屈肌肌腱附着点

趾短屈肌肌腱附着点

蹬收肌扳机点

骨间足底肌扳机点

蹬短屈肌扳机点

内侧籽骨

趾长屈肌腱

外侧籽骨

足底韧带

蹬展肌肌腱附着点

小趾展肌肌腱附着点

蹬短屈肌内侧头

蹬收肌横头

蹬短屈肌外侧头

第二到第四骨间足底肌

蹬收肌斜头

小趾对掌肌

胫骨前肌肌腱附着点

小趾短屈肌

腓骨长肌肌腱附着点

腓骨短肌肌腱附着点

胫骨后肌肌腱附着点

足底长韧带

跟舟足底韧带

小趾展肌

跖方肌

趾短屈肌

蹬展肌起点

跟骨结节

跖腱膜

图 19.153

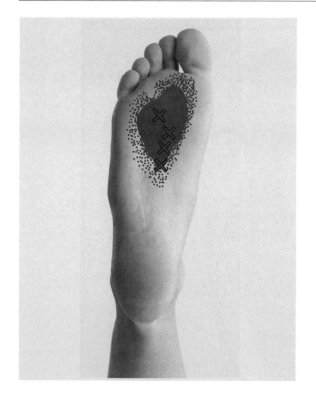

图 19.154

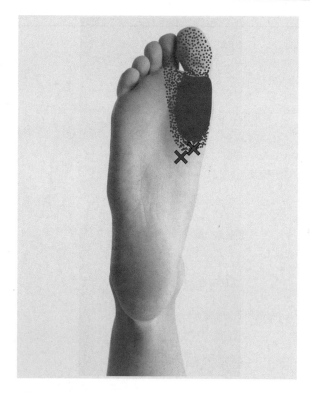

图 19.155

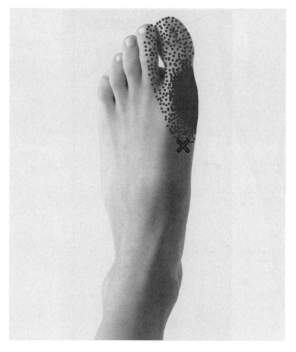

图 19.156

(邱 凤 赵学军 译)

参考文献

肌肉链（Richter）

1. Ahonen J, Lathinen T, Sandström M, Pogliani G, Wirhed R. Sportmedizin und Trainingslehre. Stuttgart: Schattauer;1999

2. American Academy of Osteopathy. 52 AAO Yearbooks-from 1938 – 1998. Indianapolis, IN: AAO; 2001

3. Amigues J. Osteopathie – Kompendium. Stuttgart: Sonntag;2004

4. Arbuckle BG. The Selected Writings. Indianapolis, IN:AAO; 1994

5. Barral J. Le Thorax. Paris: Maloine; 1989

6. Barral J. Manipulations Uro – Genitales. Paris: Maloine;1984

7. Barral JP, Croibier A. Trauma. Ein Osteopathischer Ansatz. Bad Kötzting: Verlag f. Ganzheitl. Med. ; 2003

8. Becker RE. Life in Motion. Fort Worth, TX: Stillness Press;1997

9. Becker RE. The Stillness of Life. Fort Worth, TX: Stillness Press; 2000

10. Beckers D, Deckers J. Ganganalyse und Gangschulung. Berlin: Springer; 1997

11. Benichou A. Os cléc, os suspendus. Paris: Ed. SPEK; 2001

12. van den Berg F. Angewandte Physiologie. Stuttgart: Thieme; 2002

13. Bobath B. Hémiplegie de l'adulte bilans et traitement. Paris: Masson; 1978

14. Bogduk N. Klinische Anatomie von Lendenwirbelsäule und Sakrum. Berlin: Springer; 2000

15. Boland U. Logiques de pathologies orthopédiques en chaînes ascendantes et descendantes et la méthode exploratoire des "Delta Pondéral" Paris: Ed. Frison – Roche;1996

16. Bouchet A. Cuilleret J. Anatomie, Tome Ⅰ – Ⅳ. Paris: SIMEP; 1983

17. Bourdiol RJ. Pied et statique. Paris: Maisonneuve; 1980

18. Bricot B. La Reprogrammation Posturale Globale. Montpellier: Sauramps Medical; 1996

19. Brokmeier A. Manuelle Therapie. 3rd ed. Stuttgart: Hippokrates; 2001

20. Brügger A. Die Erkrankungen des Bewegungsapparates und seines Nervensystems. Stuttgart: G. Fischer; 1997

21. Buck M, Beckers D, Adler SS. PNF in der Praxis. Berlin: Springer; 2001

22. Buekens J. Osteopathische Diagnose und Behandlung. Stuttgart: Hippokrates; 1997

23. van Buskirk RL. The Still Technique. Indianapolis, IN: AAO; 2000

24. Busquet L, Gabarel B. Ophtalmologie et osteopathie. Paris: Maloine; 1988

25. Busquet L. Les chaines musculaires du tronc et de la colonne cervicale. 2ième édition. Paris: Maloine; 1985

26. Busquet L. Les chaînes musculaires traitement crâne. Paris: Ed. Frison – Roche; 2004

27. Busquet L. Les chaînes musculaires, Tome II. Lordosecyphoses – scolioses et déformations thoraciques. Paris: Ed. Frison – Roche; 1992

28. Busquet L. Les chaînes musculaires, Tome III. La pubalgie. Paris: Ed. Frison – Roche; 1993

29. Busquet L. Les chaînes musculaires, Tome IV. Membres inférieurs. Paris: Ed. Frison – Roche; 1995

30. Busquet – Vanderheyden M. Les chaines musculaires la chaine viscérale. Paris: Ed. Busquet; 2004

31. Butler DS. Rehabilitation und Prävention. Berlin: Springer; 1998

32. Calais – Germain B. Anatomie pour le mouvement. Méolans – Revel: Editions Désiris; 1991

33. Calais – Germain B. Le périnée feminin. Arques: Prodim;1997

34. Cambier J, Dehen H, Poirier J, Ribadeau – Dimas JL. Propédeutique neurologique. Paris: Masson; 1976

35. Cathie AG. The Writings and Lectures of A. G. Cathie. Indianapolis, IN: AAO; 1974

36. Ceccaldi A, Favre JF. Les pivots ostéopathiques. Paris: Masson; 1986

37. Chaitow L. Cranial Manipulation Theory and Practice. Edinburgh: Churchill Livingstone; 2000

38. Chaitow L. Fibromyalgia Syndrom. Edinburgh: Churchill Livingstone; 2000

39. Chaitow L. Maintaining Body Balance Flexibility and Stability. Edinburgh: Churchill Livingstone; 2004

40. Chaitow L. Modern Neuromuscular Techniques. Edinburgh: Churchill Livingstone; 1997

41. Chaitow L. Muscle Energy Techniques. Edinburgh: Churchill Livingstone; 2001

42. Chaitow L. Palpation Skills. Edinburgh: Churchill Livingstone; 2000

43. Chaitow L. Positional Release Techniques. Edinburgh: Churchill Livingstone; 2002

44. Chapman F. An Endocrine Interpretation of Chapman's Reflexes. Indianapolis, IN: American Academy of Osteopathy; 1937

45. Chauffour P, Guillot JM. Le lien mécanique ostéopathique. Paris: Maloine; 1985

46. Cole WV. The Cole Book. Indianapolis, IN: AAO; o. J

47. Colot T, Verheyen M. Manuel pratique de manipulations ostéopathiques. Paris: Maisonneuve; 1996

48. De Wolf AN. Het sacroiliacale Gewricht, Huidige inzichten Symposium 1. 4. 1989. Utrecht: Smith Kline & French; 1990

49. DiGiovanna E, Schiowitz S. An Osteopathic Approach to Diagnosis and Treatment. 2nd ed. Philadelphia, PA: Lippincott – Raven; 1997

50. Downing CH. Osteopathic Principles in Disease. Indianapolis, IN: AAO; 1988

51. Dummer T. A Textbook of Osteopathy. Vol. 1. Move Sussex: Jotom Publications; 1999

52. Dummer T. A Textbook of Osteopathy. Vol. 2. Move Sussex: Jotom Publications; 1999

53. Dummer T. Specific Adjusting Technique. Move Sussex: Jotom Publications; 1995

54. Feely RA. Clinique osteopathique dans le champ crânien traduction française. Louwette HO, Paris: Ed. Frison – Roche; 1988

55. Finet G, Williame CH. Biométrie de la dynamique viscérale et nouvelles normalisations ostéopathiques. Paris: Ed. Jollois; 1992

56. Fryette HH. Principes de la technique ostéopathique. Traduction par Abehsera A. et Burty F. Paris: Frison – Roche; 1983

57. Frymann VM. The Collected Papers of Viola Frymann. Indianapolis, IN: AAO; 1998

58. Füeßl HS, Middeke M. Duale Reihe Anamnese und klinische Untersuchung. 4th ed. Stuttgart: Thieme; 2010

59. Gesret JR. Asthme. Paris: Editions de Verlaque; 1996

60. Giammatteo T, Weiselfish – Giammatteo S. Integrative Manual Therapy for the Autonomic Nervous System and Related Disorders. Berkeley, CA: North Atlantic Books; 1997

61. Gleditsch JM. Reflexzonen und Somatotopien. Schorndorf: WBV; 1983

62. Gray H. Gray's Anatomie. London: Pamajon; 1995

63. Greenman P. Lehrbuch der osteopathischen Medizin. 3rd ed. Stuttgart: Haug; 2005

64. Grieve GP. Common Vertebral Joint Problems. Edinburgh: Churchill Livingstone; 1988

65. Grieve GP. Mobilisation of the Spine. Edinburgh: Churchill Livingstone; 1991

66. Habermann – Horstmeier L. Anatomie, Physiologie und Pathologie. Stuttgart: Schattauer; 1992

67. Handoll N. Die Anatomie der Potency. Pähl: Jolandos; 2004

68. Hebgen E. Vizeralosteopathie. 3rd ed. Stuttgart:

Hippokrates；2008

69. Helsmoortel J. Lehrbuch der viszeralen Osteopathie. Stuttgart：Thieme；2002

70. Hepp R，Debrunner H. Orthopädisches Diagnostikum. 7th ed. Stuttgart：Thieme；2004

71. Hoppenfeld S. Examen clinique des membres et du rachis. Paris：Masson；1984

72. Jealous JS. The Biodynamics of Osteopathy. CD – ROMs. Farmington，CT：Biodynamics/Biobasics Program；2002 – 2003

73. Johnston WL. Scientific Contributions of William L. Johnson. Indianapolis，IN：AAO；1998

74. Kapandji IA. Physiologie articulaire，Tome I – II. Paris，Maloine；1977

75. Kimberly PE. Outline of Osteopathic Manipulative Procedures，3rd ed. Kirksville，MO：Kirksville College of Osteopathic Medicine；1980

76. Kissling R. Das Sacroiliacalgelenk. Stuttgart：Enke；1997

77. Klein P，Sommerfeld P. Biomechanik der menschlichen Gelenke. München：Urban und Fischer；2004

78. Klinke R，Pape H – C，Kurtz A，Silbernagl S. Physiologie. 6th ed. Stuttgart：Thieme；2009

79. Korr IM. The Collected Papers of Irvin M. Korr. Vols. I and II. Indianapolis，IN：AAO；1979，1997

80. Kramer J. Bandscheibenbedingte Erkrankungen. Stuttgart：Thieme；1994

81. Kuchera WA，Kuchera ML. Osteopathic Considerations in Systemic Dysfunction. Rev. 2nd ed. Columbus，OH：Greyden Press；1994

82. Kuchera WA，Kuchera ML. Osteopathic Principles in Practice. Rev. 2nd ed. Columbus，OH：Greyden Press；1993

83. Landouzy JM. Les ATM Evaluation. Traitement Odontologiques et Osteopathiques. Paris：Editions de Verlaque；1993

84. Lee D. The Pelvic Girdle. Edinburgh：Churchill Livingstone；1999

85. Leonhardt M，Tillmann B，Tördury G，Zilles K. Anatomie des Menschen. Lehrbuch und Atlas. Stuttgart：Thieme；2002

86. Lewit K. Lewit Manuelle Medizin. 7th ed. Heidelberg：Barth；1997

87. Liebenson C. Rehabilitation of the Spine. Philadelphia，PA：William and Wilkins；1996

88. Liem T，Dobler TK. Leitfaden Osteopathie. München：Urban und Fischer；2002

89. Liem T. Kraniosakrale Osteopathie. 5th ed. Stuttgart：Hippokrates；2009

90. Liem T. Praxis der Kraniosakralen Osteopathie. 3rd ed. Stuttgart：Haug；2010

91. Lignon A. Le puzzle crânien. Paris：Ed. De Verlaque；1989

92. Lignon A. Schématisation neurovégétative en ostéopathie. Paris：Ed. de Verlaque；1987

93. Lipincott RC，Lipincott HA. A Manual of Cranial Technique. Fort Worth，TX：The Cranial Academy Inc.；1995

94. Littlejohn JM. Classical Osteopathy. Reprinted lectures from the archives of the Osteopathic Institute of Applied Technique. Maidstone：The John Wernham College of Classical Osteopathy；n. d.

95. Littlejohn JM. Lesionology. Maidstone：Maidstone College of Osteopathy；n. d.

96. Littlejohn JM. The Fundamentals of Osteopathic Technique. London：BSO；n. d.

97. Littlejohn JM. The Littlejohn Lectures. Vol. I. Maidstone：Maidstone College of Osteopathy；n. d.

98. Littlejohn JM. The Pathology of the Osteopathic Lesion. Maidstone College of Osteopathy. Indianapolis，IN：AAO Yearbook；1977

99. McKenzie RA. Die lumbale Wirbelsäule. Waikanae，New Zealand：Spinal Publications；1986

100. McKone WL. Osteopathic Athletic Healthcare. London：Chapman & Hall；1997

101. Magoun H. Osteopathy in the Cranial Field. Original edition，Fort Worth，TX：SCTF，2nd reprint；1997

102. Magoun H. Osteopathy in the Cranial Field. Fort Worth，TX：SCTF；1976

103. Meallet S，Peyrière J. L'ostéopathie tissulaire. Paris：Editions de Verlaque；1987

104. Meert G. Das Becken aus osteopathischer Sicht. München: Urban und Fischer; 2003

105. Milne M. The Heart of Listening 1. Berkeley, CA: North Atlantic Books; 1995

106. Milne M. The Heart of Listening 2. Berkeley, CA: North Atlantic Books; 1995

107. Mitchell FL Jr. Handbuch der MuskelEnergie-Techniken. Bände 1 – 3. Stuttgart. Hippokrates 2004 – 2005

108. Myers TW. Anatomy Trains. München: Urban & Fischer; 2004

109. Netter F. Farbatlanten der Medizin. Band 5 Nervensystem I, Neuroanatomie und Physiologie. Stuttgart: Thieme; 1987

110. Niethard F, Pfeil J, Biberthaler P. Duale Reihe Orthopädie und Unfallchirurgie. 6th ed. Stuttgart: Thieme; 2009

111. O'Connell JA. Bioelectric Fascial Activation and Release. Indianapolis, IN: AAO; 1998

112. Patterson MM, Howell JN. The Central Connection: Somatovisceral/ Viscerosomatic Interaction. Indianapolis, IN: AAO; 1992

113. Peterson B. Postural Balance and Imbalance. Indianapolis, IN: AAO; 1983

114. von Piekartz H. Kraniofasziale Dysfunktionen und Schmerzen. Stuttgart: Thieme; 2000

115. Pschyrembel Klinisches Wörterbuch. Berlin: Walter de Gruyter; 2002

116. von Leonhardt H, Tillmann B, Töndury G, Zilles K. Rauber/ Kopsch. Anatomie des Menschen. 3rd ed. Band I – IV. Stuttgart: Thieme; 2003

117. Reibaud P. Potentiel ostéopathique crânien, Mobilit crânienne, Techniques crâniennes. Paris: Editions de Verlaque; 1990

118. Ricard F, Thiebault P. Les techniques osteopathiques chiropractiques américaines. Paris: Frison Roche; 1991

119. Ricard F. Traitement Osteopathique des Douleurs d'origine Lombo – Pelvienne, Tome 1. Paris: Atman; 1988

120. Ricard F. Traitement Osteopathique des Douleurs d'origine Lombo – Pelvienne, Tome 2. Paris: Atman; 1988

121. Richard JP. La colonne vertébrale en ostéopathie, Tome 1. Paris: Editions de Verlaque; 1987

122. Richard R. Lésions ostéopathiques du membre inférieur. Paris: Maloine; 1980

123. Richard R. Lésions ostéopathiques du sacrum. Paris: Maloine; 1978

124. Richard R. Lésions ostéopathiques iliaques. Paris: Maloine; 1979

125. Richard R. Lésions ostéopathiques vertébrales, Tome 1. Paris: Maloine; 1982

126. Richard R. Lésions ostéopathiques vertébrales, Tome 2. Paris: Maloine; 1982

127. Rohen J. Funktionelle Anatomie des Menschen. Stuttgart: Schattauer; 1998

128. Rohen J. Funktionelle Anatomie des Nervensystems. Stuttgart: Schattauer; 1994

129. Rohen J. Topographische Anatomie. Stuttgart: Schattauer; 1992

130. Rolf I. Re – establishing the Natural Alignment and Structural Integration of the Human Body for Vitality and Well – Being. Rochester, VT: Healing Arts Press; 1989

131. Sammut E, Searle – Barnes P. Osteopathische Diagnose. München: Pflaum; 2000

132. Schultz RL, Feitis R. The Endless Web. Berkeley, CA: North Atlantic Books; 1996

133. Sergueef N. Die Kraniosakrale Osteopathie bei Kindern. Bad Kötzting: Verl. f. Osteopathie; 1995

134. Silbernagl S, Despopoulos A. Taschenatlas Physiologie. 7th ed. Stuttgart: Thieme; 2007

135. Sills F. Craniosacral Biodynamics. Vols. I and II. Berkeley, CA: North Atlantic Books; 2004

136. Solano R. Le nourisson, l'enfant et l'osteopathie crânium. Paris: Maloine; 1986

137. Speece C, Crow W. Osteopathische Körpertechniken nach W. G. Sutherland. Ligamentous Articular Strain (LAS). Stuttgart: Hippokrates; 2003

138. Spencer H. Die ersten Prinzipien der Philosophie. Pähl: Jolandos; 2004

139. Steinrücken H. Die Differentialdiagnose des Lumbalsyndroms mit klinischen Untersuchungstechni-

ken. Berlin：Springer；1998

140. Still AT. Das große Still – Kompendium. Pöhl：Jolandos；2002

141. Denys – Struyf G. Les chaines musculaires et articulaires. Paris：ICTGDS；1979

142. Sutherland WG. Contributions of Thought. Fort Worth, TX：Rudra Press；1998

143. Sutherland WG. Teachings in the Science of Osteopathy. Fort Worth, TX：Sutherland Cranial Teaching Foundation；1990

144. Sutherland WG. The Cranial Bowl. 1st ed. Reprint. Fort Worth, TX：Free Press Co. ；1994

145. Travell J, Simons DG. Myofascial Pain and Dysfunction：The Trigger Point Manual. Vols. I – II. 2nd ed. Philadelphia, PA：Lippincott Williams & Wilkins；1999

146. Tucker C. The Mechanics of Sports Injuries. Oxford：Blackwell；1990

147. Typaldos S. Orthopathische Medizin. Bad Kötzting：Verlag f. Ganzh. Med. ；1999

148. Upledger JE, Vredevoogd JD. Lehrbuch der CranioSacralen Therapie I. 6th ed. Stuttgart：Haug；2009

149. Upledger JE. Die Entwicklung des menschlichen Gehirns und ZNS：A Brain Is Born. Stuttgart：Haug；2004

150. Upledger JE. Lehrbuch der CranioSacralen Therapie II Beyond the Dura. Stuttgart：Haug；2002

151. Vannier L. La Typologie et ses applications therapeutiques. Boiron；1989

152. Villeneuve P, Weber B. Pied, équilibre & mouvement. Paris：Masson；2000

153. Villeneuve P. Pied équilibre & rachis. Paris：Ed. Frison – Roche；1998

154. Villeneuve P. Pied, équilibre & posture. Paris：Ed. Frison – Roche；1996

155. Vleeming A, Mooney V, Dorman T, Snijders C, Stoeckart R. Movement, Stability and Low Back Pain. Edinburgh：Churchill Livingstone；1999

156. Ward RC. Foundations of Osteopathic Medicine. Philadelphia, PA：Williams & Wilkins；1997

157. Wernham J. Osteopathy, Notes on the Technique and Practice. Maidstone：Maidstone Osteopathic Clinic；1975

158. Willard FH, Patterson MM. Nociception and the Neuroendocrine – Immune Connection. Indianapolis, IN：AAO；1994

159. Wodall P. Principes et pratique osteopathiques en gynécologie. Paris：Maloine；1983

160. Wright S. Physiologie. Appliqué à la médecine. Paris：Flammarion；1980

161. Piret S, Béziers MM. La Coordination Motrice, Masson 1971

162. The Integrative Action of the Nervous System. New Haven, CT：Yale University Press；1947

163. Burns L. Osteopathic Sciences. Cincinnatti；1911

164. Mac Conail MA, Basmajian JV. Muscles and Movements：A Basis for Human Kinesiology. Baltimore, Williams & Wilkins Comp. ；1969

165. Wahrig – Burfeind R. Wahrig deutsches Wörterbuch. Wissen Media Verlag；2006

166. Wernham J. Mechanics of the spine and pelvis. Maidstone；1955

姿势（Richter）

1. American Osteopathic Association. Foundations for Osteopathic Medicine. 2nd ed. Philadelphia, PA：Lippincott Williams & Wilkins；2003

2. Boland U. Logiques de pathologies orthopédiques en chaînes ascendantes et descendantes et la méthodeexploratoire des "delta pondéral". Paris：Frison – Roche；1996

3. Bourdiol RJ. Pied et statique. Paris：Maisonneuve；1980

4. Bricot B. La reprogrammation posturale globale. Montpellier：Sauramps Medical；1996

5. Busquet L. Les chaînes musculaires du tronc et de la colonne cervicale. 2nd ed. Paris：Maloine；1985

6. Busquet L. Les chaînes musculaires, Tome II. Lordoses, Cyphoses, Scolioses et Déformations thoraciques. Paris：Frison – Roche；1992

7. Busquet L. Les chaînes musculaires, Tome IV.

Membres inférieurs. Paris：Frison – Roche；1995

8. Drake RL，Vogl W，Mitchell AWM. Gray's Anatomie für Studenten. München：Elsevier/Urban & Fischer；2007

9. Fryette HH. Principes de la technique ostéopathique. Traduction par Abehsera A et Butry F. Paris：Frison – Roche；1983

10. Korr IM. The Collected Papers of Irvin M. Korr. Vols. 1 and 2. Indianapolis，IN：AAO；1979，1997

11. Kuchera WA，Kuchera ML. Osteopathic Considerations in Systemic Dysfunction. 2nd ed. Columbus，OH：Greydon Press；1994

12. Kuchera WA，Kuchera ML. Osteopathic Principles in Practice. 2nd ed. Columbus，OH：Greydon Press；1993

13. Landouzy JM. Les ATM Evaluation. Traitement odontologiques et osteopathiques. Paris：Editions de Verlaque；1993

14. Littlejohn JM. Classical Osteopathy. Reprinted Lectures from the Archives of the Osteopathic Institute of Applied Technique. Maidstone：The John Wernham College of Classical Osteopathy；1999

15. Magee DJ. Orthopedic Physical Assessment. 5th ed. Philadelphia，PA：Saunders；2008

16. Magee DJ，Zachazewski JE，Quillen WS. Scientific Foundations and Principles in Musculoskeletal Rehabilitation. Philadelphia，PA：Saunders；2007

17. Magee DJ，Zachazewski JE，Quillen WS. Pathology and Intervention in Musculoskeletal Rehabilitation. Philadelphia，PA：Saunders；2009

18. McArdle D，Katch VL. Exercise Physiology. 6th ed. Philadelphia，PA：Lippincott Williams & Wilkins；2007

19. McMahon PJ. Current Diagnosis and Treatment in Sports Medicine. New York，NY：McGraw – Hill；2007

20. Neumann DA. Kinesiology of the Musculoskeletal System. Philadelphia，PA：Mosby；2000

21. O'Connell JA. Bioelectric Fascial Activation and Release. Indianapolis，IN：AAO；1998

22. Oschmann JL. Energiemedizin. München：Elsevier/Urban & Fischer；2006

23. Peterson B. Postural Balance and Imbalance. Indianapolis，IN：AAO；1983

24. Rohen J. Funktionelle Anatomie des Nervensystems. Stuttgart：Schattauer；1994

25. Silbernagl S，Despopoulos A. Taschenatlas Physiologie. 7th ed. Stuttgart：Thieme；2007

26. Still AT. Das große Still – Kompendium. Pähl：Jolandos；2002

27. Travell J，Simons DG. Myofascial Pain and Dysfunction. The Trigger Point Manual. Vols. I – II. 2nd ed. Philadelphia，PA：Lippincott Williams & Wilkins；1999

28. Trepel M. Neuroanatomie. 3rd ed. München：Elsevier/ Urban & Fischer；2004

29. Vleeming A，Mooney V，Dorman T，Snijders C，Stoeckart R. Movement，Stability and Low Back Pain. Edinburgh：Churchill Livingston；1999

扳机点及其治疗(Hebgen)

1. Baldry P. Akupunktur，Triggerpunkte und muskuloskelettale Schmerzen. 1st ed. Uelzen：Medizinisch Literarische Verlagsgesellschaft；1993

2. Dvorak J. Manuelle Medizin：Diagnostik. 4th ed. Stuttgart：Thieme 2001

3. Fleischhauer K，ed. Benninghoff Anatomie：Makroskopische und mikroskopische Anatomie des Menschen – Band 2. 13th/14th ed. München：Urban & Schwarzenberg；1985

4. Klinke R，Pape H – C，Kurtz A，Silbernagl S，eds. Physiologie. 6th ed. Stuttgart：Thieme；2009

5. Kostopoulos D，Rizopoulos K. The Manual of Trigger Point and Myofascial Therapy. 1st ed. Thorofare，NJ：Slack Incorporated；2001

6. Kuchera ML. Integrating Trigger Points into Osteopathic Approaches. Berlin：IFAO – Fortbildung；2004

7. Kuchera ML，Kuchera WA. Osteopathic Considerations in Systemic Dysfunction. 2nd ed. Columbus，OH：Greyden Press；1994

8. Lang F. Pathophysiologie：Pathobiochemie. 3rd ed.

Stuttgart: Enke; 1987

9. Netter FH. Atlas der Anatomie des Menschen. 2nd ed. Basel: Ciba – Geigy AG; 1994

10. Pöntinen P, Gleditsch J, Pothmann R. Triggerpunkte und Triggermechanismen. 4th ed. Stuttgart: Hippokrates; 2007

11. Putz R, Pabst R, eds. Sobotta: Atlas der Anatomie des Menschen – Band 2. 20th ed. Mönchen: Urban & Schwarzenberg; 1993

12. Schmidt RF, Thews G, eds. Physiologie des Menschen. 29th ed. Berlin: Springer; 2004

13. Schünke M, Schulte E, Schumacher U. Prometheus – Lern – Atlas der Anatomie. Allgemeine Anatomie und Bewegungssystem. 2nd ed. Stuttgart: Thieme; 2007

14. Schünke M. Topographie und Funktion des Bewegungssystems. 1st ed. Stuttgart: Thieme; 2000

15. Schwegler J. Der Mensch: Anatomie und Physiologie. 4th ed. Stuttgart: Thieme; 2006

16. Silbernagl S, Despopoulos A. Taschenatlas Physiologie. 7th ed. Stuttgart: Thieme; 2007

17. Simons D. Myofascial Pain Syndrome due to Trigger Points. 1st ed. Cleveland, OH: Gebauer Company; 1987

18. Staubesand J, ed. Benninghoff Anatomie: Makroskopische und mikroskopische Anatomie des Menschen Band 1. 13th ed. München: Urban & Schwarzenberg; 1985

19. Staubesand J, ed. Sobotta: Atlas der Anatomie des Menschen—Band 1. 19th ed. München: Urban & Schwarzenberg; 1988

20. Travell J, Simons D. Myofascial Pain and Dysfunction: The Trigger Point Manual. Vol. 2. 1st ed. Baltimore, MD: Williams & Wilkins; 1992

21. Travell J, Simons D. Myofascial Pain and Dysfunction: The Trigger Point Manual. Vol. 1. 1st ed. Baltimore, MD: Williams & Wilkins; 1983

22. Whitaker RH, Borley NR. Anatomiekompaβ: Taschenatlas der anatomischen Leitungsbahnen. 1st ed. Stuttgart: Thieme; 1997

23. Zenker W, ed. Benninghoff Anatomie: Makroskopische und mikroskopische Anatomie des Menschen – Band 3. 13th/14th ed. München: Urban & Schwarzenberg; 1985

插图引用

Fig. 3. 1 From Hüter – Becker A, Hrsg. Das Neue Den kmodellin der Physiotherapie. Bd. 1: Bewegungssystem. 2nd ed. Stuttgart: Thieme; 2006:294

Fig. 3. 4 (a – F) From Brokmeier AA. Kursbuch Manuelle Therapie. Biomechanik, Neurologie, Funktionen. 3rd ed. Stuttgart: Hippokrates; 2001:86

Fig. 3. 5 From Brokmeier AA. Kursbuch Manuelle Therapie. Biomechanik, Neurologie, Funktionen. 3rd ed. Stuttgart: Hippokrates; 2001:114 – 116

Fig. 4. 2 From Liem T. Kraniosakrale Osteopathie. Ein praktisches Lehrbuch. 5th ed. Stuttgart: Hippokrates; 2010:233

Fig. 4. 8 (a, b) From Liem T. Kraniosakrale Osteopathie. Ein praktisches Lehrbuch. 5th ed. Stuttgart: Hippokrates; 2010: 576

Fig. 4. 8 (c) From Liem T. Kraniosakrale Osteopathie. Ein praktisches Lehrbuch. 5th ed. Stuttgart: Hippokrates; 2010:578

Fig. 4. 9 (a, b) From Liem T. Kraniosakrale Osteopathie. Ein praktisches Lehrbuch. 5th ed. Stuttgart: Hippokrates; 2010:579

Fig. 4. 11 (a) From Liem T. Kraniosakrale Osteopathie. Ein praktisches Lehrbuch. 5th ed. Stuttgart: Hippokrates; 2010:92

Fig. 5. 7 (a) From Hermanns W. GOT: Ganzheitliche Osteopathische Therapie. 2nd ed. Stuttgart: Hippokrates; 2009:53

Fig. 5. 7 (b) From Hermanns W. GOT: Ganzheitliche Osteopathische Therapie. 2nd ed. Stuttgart: Hippokrates; 2009:52

Fig. 9. 4 – Fig. 9. 14: Photographs by Annick Greven, Burg Reuland, Belgium

Fig. 10. 1 – Fig. 10. 11: Photographs by Eric Hebgen, Königswinter, Germany

Fig. 14. 1 From Schmidt RF, Thews G, eds. Physiologie des Menschen. 29th ed. Berlin: Springer; 2004

Fig. 14. 3 From Silbernagl S, Despopoulos A. Taschenatlas Physiologie. 7th ed. Stuttgart: Thieme; 2007:67

Fig. 14. 4 From Simons D. Myofascial pain syndrome due to trigger points. In: Goodgold J, ed. Rehabilitation Medicine. St. Louis, MO: Mosby Year Book; 1988:686 – 723

The anatomical illustrations in **Part B – Trigger Points: Diagnosis and Treatment** – are taken from Schünke M. Topographie und Funktion des Bewegungssystems. Stuttgart: Thieme; 2000, Schünke M, Schulte E, Schumacher U. Prometheus LernAtlas der Anatomie. Allgemeine Anatomie und Bewegungssystem. Illustrations by Wesker K and Voll M. 2nd ed. Stuttgart: Thieme; 2007, and Schwegler J. Der Mensch – Anatomie und Physiologie. 3rd ed. Stuttgart: Thieme; 2002.

Photographs in **chapter 9:** Ullrich + Company, Renningen, Germany.

Photographs of the stretching exercises in **chapter 19:** Eric Hebgen, Königswinter, Germany.

缩略词表

ABD　abduction,外展

ADD　adduction,内收

AIIS　anterior inferior iliac spine,髂前下棘

AL　chain Anterolateral chain,前外侧链

ANS　autonomic nervous system,自主神经系统

AP　chain Anteroposterior chain,前后链

ASIS　anterior superior iliac spine,髂前上棘

ATP　adenosine triphosphate,三磷酸腺苷

CCP　common compensatory pattern,常见代偿类型

CNS　central nervous system,中枢神经系统

COJ　cervico – occipital junction,颈枕连接

CSC　cervical spinal column,颈椎

CSF　cerebrospinal fluid,脑脊液

CTJ　cervicothoracic junction,颈胸连接

CV　joint Costovertebral joint,肋椎关节

CVB　cervical vertebral body,颈椎椎体

EMG　electromyography,肌电图

ERS　extension – rotation – sidebending,伸展—旋转—侧弯

FRS　flexion – rotation – sidebending,屈曲—旋转—侧弯

GAG　glycosaminoglycans,葡糖胺聚糖

GDS　godelieve Denys – Struyf（method）,高德雷·丹尼斯·斯特鲁伊夫法

H. I. O.　"hole – in – one",一杆进洞（高尔夫球）

HPA　hypothalamus – pituitary – adrenal（axis）,下丘脑—垂体—肾上腺轴

ILA　inferior lateral angle,外下角

LSC　lumbar spinal column,腰椎

LSJ　lumbosacral junction,腰骶连接

LTA　lower thoracic aperture,胸廓下口

LTR　local twitch response,局部抽动反应

LVB　lumbar vertebral body,腰椎椎体

MET　muscle energy technique,肌肉能量技术

MTP　metatarsophalangeal joint,跖趾关节

NCP　noncompensated pattern,非代偿类型

NMT　neuromuscular therapy,神经肌肉疗法

NSR　neutral – sidebending – rotation,中立位—侧弯—旋转

OA　joint occipitoatlantal joint,寰枕关节

OAA　complex occipitoatlantoaxial complex,枕寰枢复合体

OM　occipitomastoid suture,枕乳缝

PA　posteroanterior chain,后前链

PE　pelvis,骨盆

PIR　postisometric relaxation,等长收缩后舒张

PL　posterolateral chain,后外侧链

PNF　proprioceptive neuromuscular facilitation,本体神经肌肉易化

PNS　parasympathetic nervous system,副交感神经系统

PRM　primary respirator mechanism,基本呼吸机制

PRT　positional release therapy,姿势放松疗法

PSIS　posterior superior iliac spine,髂后上棘

SAT　specifi c adjusting technique as perdummer,特异性调整技术

SBL　superficial back line,背部浅表链

SBS　sphenobasilarsynchronosis,蝶骨基底软骨联合

SC　spinal column,脊柱

SCM　sternocleidomastoid（muscle）,胸锁乳突肌

SCS　strain – counterstrain（technique）,牵引—反牵引技术

SFL　superficial front line,前部浅表线

SIJ　sacroiliac joint,骶髂关节

SNS　sympathetic nervous system,交感神经系统

TFL　tensor fasciae latae（muscle）,阔筋膜张肌

TLJ　thoracolumbar junction,胸腰连接

TP   trigger point,扳机点

TSC   thoracic spinal column,胸椎

TVB   thoracic vertebral bodies,胸椎椎体

UAJ   upper ankle joint,上踝关节

UCCP   uncommon compensatory pattern,非常见代偿类型

UTA   upper thoracic aperture,胸廓上口

（赵学军   译）